E

de Regeneración del Parkinson (ERP)

REHABILITACIÓN NEUROPSICOMOTORA: un enfoque integrativo y basado en la aptitud fisica para mejorar el movimiento y la cognición

"¡Sigue moviendote! Simplemente comience y obtendrá la energía para continuar. Ser imparable"~ Karl Sterling

---

Índice

Parte Cuatro – Ejercicios de Intervención / Juntándolo Todo

Agradecimientos

Muchos agradecimientos son precisos. Gracias a mi increíble esposa, Tammy por creer en mí, y por tu amor eterno y apoyo. A mi hijo, el Dr. Nick Sterling por su constante inspiración y apoyo. A mi hija, Ashley por ser tan increíble y por enseñarme e inspirarme. Y a mi madre, Helen. Siempre estás ahí y tu apoyo lo es todo para mí.

Gracias, mi querido amigo, Jerry Evensky – la primera persona con la que trabajé y que vivía con Parkinson. Fuiste el catalizador para tanto de lo que hoy día hago, mi querido amigo.

Gracias a Alison Klaum, Russ Parker, y Rubén Artavia – mis queridos amigos y equipo de instructores para los talleres que hacemos por todo el mundo.

Gracias a Margi Denton por crear un hermoso diseño de portada. Y gracias a Andrés Morales Rueda por traducir todo este libro.

Y gracias a todos los que han contribuido escribiendo este libro. Sin ustedes, este libro no estaría completo.

Prefacio

Vista retrospectiva varios años atrás cuando conocí a Karl. Lo recuerdo como si fuera ayer. Estaba asistiendo a un curso que yo mismo enseñaba de "*taping*" para reducir el dolor y mejorar el movimiento. Sentado en la primera fila, al lado izquierdo y al final para estar cerca y absorber toda la información. Cuando enseñas lo suficiente, siempre puedes identificar en clase a aquellos con hambre de aprender. Irradian una cierta energía que es inconfundible: la energía de la actitud receptiva. Es una característica que no se da fácilmente en el mundo profesional. Dogma y paradigma a menudo representan una asfixia en el cerebro que nos impide ver nuevas perspectivas. Sin embargo, a Karl no le ocurría. Un enfoque con mentalidad cerrada te pone en la vía rápida para chocar con barreras y estancamientos a la hora de ayudar a individuos en su proceso de curación. Nunca permitas que tu formación te limite cuando se trate de aprender cosas nuevas. Lo que pensamos saber hoy, mañana puede demostrar no serlo.

Bueno, volvamos a Karl. Siempre hacía preguntas relevantes y trataba de comprender formas diferentes de ayudar a sus clientes. Eso es lo que distingue a aquellas personas que le importan más los demás que ellos mismos. Desde aquel taller, Karl y yo nos hemos hecho grandes amigos. Ha sido maravilloso ver su camino en la creación del libro que usted está a punto de leer. Me honra que me pidiera escribir el prefacio, pues siento que estaba allí desde el principio, cuando se gestó el contenido de estas páginas.

Si uno tiene suerte en la vida, descubre su pasión y siente la llamada. O como Simon Sinek lo llama; su 'por qué'. ¿Por qué está uno aquí? Pocas personas realmente encuentran el camino que estaban destinados a atravesar. Exige mucha fuerza y valor caminar la senda, al no poder descubrirla sin sufrimiento. Pues es a través del dolor y sufrimiento cuando uno se encuentra a sí mismo. No resulta fácil y por eso poca gente lo hace. Cuando uno sale del otro lado del sufrimiento, se ve queriendo compartir con los demás lo aprendido, para de alguna forma hacer sus viajes menos dolorosos. Por esa razón, sostiene usted este libro ahora. El viaje de Karl, desde el mundo del entrenamiento de la pérdida de grasa para abordar la cambiante enfermedad de Parkinson, es su 'por qué'.

Cada vez que enseño, siempre les digo a mis estudiantes que no quiero que se vayan haciendo las cosas como yo. Quiero que las hagan como ellos mismos. Eso significa llevar sus propias perspectivas, que son únicas, así como sus experiencias en la vida, para cambiar, mejorar o crear incluso mejores enfoques. De eso trata el descubrimiento, combinar la información tomada de diferentes lugares y hacerla propia. Un *buffet* de aprendizaje y que se comparte, al tiempo que se agradece a los que antes llegaron.

En la última década, tantísimos descubrimientos se han llevado a cabo en relación al cerebro y sorprendentemente, aún se desconoce muchísimo. El cerebro es la frontera final del increíble Universo al que llamamos cuerpo humano. ¿Puede imaginar que hubo un tiempo en el que los científicos pensaban que no se podía cambiar el cerebro? Simplemente se nos decía que se deterioraba y "lo que tenías, tenías". Sin embargo, ahora sabemos que el cerebro puede transformarse. Se denomina 'neuroplasticidad', una palabra elegante que quiere decir que se puede moldear el cerebro, cambiar cómo uno siente, cambiar cómo se mueve y cambiar su vida. Siempre que el cerebro no esté muerto, siempre hay una manera de cambiarlo. El movimiento es una parte fundamental de dicho cambio. Las estrategias en este libro están diseñadas para mostrarle cómo hacerlo.

La relación más duradera que tendrá a lo largo de su vida será aquella con su mente y su cuerpo. Sabemos que el cerebro se desarrolla con la novedad y el movimiento. Le encanta el movimiento y ansía por jugar. El movimiento es la chispa del aprendizaje. Este resulta ser la única manera accesible que uno tiene de decirle a su cuerpo que todavía quiere vivir. Al cerebro le apasiona la variación, la variedad y la variabilidad, las cuales nos ayudan a ser más robustos y resistentes en nuestras destrezas de movimiento en la vida. ¿Puede adaptarse a cualquier cosa que la vida le manda en su camino? La adaptabilidad determina la respuesta del estrés de su cuerpo al ambiente. Lo divertido es que, el cerebro reclama por la novedad, pero también busca patrones. Como seres humanos, estamos diseñados para desglosar las cosas que vemos en patrones mucho más manejables. Estos patrones crean una sensación de seguridad y estabilidad. Así pues, el reto del movimiento es darle al cerebro y al cuerpo un nuevo estímulo sin crear demasiada amenaza al sistema nervioso, donde no le permitirá romper malos hábitos. Las estrategias para manejar el movimiento vienen dictadas por la tarea a su vez desempeñada. Observará muchos enfoques y variaciones de tareas durante el transcurso de este libro. ¡Prepárase para divertirse!

Los enfoques de programación y movimiento en este libro le darán a su cerebro el estímulo que ansiaba. Lo llamo 'Caramelo Cerebral'. ¿A quién no le gusta el caramelo? Es un planteamiento que satisface el antojo que tiene el cerebro por la conexión y el sentido a través del movimiento y el juego. Usando estos simples, fundamentales (pero divertidos), necesarios y significativos enfoques en este programa, podrá realizar cambios poderosos en el cerebro. La solución no ha de ser complicada para que funcione. Los cambios empezarán a ocurrir rápidamente, simplemente por el acto de 'empezar'. Las cosas nuevas prenden nuestro cerebro. Toma tiempo hacer un patrón y va a tomar tiempo romper uno. Cíñase al programa y volverá a tomar el control de su cerebro y cuerpo. Lo está pidiendo a gritos. No puede ponerse bien en el mismo ambiente en el que enfermó. Karl y sus increíbles colaboradores en este innovador libro van a ayudarle a cambiar el ambiente de su mente y cuerpo.

Al principio teníamos un *flashback* y ahora es el momento de avanzar hacia 2020. Karl se encuentra viajando por el mundo enseñando su curso especializado sobre el Entrenamiento de Regeneración del Parkinson. Escribió este libro con las contribuciones de algunos de los mejores en este campo y lanzó un sitio Web personalizado y en profundidad a la vez, para compartir incluso más contenido con el mundo. Se ha codeado y ha aprendido de los mejores científicos e investigadores en el mundo del Parkinson. Y lo que es más importante, trabaja con gente real cada día que está sufriendo todas las diferentes fases de esta insidiosa enfermedad. Ve los efectos que tiene en el cliente y en sus seres queridos. Es testigo cada día de la transformación que ocurre en sus clientes y sus allegados al hacer el Programa de Regeneración de Parkinson. Este libro está en sus manos debido al amor, el de todos los que lo crearon y el que posee usted por ayudarse a sí mismo, a un ser querido, y a cualquiera que sufra. Fue creado desde un sueño. El sueño de Karl. Fue creado usando la mejor investigación que disponemos hoy día sobre la enfermedad, y la aplicación cotidiana de la programación que ayuda a seres humanos a experimentar sus beneficios.

Personalmente, quiero expresarle mi reconocimiento por la compra de este libro. Léalo. Hágalo. Compártalo. Léalo de nuevo. Repítalo. Así es como se cambia el mundo. Haga los LTA cada día. ¿Qué es un LTA? Los pequeños pasos de acción, denominados *little tiny action steps.* Pasos pequeños que se transforman en el monstruo del cambio. Establecer un objetivo y dirigirse hacia él puede ser abrumador, lo que lleva a la inactividad desde el miedo. El secreto está simplemente en 'empezar'. Solo conlleva un pequeño paso cada vez en una dirección. Eso es el empuje. Nada ocurre hasta que algo se mueve. Usted puede ser ese algo. Los pequeños pasos que se repiten; mientras uno se adapta a lo largo de del camino, crea la magia. Haga magia. Finalmente, quisiera agradecerle a Karl por ser un amigo, un inspirador, un emprendedor, un profesor, un alumno siempre, y un ejemplo brillante de cómo se puede cambiar el mundo cuando se combina la pasión con la ación. El coraje puede hacer que un sueño se convierta en realidad. Mucho amor, amigo mío. Sigue haciendo tu magia. El mundo necesita más de ella. Y así empieza…

Perry Nickelston, DC

Fundador de Stop Chasing Pain

www.stopchasingpain.com

Sobre el Entrenamiento de Regeneración del Parkinson (ERP)

Gracias por invertir en este libro. El hecho de estar sujetando este libro en tus manos dice mucho sobre usted. Está comprometido con el aprendizaje. Comprometido a poder ayudar a alguien que padece la enfermedad de Parkinson (EP). Quizás usted padezca EP y su compromiso sea luchar contra ella. Sea cual sea el caso, le agradezco que tenga este libro entre sus manos. Quédese tranquilo, me comprometo al 100% poder entregarle el entrenamiento más completo y que pueda cambiarle la vida.

A menudo, me pregunto a mí mismo "¿cómo puede ser?" ¿Cómo es posible que esté ahora enseñando talleres sobre Parkinson alrededor del mundo? Todavía me asombra muchas veces el estar viajando globalmente y formando sobre la enfermedad de Parkinson. Fue un largo camino hasta llegar ahí, pero ha sido un viaje de lo más emocionante y gratificante. Quisiera compartir un poquito sobre cómo llegó a nacer este programa.

Los primeros años

Desde muy joven, hubo una cosa de la que estaba seguro. Quería ayudar a la gente. A menudo veía a gente con dificultad moviéndose o realizando alguna tarea; sintiéndome mal por ellos y tratando de asistirlos. Sin embargo, a los seis o siete años, todo lo que podía hacer era sentir lástima, sin saber que una carrera para ayudarlos podría ser una opción. ¿Acaso quién sabe el significado de la palabra 'carrera' a la edad de siete años?

Conforme iba creciendo, tenía dos grandes intereses: la batería y la bicicleta. A mis padres se les daba bien la música. Mi madre, Helen, se graduó en la universidad de Ithaca con un grado en Educación Musical. Resultó que ella era una excelente pianista de estilo clásico, además de ser una gran vocalista y tocar la trompa. Mi padre, Robert (Bob) también acudió a la universidad de Ithaca. Era batería, tocaba el piano muy bien, componiendo y arreglando música para sus grupos. Me crié constantemente rodeado de música, la mayor parte *big band*, salsa y algo de *jazz*.

La batería se convirtió en algo natural para mí, resultándome bastante sencillo. Buddy Rich fue el primer baterista que tuve como ídolo. Cuando mi padre me llevó a verlo en 1970 a la edad de nueve años, aquello selló el pacto. ¡TENÍA que ser baterista!

Pasando por la escuela secundaria y el instituto, formé parte de orquestas, bandas de *jazz* y otras bandas. Practiqué tantísimo bajo la instrucción de mi padre, que acabé actuando de manera profesional a los catorce años. Desde aquel momento, la música se convirtió en mi primera fuente de ingreso.

La verdad es que disfrutaba siendo baterista y actuando durante los primeros años. Algunos de los bolos eran realmente divertidos, como ser telonero para Spyro Gyra, Dizzy Gillespie, y muchísimos otros más.

A pesar de ello y tras varios años, estar en la industria musical no me llenaba más. Una llamada interior me pedía hacer algo diferente. Como baterista, no sentía que estuviera ayudando a alguien a vivir una mejor calidad de vida. Por un período corto, di lecciones de batería privadas, dándome cuenta rápidamente de que era un profesor terrible. No solo era un malísimo profesor, sino que detestaba enseñar. Simplemente no era para mí. Aquello terminó rápidamente y volví a actuar.

Los años inmobiliarios

Una cosa sobre ganarse la vida como música es que llegaba a casa a altas horas de la madrugada la mayoría de las noches de la semana. Estamos hablando de 1980, cuando los infomerciales empezaban a cobrar vida en la televisión por cable.

Continuamente veía un infomercial específico sobre cómo comprar una casa sin anticipo. Después de algunos meses, decidí darle una oportunidad y... ¡Bingo! Dí con una inversión inmobiliaria sin aportar ningún anticipo. La agente inmobiliaria era una mujer muy amable, pero una terrible agente. Prácticamente acabé haciendo yo todo el trabajo en la transacción. Esto me hizo pensar en que quizá yo podría ayudar a la gente, y consiguiendo mi licencia de agente inmobiliario podría ayudarlos a comprar o vender una casa. Y así fue exactamente como ocurrió, antes de darme cuenta ya estaba trabajando en una gran agencia inmobiliaria en Siracusa (Nueva York), registrando y vendiendo casas. Para mi sorpresa, se me dio bastante bien por algunos años. Sin embargo, no pasó mucho tiempo hasta darme cuenta de que la gente no solía estar muy contenta en cualquier transacción. Durante mis años inmobiliarios, el mercado en Siracusa era bastante flojo. Los vendedores generalmente pensaban que no habían obtenido el dinero suficiente por sus viviendas, mientras que a los compradores les parecía que habían pagado demasiado. Resultaba ser mucho trabajo para lo que parecía tan poca gratificación para cualquiera.

Gran parte de esto se lo atribuyo a la manera en la que todo está establecido en el Estado de Nueva York. Si estás comprando una casa en en el Estado de Nueva York y no cuentas con un abogado, estás corriendo un gran riesgo. De hecho, había tres abogados por cada trato: el abogado de los compradores, el de los vendedores y el de los bancos. Implicaba tanto trabajo y tanta frustración para todo el mundo, que decidí volver a lo que conocía mejor - la batería.

Convirtiéndome en entrenador personal

En todo este tiempo, algo más pasaba lentamente, y no era nada bueno. GANABA PESO. MUCHO. Midiendo 1.87 había llegado a los 122 kg. Comía demasiado, no hacía ejercicio y me sentía fatal. Seguía una malísima alimentación, clínicamente obeso, prediabético, con la tensión arterial alta, infecciones respiratorias superiores crónicas, y muy cerca de padecer EPOC, pese a nunca haber sido fumador. En efecto, fue durante un examen médico anual con mi médico, cuando comenzó la senda hacia un cambio en mi vida. Con amabilidad, pero siendo muy severo, me dijo que si no realizaba cambios inmediatos en mi dieta y ejercicio, estaba abocado a un camino muy malo y dañino para mi salud.

Salí de mi cita (literalmente llorando y avergonzado), me metí en el carro y llamé a mi amigo, Eric Prager, uno de los mejores entrenadores personales en el area de Siracusa. Esa llamada de teléfono modificó mi camino y cambió mi vida para siempre. Me encontré con Eric justo al día siguiente. Tras diferentes evaluaciones, hablamos sobre nutrición y empezamos el camino hacia la salud.

Pasados 6 meses, había restituido mis hábitos alimenticios y trabajaba con Eric tres veces por semana. Tres SERIAS sesiones en las que trabajaba duro. Había ganado mucha fuerza; perdiendo casi 16 kilos y sintiéndome genial, pero necesitaba perder más. Todavía tenía sobrepeso. Permanecí en este camino con Eric por casi un año, pero algo se me ocurrió después de 6 meses en el camino de vuelta a mi salud. ¿Qué tal si ayudaba a la gente a sentirse tan bien como yo? ¡Tal vez podía convertirme en un entrenador personal y AYUDAR A LA GENTE a SENTIRSE MEJOR!

¡Bum! Y así FUE. Me apunté al Certificado de Entrenador Personal (CPT) de la Academia Nacional de Medicina Deportiva (NASM) y seis meses más tarde, aprobé el examen. ¡Ahora era entrenador personal! Mis primeros intentos tuvieron lugar en el gimnasio del cual era miembro; mi gimnasio favorito, el Pine Grove Health Club en Camillus, Nueva York. Mi clientela principal eran personas con objetivos relacionados con la pérdida de peso. Aunque esto estaba bien, sabía perfectamente que la dieta jugaba un papel igual de importante como el ejercicio en el manejo del peso. Quería dar consejo nutricionista detallado a los clientes, ya que sabía que sería el punto de inflexión para ayudarlos a la hora de conseguir sus objetivos. Después de todo, por entonces ya había perdido cerca de 32 kg y era plenamente consciente de que no habría perdido tanto peso (al menos ni de lejos tan rápido) de no haber cambiado mis hábitos alimenticios. El problema con el que me topé es que prescribir un plan de comidas no estaba al alcance de la práctica de un entrenador personal (a pesar de saber cómo hacerlo). Para poder hacerlo en el Estado de New York, has de registrarte como dietista.

Este impedimento me llevo a solicitar y a ser aceptado en el Programa Nutricional de la Universidad de Siracusa (SU). Durante mis primeros meses de clases, continuamente pedía información (y en la realidad, constantemente incordiaba) a la directora de entrenamiento personal de la Universidad de Siracusa, Eliza Decker, para tener un puesto de entrenador personal. Con el tiempo, ¡conseguí una reunión con ella y me contrató de inmediato! Así podía mantener mi vida en el campus todo el día - las clases y el entrenamiento de *fitness*.

Entrando al Parkinson

¡Grandes cambios empezaban a suceder al inicio de este excitante y nuevo camino! Fue en la SU donde conocí a un caballero que se convertiría en mi primer cliente padeciendo la enfermedad de Parkinson, Jerry Evensky. Jerry era mi profesor de economía y puesto que siempre tenía un montón de preguntas acerca del contenido del curso, a menudo me quedaba después de clase y le hacía preguntas.

A mitad del semestre, Jerry me preguntó "¿cuál es tu línea de trabajo?" Le dije que era entrenador personal y trabajaba a tiempo parcial entrenando a clientes de la universidad. Él me manifestó que la clínica de su neurólogo le había llamado para decirle que estaba perdiendo densidad ósea en su cadera derecha y le había recomendado entrenamiento para preservarla.

Después de que terminara el semestre y de que acabaran las vacaciones y el descanso de nuevo año, Jerry y yo quedamos para tomar café. Nos encontramos en el *Starbucks* de Marshall Street y hablamos por un largo rato. Tras el mismo, Jerry me preguntó, "¿quieres ser mi entrenador?". Pues bien, en ese momento, Jerry no era consciente de que yo había dicho que sí a regañadientes. No sabía qué hacer. No quería hacerle daño. ¡Pero quería ayudarlo! Así que le dije que SÍ porque disponía de una fuente a la que recurrir y de la que obtener consejo sobre qué hacer y qué no hacer cuando se trabaja con una persona con EP.

Le dije que sí a Jerry porque en ese momento, mi hijo Nick, estaba en el programa de Doctorado de Medicina en la Universidad de Medicina Hershey Penn State. Sabía que podía llamar a Nick para que me aconsejara. Nick estaba investigando para su doctorado y trabajaba para una reconocida y respetada neuróloga, la Dra. Xuemei Huang. Su conocimiento sobre EP era (y es) inmenso. Él me dio las indicaciones y así empecé a trabajar con Jerry. Este fue el comienzo de mi camino trabajando con personas con EP.

El podcast

Siempre con ganas de aprender tanto como fuera posible, necesitaba encontrarme cara a cara con los expertos y aprender más. Siempre he encontrado altamente beneficioso el ser la persona menor conocedora de algo entre un grupo de gente. Esto te ofrece siempre la oportunidad de aprender muchísimo.

Estuve sopesando "¿cuál es la mejor manera para reunirme cara a cara con los expertos de movimiento, médicos expertos y neurólogos para aprender lo máximo posible?". Estas personas tienen calendarios muy exigentes. Pedirles tomar un café o ir a almorzar no parecía una opción viable. Entonces pensé, ¿qué tal si empiezo un podcast? Quizás acepten mi oferta de estar invitados en mi programa y compartir sus trabajos y pasiones.

Empecé a preguntar a expertos para invitarlos y... ¡TACHÁN! Comenzaron a decir que SÍ. Así se inició mi camino hacia ponerme frente a frente con más de 120 expertos desde esta escritura.

Estas entrevistas probaron ser una manera fabulosa de ampliar mi conocimiento y mi red de contactos. De hecho, esto me ha llevado a amistades y oportunidades maravillosas; incluyendo mi primer puesto de enseñanza en la industria del movimiento, que al final llevó a una serie de talleres de desarrollo del Entrenamiento de Regeneración del Parkinson, ¡y a la escritura de este libro!

Una de mis primeras entrevistas fue con la Dra. Emily Splichal. Supe de ella mientras entrevistaba a un querido amigo y mentor, el Dr. Brent Brookbush, un fisioterapeuta asentado en Nueva York y gurú del movimiento humano. Brent me sugirió que contactara con Emily ya que poseía una gran formación e información para compartir y guau... ¡TENÍA RAZÓN!

Antes de salir de su oficina después de nuestra entrevista en Manhattan, le mandé un email a la Dra. Emily. Respondió inmediatamente y hablamos por teléfono por casi una hora aquella noche. La siguiente semana nos conocimos en Nueva York, la entrevisté nervioso e INMEDIATAMENTE supe que tenía que tomar TODOS sus cursos lo antes posible. Y así precisamente fue como lo hice. La Dra. Emily es la fundadora de la Academia de la Evidencia Basada en el *Fitness* (*Evidence Based Fitness Academy*, EBFA). Es además la fundadora y creadora de los increíbles productos *Naboso Barefoot Technology*. Va a leer muchas veces sobre 'Naboso' posteriormente en este libro.

Dos semanas tras mi encuentro con la Dra. Emily, conduje a Rhode Island para asistir al Curso Especialista de Rehabilitación Descalzo (*Barefoot Rehab Specialist course*). En el transcurso de 4 meses tras aquello, asistí a dos cursos adicionales; *Barefoot Rehab Specialist* Nivel 1 y Nivel 2.

Convirtiéndome en educador

Justo después de haber tomado mi primer curso con ella, empecé a implementar su técnicas descalzas de entrenamiento con todos mis clientes, incluyendo aquellos con la enfermedad de Parkinson. Las mejoras en sus movimientos fueron inmediatas y muy patentes. Aun sintiéndome muy feliz de ver sus mejoras, el factor más importante era el que los clientes sintieran los beneficios. Emocionado por sus progresos tan notorios, empecé a publicar vídeos de clientes en las redes sociales, compartiendo los resultados que observábamos. Mucha gente se fijó en estos *posts*, curiosos e impresionados por los resultados. De hecho, la Dra. Emily se percató de las publicaciones, y esto condujo a una charla para que yo enseñara para ella.

Aunque parecía una idea fascinante, estaba muy indeciso y no me sentía preparado. El material del curso era muy profundo y de alto nivel. Sin embargo, después de mucha discusión sobre el tema, estudiando y acudiendo por segunda vez a los niveles 1 y 2 de los cursos de *Barefoot Training Specialist*, decidí que era el momento para aceptar su oferta. Quería enseñar para ella y compartir esta innovadora formación educativa con otros profesionales.

Siguiente parada - Dubai, donde asistí al curso de entrenamiento *Master Instructor* de la EBFA. Este era mi primer viaje al extranjero y estaba totalmente enganchado al material del curso y los viajes.

Tras volver a casa, estudié y estudié, tomé el examen de instructor y… ¡lo aprobé! Ahora, era oficial. ¡Podía enseñar! Habiendo programado bandas durante décadas, me resultó bastante sencillo programar talleres donde podía enseñar para la EBFA. Dos meses después de mi viaje a Dubai (y tras infinitas horas practicando mi presentación enfrente de una audiencia de mentira en el patio trasero), enseñé mi primer taller de EBFA en mi ciudad natal, Baldwinsville, NY. Estaba tan nervioso. Tan pálido, pero todo fue bien. Hasta mi antiguo entrenador, Eric Prager había acudido. Le encantó, lo cual me tranquilizó y me hizo sentir menos nervioso, ¡pues Eric tiene un conocimiento muy amplio y una gran experiencia como especialista del movimiento!

El Entrenamiento de Regeneración del Parkinson Empieza

Había cobrado impulso rápidamente y estaba programando talleres por todos los Estados Unidos. En el siguiente año y medio, enseñé docenas de talleres, de una costa a la otra. Curiosamente, fue durante estos talleres donde un tema recurrente se me ocurría. Muchos de los asistentes a los talleres habían estado siguiendo mis *posts* en redes sociales. Estaban interesados en aprender más sobre la información que publicaba sobre mi trabajo con la comunidad del Parkinson. Casi en cada taller, alguien me preguntaba “¿por qué no escribe un curso de Parkinson y empieza a enseñarlo?” Al principio, no pensé nada al respecto, pero tras escucharlo durante varios meses, empecé a considerar que podía ser una gran idea.

La investigación comenzó y empecé a montar un curso. Después de trabajar con muchas personas con enfermedad de Parkinson, me di cuenta de que muchas de ellas ni siquiera conocían mucho la enfermedad o cómo manejar los síntomas de la misma. Existía (y todavía existe) una gran brecha entre la atención médica/fisioterapia/formación y vida funcional para una persona que vive con EP. ¿Mi objetivo para el curso? LLENAR ESA BRECHA y formar con tanta información relevante como fuera posible.

Investigué y estudié, y tras algunos meses, formé el curso. Comenzó como un taller de 7 horas en un día. El curso tenía que tener un nombre. Con la ayuda de mi hijo (a quien se le da bien nombrar cosas), se nos ocurrió "Entrenamiento de Regeneración del Parkinson" como título. Tenía sentido. Nuestra formación es sobre cómo manejar la EP y regenerar una mejor calidad de vida.

El primer taller de ERP tuvo lugar en Portland, Oregon. Fue bien, pero como siempre digo, "como instructor aprendo más en cada taller, de lo que cualquier asistente aprende de lo que enseño". Esto ha resultado cierto en CADA UNO de los talleres que he impartido. Esto nos llevó a una innumerable cantidad de investigación, aprendiendo, y expandiendo el curso en un taller de dos días dentro del primer año. En efecto, ahora tenemos tanta formación, que ya no podemos enseñarlo todo en dos días, de ahí que una de las razones por las que escribo este libro y por la creación del instituto en línea que lancé en 2019.

¡Hoy en día el ERP se ha convertido en un equipo de instructores! A lo largo del viaje, he conocido a gente increíble que se han comprometido al 100%

en ayudar a gente con Parkinson. Algunas de estas personas forman parte ahora del equipo de instrucción de ERP. Alison Klaum (Massachusetts), Ruben Artavia (Costa Rica), and Russ Parker (Long Island) han viajado mucho y han realizado un trabajo maravilloso llevando la formación de ERP. Cada uno de ellos posee su propia experiencia en cuanto al trabajo con personas con EP. De hecho, Russ Parker (que escribió 2 contribuciones para este libro) es un entrenador personal de la NASM. ¡Y él tiene Parkinson! No podía haber pedido un equipo mejor y es un honor contar con ellos en esta familia de ERP.

Si nos adelantamos hasta el momento presente (y de vuelta a mis pensamientos iniciales), es difícil creer que hayamos enseñado este curso tan ampliamente por todo el mundo. Estos viajes han incluido:

- Singapur
- París, Francia
- Roma, Italia
- Dublín, Irlanda
- Waterford, Irlanda
- Londres, Reino Unido
- Rochester, Reino Unido
- Monterrey, México
- San Luis Potosi, México
- Ciudad de México, Mexico
- Chetumal, México

- Chihuahua, México
- Córdoba, Argentina
- San Diego
- Alameda, CA
- San Mateo, CA
- Austin, TX
- Dallas, TX
- Atlanta, GA
- Portland, OR
- Denver, CO
- Glenwood Springs, CO
- Nashville, TN
- Washington, D.C.
- Boston, MA
- Booth Bay, Maine
- Siracusa, NY
- Huntington, NY (Long Island)
- Toronto, Ontario, Canadá
- Dublin, OH
- Tempe, AZ
- West Palm Beach, FL
- Comerio, Puerto Rico

Y para mí, todavía lo más alucinante es el hecho de haber tenido la oportunidad de presentar y/o ser el orador principal en numerosos congresos sobre *fitness*, el cerebro, la neurología y el sistema nervioso, alrededor del mundo con conferencias en:

- Ciudad de Nueva York
- Scottsdale, Arizona
- Monterrey, México
- Ciudad de México, México
- Chihuahua, México
- Londres, Reino Unido.
- París, Francia
- Dublín, Irlanda
- Siracusa, NY

Me honra profundamente decir que la demanda por el curso ha sido alta y desde todas las esquinas del mundo. En vista de ello, lanzamos la versión en línea de nuestro taller en abril de 2019. Es un enorme y cada vez mayor recurso con la intención de alcanzar y ayudar a tantas personas como sea posible en todo el globo. Para saber más sobre el curso en línea de Entrenamiento de Regeneración del Parkinson, visita www.prtonline.net

El crecimiento del curso de Parkinson continúa diariamente. Nuevas investigaciones, estrategias, técnicas y formación se añaden al plan de estudio cada semana. Nuestra misión es la de llenar esa brecha y llegar a las masas, en un esfuerzo para marcar la diferencia en la calidad de una persona con EP, sus familias, amigos y seres queridos.

Así pues, esta es la historia del ERP and y cómo llegó a ser. Ahora es el momento de pasar al meollo del programa. Prepárense, amigos. Van a participar en un viaje emocionante y exhaustivo con un enfoque holístico para abordar multitud de asuntos y retos que pueden afectar a una persona con Parkinson.

La formación que va a recibir procede de muchas áreas; años de investigación, formación práctica con cientos de personas con EP a lo largo del mundo, y contribuciones de diversos doctores, neurólogos, expertos del movimiento, y luchadores de EP que se han tomado su tiempo a la hora de escribir para este libro. Estoy tremendamente agradecido por estas contribuciones.

¡Vamos pues y avancemos en este emocionante viaje!

Introducción / Gestión - Mantener la mente abierta

Más que cualquier otra cosa, tengo una petición para usted, el lector; por favor lea este libro con una mente abierta. Encontrará UN MONTÓN de información en este libro. De hecho, habrá cierta información repetida por aquí y por allá; y es porque mucha de ella vale la pena repetirla.

En la parte dos, usted aprenderá sobre los beneficios del ejercicios, muchos de los cuales puede que no conozca, especialmente una persona que vive con Parkinson. Además, aprenderá sobre los conceptos de intervención con ejercicios.

Pruebe pensar en términos de ser creativo dentro de cada concepto.

Use lo que ya conoce y avance sobre esta base con los conceptos que se comparten en este libro. Esto le ayudará a crear ejercicios y entrenamientos para ayudarle a ser más consciente de su movimiento y sus objetivos de aptitud física. Posteriormente en el libro, hablaremos más en detalle sobre esto.

¡Pasemos a la acción!

Cuando hablamos de aptitud física, salud y objetivos de movimiento, solo existe una forma de llegar hasta ahí. ¡Pasar a la acción! El conocimiento sin la acción no sirve de nada.

Tal y como se discute en los capítulos posteriores, habrá ocasiones en las que no tenga ganas de hacer ejercicio. Esto me ocurre a mí todo el tiempo. Sin embargo, tal y como se suele decir; "es cuestión de que empieces y dispondrás de la energía para continuar". O tal y como el Dr. Perry dice en el prefacio; "haga los LTA (los pequeños pasos de acción) cada día".

Experimente conforme vaya leyendo

A medida que vaya avanzando en este libro y aprendiendo sobre las evaluaciones y los ejercicios de intervención y estrategias, tómese un poco de tiempo, marque en el libro por donde va y pruebe lo que haya aprendido. Sin lugar a dudas, no necesita leer el libro entero antes de probar lo aprendido.

La mejor manera para aprender es HACERLO. Encontrará muchas cosas que hacer en estas páginas. Pare frecuentemente, experimente y pruebe algunas cosas.

Cómo se organiza el libro

Mi objetivo número uno es el de ayudar a la gente con Parkinson para que viva una mejor calidad de vida. Para realizar esto de la manera que parece ser más efectiva, he dividido este libro en cuatro partes.

La **parte uno** le dará una sólida comprensión de:Qué es la enfermedad de Parkinson

¿Quién contrae la enfermedad de Parkinson?

¿Cuáles son las preocupaciones más importantes de una persona que v

ive con Parkinson?

Manifestaciones no motoras y síntomas motores

Las cosas que podemos hacer para ayudar

La **parte dos** trata sobre los beneficios del ejercicio y los numerosos conceptos de ejercicios de intervención. Nuestro principal objetivo en esta sección conlleva la exploración de herramientas, técnicas, estrategias y comprensión que nos ayude alcanzar resultados óptimos, como por ejemplo; frenar la progresión de la enfermedad, mejorar la función cognitiva, despertar el sistema nervioso central y el cerebro, volver a entrenar el cerebro para aptitudes multitarea mejoradas, así como reducir el riesgo de caídas y una vez empezado el programa de ejercicios, cómo "aferrarse al él".

La **parte tres** ofrece multitud de evaluaciones; de movimiento, vestibular, visual, neurológica, y otras evaluaciones que nos ayudan a mejorar la fuerza y el movimiento.

La **parte cuatro** ofrece los ejercicios.

Sitio web de apoyo

La adquisición de este libro incluye acceso gratuito a un sitio web de apoyo diseñado para complementar el contenido del libro. Organizado de la misma manera que estos capítulos, el sitio web contiene numerosos vídeos para la demostración de conceptos, evaluaciones, movimientos, ejercicios, técnicas y estrategias para ayudarle a aprender mejor.

Cree una cuenta en el sitio web aquí:

www.thepdbook.org

El Apéndice A contiene instrucción de cómo crear su cuenta gratuita.

Entrenadores y Profesionales

Pretendo ser capaz de ofrecer el libro más completo de formación en cuanto a la intervención con ejercicios en el Parkinson se refiere. Con esta intención, sepa que nuestra metodología es "la nuestra". No es la única que existe. Años de investigación me han llevado a un viaje de estudio y aprendizaje sobre multitud de programas que están diseñados para ayudar a una persona con EP. A través de este viaje, jamás he encontrado lo que se podría considerar como un mal programa de EP. De hecho, el que haya tanta información disponible para personas con EP es genial. La buena noticia es que cada programa hace que la gente se mueva y ayuda de alguna manera a manejar los síntomas de la enfermedad y posiblemente ralentizar su progresión. La mala noticia: nunca he encontrado un programa de Parkinson que trate el cuerpo en conjunto. Si está ahí fuera, no lo he encontrado. La mayoría de los programas son extremadamente incompletos e insuficientes en su enfoque a la hora de manejar de forma efectiva una gran multitud de cuestiones en la EP.

Asimismo, existe un modo de pensar que a menudo observo con los muchísimos entrenadores o instructores de EP - y es que el Parkinson "define" a la persona. Nada más lejos de la realidad. Un dicho que suelo usar durante nuestros talleres en vivo es, "las personas con Parkinson son personas, también". ¿Por qué diría tal cosa? Como todas las personas, la gente con EP tiene un cerebro, un sistema nervioso central, un sistema límbico, un sistema visual, un sistema vestibular, y un conjunto de sistemas en su cuerpo que funcionan conjuntamente para mantenerlos vivos y en movimiento.

Demasiado a menudo he observado como un entrenador personal o un fisioterapeuta permite al Parkinson definir a su nuevo cliente o paciente. Seamos claros sobre este asunto y lo vuelvo a decir; el Parkinson no define a una persona, como tampoco lo hace el cáncer a una persona, etc. Las personas con Parkinson son personas también. Puede que tengan o hayan tenido cáncer, problemas de corazón, presión arterial alta, diabetes, distensión de los gemelos, un reemplazo de cadera, etc. El Parkinson no es "quienes ellos son". Son personas y están viviendo con Parkinson.

Para ser justos con otros programas, entrenadores, instructores y fisios, debemos agradecerles lo que hacen. ¡Están ayudando a la gente, lo cual es fundamental y admirable! Tienen grandes corazones, magníficas intenciones, y quieren ayudar a que la persona con EP mejore su calidad de vida. No se debe subestimar, siendo un atributo extraordinario y aplaudo a TODOS los profesionales por saltar al ring y ayudar a marcar la diferencia. Pese a sentir que la mayoría de los entrenamientos en la EP carecen de una importante programación, formación, técnicas y estrategias, es también importante darse cuenta de que muchos de estos programas tuvieron éxito en levantar a la gente, hacerles salir, moverse, luchar. Empezar a moverse supone la mitad del camino y es sumamente importante. Dicho todo esto, ningún mal se ha hecho en estos programas, pero mi objetivo es poder contribuir más y marcar una diferencia no solo mayor, sino también más rápida, significativa, exhaustiva y duradera.

La comunidad de neurología

Existe otro sector profesional del que hablar, el de la sociedad de neurología. Por todo el mundo se encuentran increíbles neurólogos que están llevando a cabo un excelente trabajo. Tuve el placer de conocer, entrevistar, llegar a conocer y aprender de muchos de los mejores neurólogos en varios países. Su conocimiento acerca del cerebro, sistema nervioso, cuerpo humano, medicación y varias enfermedades y trastornos del movimiento es amplio y asombroso.

Debo dejar muy claro que NECESITAMOS muchísimo a la comunidad de neurología. Sin ellos, ¿quién sabe dónde estarían las personas con EP? Al mismo tiempo, he observado que los neurólogos habitualmente se integran en una de estas categorías. Déjenme explicarles cuáles.

Categoría #1: Estos neurólogos son muy progresivos y comprenden el valor y la importancia del ejercicio y del movimiento para mejorar el control de los síntomas de la enfermedad. Asimismo, recomiendan el movimiento, las clases de *fitness*, entrenamiento y el ejercicio a sus pacientes con EP.

Categoría #2: Este grupo se inclina mucho más por recetar pastillas, no perciben un gran valor en el ejercicio y no se lo recomiendan a sus pacientes.

Categoría #3: Este grupo ve un gran valor en el movimiento, las clases de *fitness*, el entrenamiento y el ejercicio. Puede que recomienden el ejercicio a sus pacientes, pero a menudo optan por no hacerlo debido a la ansiedad que puede causarles (económicamente). La ansiedad es un síntoma no motor muy común que la gente con EP experimenta. Si finalmente el doctor les recomienda el entrenamiento, las clases grupales o el apuntarse a un gimnasio, puede que piensen sobre el aspecto económico que conlleva para el paciente. Este gasto puede ser una presión financiera que puede aumentar la ansiedad.

Algunas afirmaciones vale la pena repetirlas y aquí está una de ellas: no importa en qué categoría se encuentre su neurólogo, NECESITAMOS a la comunidad de neurología. Realizan un trabajo extremadamente importante. Sin ellos, todos los que padecen EP estarían mucho peor.

Las compañías de seguro

Las compañías de seguro son otra historia. Algunas son muy progresivas y ven las cosas de otra manera. Estamos empezando a ver (de forma muy limitada) compañías de seguro que pagan por una porción de las cuotas de inscripción a los gimnasios, las clases grupales de *fitness*, o las sesiones de entrenamiento personal. Esto es excepcional y no la norma. Desafortunadamente, la mayoría de las compañías aseguradoras ofrecen un soporte que para nada está lo suficientemente cerca de ser suficiente para el cliente.

En innumerables ocasiones, conozco a personas con EP que han tenido un número 'X' de sesiones de terapias físicas (tal vez 20-25 sesiones) pagadas por su seguro. Cuando la compañía de seguros no ve informes que muestren progresos medibles, las suspenden. Básicamente, les dan una puñalada por la espalda. Y encima, existe una gran posibilidad de que la terapia administrada fuera inefectiva. Después de viajar por todo el mundo intensamente y encontrarme con cientos de terapeutas físicos en mis talleres, puedo decirles que su formación en terapia física (sobre todo en EE. UU) no incluye técnicas efectivas y estrategias para trabajar con el sistema nervioso y el cerebro, de haberlas.

Para ser justos, los terapeutas hacen lo que creen que es mejor y no causan perjuicios al paciente. Solo que no tiene sentido. Enviar a un terapeuta un paciente, al cual no se le va a proporcionar una técnica efectiva y encima luego suspenderle esas sesiones. ¿Adónde van a ir después?

Formación

De ahí la razón por este libro. Se trata de formar a las masas. Nuestro objetivo es el de entregar un enfoque global para tratar al cuerpo en conjunto y crear la mejor calidad de vida posible. Queremos alcanzar a las masas (personas con EP, cuidadores, compañías de seguro, neurólogos, profesionales médicos, terapéutas físicos, profesionales del *fitness* y entrenadores). Dicho lo cual, voy a enumerar las siguientes cláusulas de exención de responsabilidad.

La metodología del Entrenamiento de Regeneración del Parkinson pretende complementar la asistencia médica y la medicación, pero nunca reemplazarlos.

Siempre tenga en cuenta que 'la seguridad es lo primero'. Asegúrese de que sus clientes o pacientes hagan lo que puedan, y no lo que no puedan.

Con una base científica, creemos que nuestra metodología ayudará a frenar la progresión de la enfermedad, sin embargo de ninguna manera podemos garantizarlo, ni tampoco podemos afirmar que nuestra metodología parará o revertirá alguna enfermedad.

Enseñamos lo que encontramos más útil. 'Nuestra metodología' no es la única que existe. Use nuestros conceptos, combínelos con lo que ya sabe y sea creativo.

Gran parte de nuestra formación se basa en la investigación y en la evidencia. Otras partes de nuestra formación no se basan en la investigación, pero han probado resultar altamente efectivas. Piénselo así: si sale un estudio afirmando que una cierta o técnica específica o metodología es efectiva y útil de alguna forma, ¿significa que la misma técnica exacta o metodología era ineficaz ayer? ¡Por supuesto que no!

Aprenderá muchos ejercicios, movimientos, técnicas, conceptos y estrategias en este libro. No disponemos de investigación para respaldar todo lo que enseñamos, pero poseemos años de resultados comprobados.

A través de este libro, verá que he diferenciado muchas áreas en dos categorías: 'la investigación nos dice' y 'la gente con EP dice'. Si bien es cierto que la investigación es importante, la retroalimentación de las personas con EP habitualmente nos dice mucho más.

Estamos constantemente buscando más investigación y cuando no la encontramos, la financiamos. El *Parkinson's Global Proyect, Inc.* es una *501(c)(3)* corporación sin ánimo de lucro y financia la investigación. Hablaremos de esto más tarde en el libro.

Llenando el vacío

Como se ha mencionado anteriormente, nuestro objetivo es el de llenar el vacío entre la cantidad de cuidados ya existentes y formación, así como la vida funcional de una persona con EP (ver figura A1). Habiendo viajado considerablemente por todo el mundo, enseñando los talleres en vivo del Entrenamiento de Regeneración del Parkinson, he descubierto que la cantidad de conocimiento sobre la enfermedad de Parkinson varía enormemente dependiendo de donde uno esté en el mundo o incluso entre ciudades o regiones dentro de ciertos países.

Our Goal
Fill the VOID!
Medical care
Neurology care
Physical Therapy
Education:
Lacking or non-existent
Education & Research
Functional Life
WE CAN HELP!
Fitness professionals
Physio Therapists
Caregivers
Everyone!

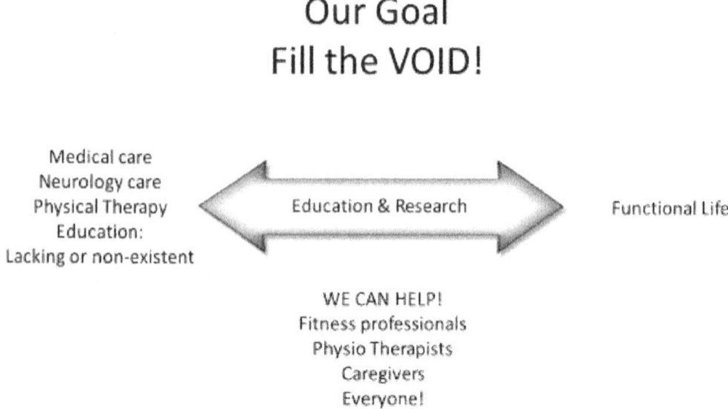

A1

Algunas ciudades o áreas disponen de poco o ningún cuidado neurológico, ni formación o entendimiento de la EP y qué es, y ningún apoyo. Por ejemplo, en Uganda, muchas personas ven el Parkinson como una maldición. Creen que si alguien tiene una discusión o desacuerdo con su suegra, será maldecido con EP.

En agosto de 2018, enseñé el primer taller de Parkinson en Argentina. Personas de toda Sudamérica volaron allá, pues quería aprender más sobre EP y cómo podían ayudar a mejorar su calidad de vida. Los grupos de apoyo no existían en ese momento y faltaba formación.

Por otro lado, disponen de la increíble comunidad del Parkinson en Monterrey, México. En el World Parkinson Congress (WPC) de 2016 en Portland, Oregon, conocí a la Dra. Ingrid Estrada-Bellmann (en realidad, salía del pabellón de la Brian Grant Foundation, me giré y casi la arrollo). Empezamos a entablar una conversación, que nos llevó a que dos años más tarde ella me llevara a Monterrey. La asistencia médica, los cuidados de fisioterapia y el apoyo a personas con Parkinson en Monterrey está entre los mejores y más progresivos que jamás haya visto. El Parkinson Monterrey está entre los grupos de apoyo de EP más increíbles que he podido ver, con encuentros cada martes y jueves durante varias horas y ofreciendo un tremendo apoyo a las personas con EP.

Traen entrenadores y expertos para formar sobre la enfermedad y enseñar cómo manejar los síntomas de la enfermedad. He presentado allá en varias ocasiones y siempre me inspira la energía positiva y el espíritu que se respira en el ambiente.

No importa donde viajemos, y no importa cual sea el nivel de formación sobre EP, sabemos que siempre existe más por aprender y más por compartir. Investigamos todos y cada uno de los días, probando nuevas estrategias y técnicas con nuestra clientela con EP. No todos responden de igual forma a cada ejercicio, técnica o estrategia, pero cuando encontramos algo que funciona la mayoría del tiempo, se integra en nuestra formación. La investigación y el aprendizaje son un viaje sin fin. La formación es nuestra misión.

Nuestro objetivo para ti

Nuestra misión es la de ayudarle a trabajar con una persona que padece la enfermedad de Parkinson con confianza, de una manera segura y efectiva, y con un conocimiento profundo de:

- ¿Qué es la EP?
- ¿Cómo puede afectar la EP a una persona?
- ¿Qué puede hacer para ayudar?

Hablaremos sobre cómo probablemente puede ralentizar la progresión de la enfermedad y crear un impacto positivo en el movimiento y la calidad de vida de una persona con EP y sus cuidadores. Charlaremos incluso sobre posibles maneras para retrasar el comienzo de la enfermedad para alguien que está genéticamente predispuesto a desarrollar EP, Alzheimer u otras enfermedades que pueden afectar al cerebro.

En el WPC de 2016, alguien remarcó que la "enfermedad de Parkinson es una experiencia multifuncional de todo el cuerpo". Pregúntele a alguien con EP o a su cuidador y estarán de acuerdo con usted al 100%. Mientras que la enfermedad afecta de manera única a cada persona con EP, se convierte en una experiencia multifuncional de todo el cuerpo en la mayoría de los casos.

En esencia, queremos ayudar a la persona con EP a vivir una vida activa y completa.

Metas de la programación

¡Que los entrenadores de *fitness* y fisios tomen nota! Cuando una persona con Parkinson se compromete con un programa de ejercicios, mantienen su compromiso. De hecho, he trabajado con muchos que son usuarios de silla de ruedas, pero eso no les impide luchar. Por norma general, encontramos que la comunidad de EP posee una voluntad firme, está bien documentada, y está altamente comprometida a realizar lo que sea necesario para frenar la progresión y manejar los síntomas de la enfermedad.

Incluimos la programación para todos, incluyendo

- El cliente que no puede caminar
- El cliente que puede caminar
- Grupos de *Fitness*

Nuestras metas incluyen:

- Usar entrenamiento neuropsicomotor como nuestro enfoque holístico para manejar los síntomas de la enfermedad
- Mejora del movimiento, equilibrio, estabilidad, movilidad
- Reducir el riesgo de caídas / caídas

- Crear cambios / mejoras en el equilibrio musculoesquelético
- Crear cambios / mejoras en el sistema nervioso periférico hasta el sistema nervioso central y viceversa
- Mejorar las habilidades motoras finas
- Mejorar las funciones cognitivas
- Mejorar la articulación del habla y proyección de la voz

Otros Trastornos Neurológicos:

Aun estando este libro enfocado en la enfermedad de Parkinson, nuestra metodología de entrenamiento ayuda asimismo a personas con otros trastornos del movimiento. Nuestros conceptos y entrenamiento se han mostrado también muy efectiva con personas que viven con:

- Parkinsonismo atípico
- Enfermedad de Alzheimer
- Atrofia del sistema múltiple (MSA)
- Parálisis supranuclear progresiva (PSP)
- Enfermedad de Charcot-Marie-Tooth
- Enfermedad de Huntington
- Síndrome de Guillain-Barre
- Esclerosis múltiple (MS)
- Distonía (diferentes formas)
- Ataxia (diferentes formas)

- Accidentes cerebrovasculares
- Cualquiera con retos de equilibrio / movimiento
- Todos los seres humanos

Como con cualquiera, recuerde que cada persona se verá afectada de una manera única por su diagnóstico. Por ende, cada persona es única y diferente en cuanto a su habilidad para moverse se refiere. Posteriormente en el libro, hablaremos de multitud de movimientos y otras evaluaciones, y la importancia de implementarlos.

¡NOTAS IMPORTANTES!

Un pequeño apunte antes de ponernos en marcha: Para las personas con Parkinson o cualquiera comenzando un programa de ejercicios, se nos encomienda avisarles que consulten con su doctor antes de empezar cualquier programa de ejercicios. Es muy probable que su doctor diga que sí. No obstante, es mi responsabilidad decirles esto, y ahora lo he dicho.

Por último - ¡LA SEGURIDAD SIEMPRE ES LO PRIMERO! Profesionales del movimiento, saben qué hacer, ¿verdad? Asegúrense de que su cliente se enfrente a los retos de forma adecuada, pero por favor no los pongan en una situación comprometida que probablemente pueda llevarlos a lesionarse. Lo veo todo el tiempo en la comunidad de entrenadores de *fitness*, donde un cliente está realizando una forma terrible y el entrenador está dando malas indicaciones o ni siquiera las da (quizá por no saber qué hacen, también lo veo mucho). Si no sabe qué hacer, refiéranlos a alguien que sí sepa. No vale la pena correr el riesgo de trabajar con alguien cuando no se sabe cómo su condición o enfermedad puede afectar y usted no sabe qué hacer. Si ese fuera el caso, siga leyendo este libro y aprenderá TANTO… ¡Que usted sabrá muy pronto qué hacer!

Para la gente con EP o cualquiera que comience a trabajar con un entrenador personal o especialista del movimiento; asegúrense de que forman equipo con un profesional que sabe lo qué está haciendo. No es mi intención en absoluto menospreciar a la comunidad de entrenadores de *fitness*, pero dispongo de información valiosa para compartir, a la que querrán prestar atención. Hay un montón de "supuestos" certificados de entrenamiento *fitness* disponibles. ¿Preferirían trabajar con un entrenador, hasta hace dos días perezoso, que obtuvo su certificación de 49$ el fin de semana con un curso en línea de 4 horas y que clama saber lo que está haciendo el lunes por la mañana? Probablemente tengan muy poco conocimiento o ninguno de biomecánica o del movimiento humano, y ni que decir tiene de trabajar con personas con trastornos del movimiento. NO SE PONGAN en esta situación. He visto a tantísimos entrenadores (con buenas intenciones) tratando de ayudar a gente, pero sin embargo han creado un daño mayor. He visto incluso a clientes que vienen a mí para deshacer ese daño ya hecho por alguno de estos entrenadores que poseen una certificación fraudulenta.

Para ir más allá, conozco a magníficos entrenadores que poseen certificaciones de algunas de las peores agencias de certificación que están ahí fuera. ¿Cómo pueden ser estos entrenadores tan buenos? Se debe al hecho de tener pasión por lo que hacen. Siguen aprendiendo, estudiando y asistiendo a clases y cursos. Se lo han tomado en serio y han continuado su formación de manera constante. Por otro lado, ¡conozco también entrenadores horribles con certificaciones de las agencias certificadoras más reputadas! ¿Cómo es que son tan malos? Quizá obtuvieron su certificación y no la usaron (o no trabajaron con muchas personas para adquirir experiencia). O, tal vez se certificaron, pero el entrenamiento personal no era lo suyo. No tienen la pasión y no continúan su formación para enfocarse en desarrollar sus habilidades. No pasa nada si ese es el caso para muchos de ellos, pero como cliente, siempre querrá estar al lado de un entrenador que tenga experiencia y pasión. Háganme caso - Se alegrarán MUCHO de hacerlo.

Su seguridad es MUY importante. Haga lo máximo posible para encontrar un buen entrenador y que tenga pasión por su trabajo. Investigue quién está disponible en su zona, entrevístenlo, y obtenga recomendaciones y referencias. También puede visitar www.neuromotortraining.com y mirar nuestra red de entrenadores de referencia. Cualquiera en la lista de nuestra página web dispone de experiencia con personas con trastornos de movimiento y ha asistido a nuestro taller en vivo Entrenamiento de Regeneración del Parkinson (ERP) o bien realizó el curso en línea y aprobó el examen. ¡Es su deber personal trabajar con alguien que pueda hacer un increíble trabajo por usted!

Parte Uno

Sobre el Parkinson

Capítulo 1: ¿Qué es la Enfermedad de Parkinson y Por Qué Algunas Personas lo Desarrollan?

Como nos ponemos en marcha, veamos un resumen de lo que usted puede esperar aprender en este libro. Con el objetivo de implementar técnicas óptimas y estrategias para conseguir máximos resultados en la mejora del movimiento, la función cognitiva, y reducir tanto las caídas como su riesgo; debemos tener una comprensión profunda de todas las siguientes cuestiones:

- ¿Qué es la enfermedad de Parkinson (EP)?
- ¿Quién desarrolla la enfermedad de Parkinson?
- ¿Cuáles son algunos de los síntomas de la EP? (síntomas tanto motores como no motores)
- ¿Cómo afecta la EP a la fuerza, movimiento, movilidad, rango de movimiento (ROM), estabilidad, equilibrio, flexibilidad, función cognitiva, emociones y funcionalidad general?
- ¿Qué pueden hacer las personas con EP para manejar los síntomas de la enfermedad y **reducir o eliminar las caídas y lesiones**?
    - (cómo pueden los cuidadores, asistentes del hogar, y otros ayudar

a una persona con EP a mejorar su **Calidad de Vida**?)

- Como entrenadores personales, terapeutas físicos, y entrenadores, qué evaluaciones y programaciones se pueden usar para ayudar a la gente con EP a mejorar su **Calidad de Vida**?

A través de este libro, leerá contribuciones de expertos en la materia en el campo de la neurología, la medicina y el movimiento. Nuestra primera contribución nos llega de Nick Sterling, doctor en medicina, PhD. Me enorgullece decir que Nick es mi hijo y obtuvo su doctorado (y título de medicina) en la Universidad de Medicina Hershey Penn State. Pasó 2.5 años trabajando en su doctorado bajo la tutoría de la globalmente conocida y altamente respetada neuróloga, la Dra. Xuemei Huang. Aquí debajo, Nick escribe sobre '¿Qué es el la enfermedad de Parkinson y por qué es significativa?'

Por el Dr. Nick Sterling

¿Qué es la enfermedad de Parkinson y por qué es significativa?

Cada año, alrededor de 60.000 estadounidenses son diagnosticados con la enfermedad de Parkinson y más de 10 millones de personas en todo el mundo viven con ella (Marras, 2016). Como cualquier trastorno neurodegenerativo de carácter progresivo, la EP no tiene cura. En países desarrollados, el riesgo de por vida de desarrollar EP es aproximadamente 1% en hombres y 0.5% en mujeres. El proceso de la enfermedad se marca patológicamente por la degeneración celular neuronal en el cerebro y en algunas partes del sistema nervioso periférico a lo largo de los años. Típicamente, los síntomas de EP incluyen los temblores en reposo, lentitud en el movimiento (bradiquinesia) y rigidez muscular. Como veremos en posteriores capítulos, en la EP existe una amplia gama de síntomas, especialmente en los últimas fases, pudiendo incluir muchas otras manifestaciones motoras, cognitivas y manifestaciones psiquiátricas en varios puntos del proceso de la enfermedad.

¿Quién desarrolla la enfermedad de Parkinson?

En la actualidad, los factores de riesgo y la etiología de la EP se encuentran bajo debate. Se piensa que el riesgo de desarrollar EP se debe a la interacción de factores genéticos y ambientales. Se han identificado varios alelos de genes que confieren un mayor incremento del riesgo de EP dentro de algunas familias. Sin embargo, estos casos contabilizan una pequeña fracción de la incidencia de EP, y la mayoría de los genes asociados poseen una escasa correlación en relación al riesgo de enfermedad. Igualmente, las personas que comparten factores de riesgo ambientales determinados, tales como exposiciones químicas, pueden arrojar distintos resultados. Así pues, se piensa que la mayoría de los casos de EP son debidos a interacciones complejas entre múltiples genes y/o factores ambientales.

A pesar de nuestro conocimiento limitado de los mecanismos subyacentes a la EP, varias características han emergido como factores de riesgo fiables que se han asociado con mayores tasas de EP de forma consistente a partir de estudios. En primer lugar, el incremento de edad es el factor más importante. La media de edad de la aparición de ED es aproximadamente 65 años. Es posible, no obstante, desarrollar EP a menor o mayor edad. Algunos pacientes, por ejemplo, puede que desarrollen la enfermedad a partir de los 40 años, aunque estos casos son menos comunes. En segundo lugar, el género puede jugar un papel. Por motivos desconocidos, la EP afecta preferentemente a los hombres. Las teorías actuales en relación a la predisposición masculina incluyen exposiciones ocupacionales, efectos hormonales, y otros factores del estilo de vida. En tercer lugar, existe evidencia que sugiere que las exposiciones químicas pueden contribuir a la EP. En particular, los esfuerzos de la investigación actual se dirigen en arrojar luz en el papel de la exposición acumulada a pesticidas a lo largo de la vida en cuanto al riesgo de desarrollar EP. La experiencia pasada ha sugerido que las comunidades con mayores tasas de pesticidas o usos de agua de pozo poseen a su vez tasas más altas de EP. Los estudios en animales han sugerido que algunos de los pesticidas de uso común, tales como el paraquat, pueden estar asociados con una patología similar. Pese a décadas de investigación, la EP es sin embargo todavía un proceso del que se sabe muy poco, cuyos factores de riesgo y mecanismos no han sido totalmente dilucidados.

¿Cómo comienza la EP y cómo evoluciona a lo largo del tiempo?

Para poder comprender cómo comienzan los síntomas de la EP y evolucionan a lo largo del tiempo, sería útil mirar en primer lugar la progresión de la patología dentro del cuerpo. Actualmente, se cree que la patología de la EP puede empezar en las partes más periféricas del sistema nervioso, incluyendo áreas inervadas que están expuestas al medio externo, tales como el intestino y el sistema olfativo. El nervio vago lleva fibras que conectan el cerebro con el sistema gastrointestinal. Posee varias funciones, como controlar la motilidad gastrointestinal, la frecuencia cardíaca, y la información de órganos internos, como el intestino, hígado, corazón, y pulmones hasta el cerebro (Sigrid Breit, 2018). Se ha sugerido que el nervio vago puede servir como punto de entrada de toxinas químicas para alterar y ganar acceso al sistema nervioso central. En efecto, el nervio vago frecuentemente muestra una patología relacionada con EP en estudios *post mortem.*

En este sentido, los pacientes con EP a menudo desarrollan dificultades con la motilidad intestinal, que se manifiesta con estreñimiento y dificultad en regular el aparato circulatorio. La hipotensión ortostática (mareo cuando uno se levanta tras una posición sentada) es común en la EP y se piensa que se debe a un control autónomo deficiente de la presión sanguínea. En el sistema olfatorio, el bulbo olfativo está expuesto al ambiente externo. El nervio olfatorio lleva fibras nerviosas que comunican con el cerebro. Estos tipos de neuronas, que están expuestas al ambiente externo, se encuentran sirviendo en "primera línea", lo que quizás explica por qué la patología de EP aparece a menudo en estas áreas.

Los primeros síntomas del proceso neurodegenerativo de la EP son sutiles, pero frecuentemente detectables si uno los busca. La disfunción olfatoria es especialmente común en la EP, y también puede aparecer en otros trastornos neurodegenerativos tales como la enfermedad de Alzheimer. Los cónyuges o parejas domésticas de pacientes con EP a menudo informan que el paciente no era capaz de oler diversos olores durante muchos años hasta llegar a un diagnóstico formal. También en las fases tempranas de EP, el mesencéfalo y otras áreas del tronco encefálico empiezan a perder neuronas debido a la degeneración celular. El trastorno de la marcha es común, y frecuentemente se manifiesta con asimetría de balanceo del brazo y coordinación de los miembros alterada, hasta una década antes del diagnóstico formal de EP. Los trastornos del sueño pueden ser otra manifestación temprana potencial, pero su asociación es menos clara actualmente. El trastorno de conducta durante el sueño con movimientos oculares rápidos está altamente relacionado con un futura conversión a EP. Los pacientes con esta enfermedad pueden actuar sus sueños y tener trastornos del mismo. Dado que frecuentemente se traduce en EP, es posible que algunos de estos pacientes hayan estado en fases 'preclínicas' de la enfermedad de Parkinson. De manera similar, es común que los pacientes con EP manifiesten interrupción del sueño y corta duración del sueño.

Para cuando los pacientes se presentan al doctor quejándose del temblor en reposo, lentitud de movimiento, caídas ocasionales, o rigidez, el proceso patológico de EP probablemente ha estado presente durante varios años. En este punto de la enfermedad, el mesencéfalo se ha afectado por la degeneración neuronal ya y posiblemente existe función de los ganglios basales. La degeneración de las neuronas dopaminérgicas dentro de la pars compacta de la sustancia negra del mesencéfalo es la lesión patológica característica de la EP. Este área del cerebro normalmente suplementa los ganglios basales con neuronas dopaminérgicas para ayudar al control de movimientos y algunos procesos cognitivos. Sin embargo, al menos el 60-80% de las neuronas dopaminérgicas en esta zona se han perdido para cuando un paciente típico se presenta en la consulta de su médico con síntomas perceptibles.

La EP solía estar acompañado de un pronóstico espantoso, con pacientes que a menudo morían en menos de una década después del diagnóstico. No obstante, el descubrimiento de medicamentos dopaminérgicos en la década de los sesenta, revolucionó el tratamiento de la EP. Estos medicamentos permitieron a muchos pacientes vivir con EP el resto de su esperanza de vida con normalidad. Se necesitan estrategias terapéuticas más integradas, puesto que la EP eventualmente afecta a la mayoría de las áreas del cerebro, además de las áreas dopaminérgicas. Junto con la degeneración cerebral, los fármacos dopaminérgicos pueden acarrear efectos adversos serios y permanentes. Cuando los pacientes comienzan con la medicación dopaminérgica, a menudo existe un 'periodo de gracia'. Durante un periodo de unos cinco años aproximadamente, el paciente puede experimentar una mejora drástica de los síntomas. Pasado este tiempo, el paciente puede empezar a requerir dosis cada vez más altas de fármacos dopaminérgicos, junto con el uso de otros agentes farmacológicos. Estos síntomas, tales como alucinaciones, pueden ser debidos a los efectos directos de la dopamina en las neuronas. Otros efectos adversos, como la disquinesia, se creen debidos a la prolongada adaptación neural a la dopamina. La disquinesia es común en fases más avanzadas y se pueden manifestar como movimientos involuntarios y descoordinados, con frecuencia en las extremidades. Son estas las razones por las que algunos doctores en el pasado fueron partidarios por retrasar el tratamiento dopaminérgico hasta que fuera totalmente necesario, no obstante este tema todavía es objeto de estudio.

La estimulación cerebral profunda se está convirtiendo en un método popular para tratar la EP, puesto que evita los efectos adversos de la medicación. Sin embargo, existen datos que sugieren que los pacientes con estimulación cerebral profunda del núcleo subtalámico presentan mayores tasas de caídas. Se desconoce en la actualidad si el riesgo incrementado de caídas se puede atribuir a la estimulación subtalámica por sí misma, o simplemente por la mejora de la bradiquinesia y aumento de la actividad diaria. Otras formas de estimulación cerebral profunda, como la que se centra en el globo pálido interno o el núcleo pedunculopontino, se investigan en la actualidad y quedan fuera del alcance de este programa.

¿Cuál es la experiencia cotidiana de un cliente con EP?

Aunque el temblor descontrolado puede parecer a un observador una manifestación de la enfermedad particularmente incómoda, según los pacientes son la rigidez y la lentitud de movimiento los síntomas que más afectan impactan la calidad de vida. Los pacientes con mayor rigidez severa y bradiquinesia tienden a tener un pronóstico desproporcionadamente peor comparado con aquellos que manifiestan un temblor severo. Los síntomas cognitivos son especialmente comunes en pacientes en los que predomina la bradiquinesia y la rigidez. Tales síntomas se creen que surgen de la disfunción severa de los ganglios basales. La extensa degeneración cerebral, no obstante, probablemente contribuye a los síntomas neurológicos generales, entre los que se encuentran las caídas, la depresión, la disfunción ejecutiva, deterioro de la memoria y finalmente, demencia.

Cuando se trabaja con un cliente con EP, es importante darse cuenta de que los síntomas motores representan la manifestación externa más obvia de un proceso de enfermedad complejo interno. El cliente puede estar tratando con un número adicional de problemas mientras la EP progresa, como la depresión, desregulación del ciclo del sueño, trastornos del sistema nervioso autónomo, y reacciones adversas a la medicación.

¿Por qué el ejercicio físico y mental son importantes en la enfermedad de Parkinson?

Mientras que el fundamento de la terapia se basa en abordar los neurotransmisores en el sistema nervioso central, los entrenadores pueden incorporar herramientas adicionales a la hora de ayudar a mejorar la vida de estos clients. Existe una bibliografía académica importante que sugiere que el ejercicio físico y mental pueden conllevar efectos beneficios y potencialmente duraderos en la calidad de vida, función, y la necesidad de medicación en pacientes con EP*

Por ejemplo (Margaret K. Mak, 2017):

- La mayoría de los programas de entrenamiento de fuerza progresiva con resistencia muestran efectos positivos que duran por 12 semanas

- Los entrenamientos de fuerza progresiva prolongados mejoran la fuerza muscular hasta 24 meses y los entrenamientos aeróbicos de resistencia incrementan la capacidad de caminar a 6-16 meses

- El entrenamiento de equilibrio mejora el equilibrio, la marcha y la movilidad, reduciendo las caídas hasta 12 meses después de completar el tratamiento

- l entrenamiento de la marcha mejora su ejecución y la capacidad de caminar hasta 6 meses después del entrenamiento

- El tai chi y el baile mejora el equilibrio, y el tai chi además reduce la frecuencia de caídas hasta 6 meses después del entrenamiento

- Un entrenamiento de período de al menos 6 meses es efectivo para conseguir una mejora clínica significativa en puntuaciones de UPDRS-III

Este libro representa un paso importante hacia el futuro para que los pacientes con EP se comprometan con su propia salud y bienestar. Y lo que es más, puede servir como una herramienta para preparar entrenadores, para sensibilizarlos e informarlos a la hora de combatir el declive funcional que ocurre con la progresión de la EP, así como la mejora de la calidad de vida de los pacientes. Aun existiendo una bibliografía académica importante que sugiere que el ejercicio es efectivo para conseguir estos objetivos, no existe actualmente una recopilación definida de aquellos ejercicios 'mejores' o 'estándar'. Nos encontramos en una fase emocionante del conocimiento de cómo los entrenadores y los terapeutas físicos pueden asistir a los clientes con EP. Por consiguiente, los programas destacados en este libro deberían ser tomados como conceptos ampliamente basados en las actuales investigaciones publicadas. Pueden servir como un marco para desarrollar programas de entrenamiento, llevados a cabo según las necesidades individuales de cada paciente. En los próximos años, la investigación puede arrojar luz sobre las más óptimas prácticas de ejercicio físicas y mentales en la EP. Conforme esta investigación avance, las futuras versiones del presente volumen serán actualizadas para reflejar estos cambios. Esperamos que la información recogida en este libro, cuando se aplique en un entorno seguro con una vigilancia médica, pueda facilitarle una mejor comprensión de la EP y conceptualizar programas de entrenamiento que puedan mejorar la calidad de vida.

¡Muchas gracias por su acertado aporte, Dr. Nick!

Para aquellos (como yo) que les gustan las ilustraciones, la figura 1.1 ofrece una visión del cerebro, mostrando la localización de la sustancia negra. En las imágenes a la derecha, verá la diferencia entre la apariencia de una sustancia negra sana y una que representa cómo sería vista en el Parkinson.

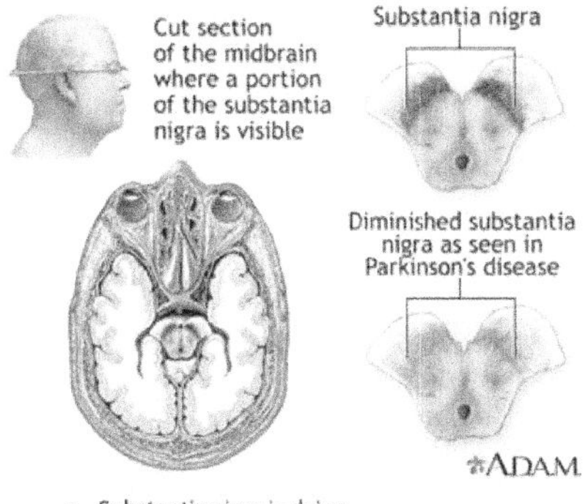

- Substantia nigra is dying
- Control of movement is impaired
- Impaired movement will get worse as the disease progresses

Image source: National Library of Medicine/National Institute of Health

Figura 1.1

La Figura 1.2 muestra de nuevo las diferencias que vemos entre un cerebro normal y uno con EP. Puede apreciar la porción más oscura de la sustancia negra en la imagen de la izquierda (normal) contra la imagen de la derecha (Parkinson). También observará una vía nigro-estriada más sólida (ilustrada por líneas rojas) en la imagen de la izquierda.

Nigrostriatal degeneration

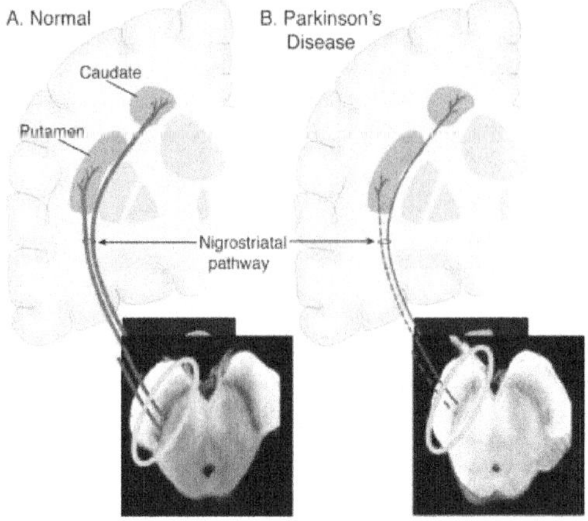

Modified from Dauer & Przedborski, Neuron, 2003

Figure 1.2

Por último, en la figura 1.3, vemos los resultados desde un DaTscan. Los DaTscan fueron aprobados por la FDA en los Estados Unidos en 2011 para ayudar a un mejor diagnóstico del Parkinson y otros trastornos. En un DaTscan, se le inyecta al paciente un material radiactivo llamado ioflupano. Durante un periodo de varias horas tras la inyección, el DaTscan se adhiere a los transportadores de dopamina. Después de varias horas, se utiliza un equipo de imagen especial para escanear y crear imágenes de lo que se ve en el cerebro. En la figura 1.3 a la izquierda, notará un área nigro-estriada bien iluminada que representa un sistema dopaminérgico normal y sano. A la derecha, verá una imagen de cómo se ve con Parkinson en un sistema dopaminérgico no sano.

Si bien es cierto que el DaTscan es útil en cuanto a decirnos lo que está ocurriendo en el cerebro, no representa una manera segura para diagnosticar EP. Las imágenes vistas en la figura 1.3 podrían posiblemente representar otros trastornos tales como la Atrofia Multisistémica (AMS), la Parálisis Supranuclear Progresiva (PSP) o la Degeneración Corticobasal (DCB). El DaTscan no distinguirá entre tales trastornos.

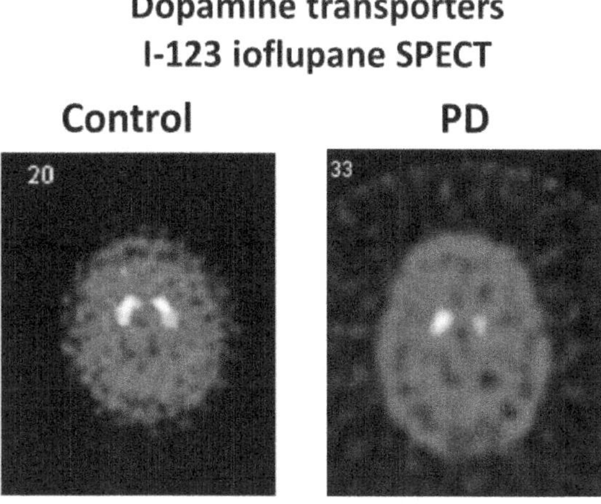

Figura 1.3

Las palabras de un luchador con EP, Jerry Evensky

Karl me llama un luchador con EP. Yo prefiero verme como alguien que ama la vida.

Mi nombre es Jerry Evensky. Tengo 71 años, estoy casado, soy profesor de universidad y tengo dos hijos, un nieto y un perro. Disfruto mis amigos, la buena comida, un buen libro, un buen paseo en un lugar con encanto, un buen partido de fútbol o béisbol, y pasar tiempo con mis chicos. Me encanta mi enseñanza e investigación. Las ciencias económicas son mi campo. Mi investigación trata sobre la relación social entre los sistemas (por ejemplo, sistemas éticos) y las económicas. Mi 'mentor' en esta búsqueda es Adam Smith, el padre del pensamiento moderno económico. Tuvo muchísima visión en este tema, el cual siento que fue tristemente olvidado.

Fui diagnosticado con EP hace unos nueve años ahora. La pista de la presencia de un problema fue mi temblor en la mano derecha. Durante seis meses lo dejé pasar. Finalmente, decidí ser diagnosticado. Llevó otros varios meses el poder ver a un neurólogo. Ese fue el día en el que me lo diagnosticaron. Para ser honesto, no puedo decir que fuera un momento metafísico cuando escuché el diagnóstico. Me llevó un tiempo procesarlo, la verdad. Durante el transcurso de varias semanas, reflexionaba sobre lo que el diagnóstico significaba para mí y cómo iba a tratar con esta nueva realidad. Durante ese tiempo, lo fui contando a mis seres queridos, uno a uno, para que estuvieran preparados. Una cosa que no hice y no he hecho es averiguar en línea todo sobre la EP. Valoro la información y la comunidad muchísimo, pero tal y como mis chicos dicen, internet es una fuente de demasiada información.

Tengo EP, pero eso no me define. Quiero que lo haga mi vida completa y no mi EP, así que no hago que mi experiencia con EP sea el eje central de mi compromiso con la vida. Es algo con lo que trato conforme vivo mi vida. Mi objetivo no es luchar la EP. Mi objetivo es tener una vida plena y tengo que lidiar con la EP en ese proceso.

Entonces, ¿cómo lidio con ella? Pues bien, déjenme darles un poco de contexto.

Para cuando fui diagnosticado con EP, también lo fui de osteopenia. No sabía que podía hacer para la EP más allá de tomar mi medicación, pero mi médico me dijo que el ejercicio de resistencia sería bueno para mi masa ósea. Empecé a caminar en las mañanas y fui al gimnasio del campus para entrenar. Entré al gimnasio, miré todas las pesas y las máquinas del gimnasio, dándome cuenta enseguida que necesitaba orientación. ¿Pero de quién? Aquí es cuando la historia se vuelve surrealista.

Tenía un estudiante mayor, mucho mayor que la norma, en mi clase de introducción a la economía. Hizo un excelente trabajo. Se tomó sus responsabilidades muy seriamente. Su edad y su foco hizo que sobresaliera. Era un tipo interesante. Cuando terminaron las clases, nos encontramos para tomar un café. Ahí es cuando me enteré de que era Entrenador Personal y trabajaba en el gimnasio del campus. "Los caminos del señor son inescrutables". Le pregunté si tenía un hueco en su calendario para otro cliente y me dijo que por supuesto que sí. Así que ahora disponía de un guía, al cual conocía y en el que confiaba para que así me ayudara con el equipo del gimnasio.

Karl está siempre orientado al cliente. Siempre pensando qué necesita su cliente para mejorar su calidad de vida. Fui su primer cliente con EP y rápidamente tomó mis asuntos como su propio reto. Y eso fue… ¿Cuándo? ¿Hace seis años?

Avancemos… Después de estos años de estudio por su cuenta y red de contactos con aquellos que investigan la EP, Karl se ha convertido en una biblioteca andante de investigación de EP y además, en un gurú en el papel del Entrenamiento Personal a la hora de mejorar las vidas de aquellos que padecen EP. Para mí, este viaje junto a Karl se ha traducido en muchas conversaciones sobre cuáles son mis retos, evaluando si lo que hacemos parece ayudar, y muchos experimentos para probar nuevas maneras de hacer que mi cuerpo haga frente a la EP. Karl es ahora, no solo un profesional al que respeto inmensamente, sino también un querido amigo.

¿Y dónde estoy ahora con mi EP? Como mi tía Elsie de Birmingham solía decir: "Estoy bieeeeeeen". Cuando alguien me pregunta si el caminar, los entrenamientos del gimnasio y el Entrenamiento Personal ayudaron, siempre replico con la advertencia de que no sé como sería hipotéticamente mi vida si no hubiera hecho todas estas cosas, pero creo firmemente que todo estos esfuerzos fueron realmente útiles a la hora de mantener mi calidad de vida.

Mi programa actual es

- Camino para hacer cardio
- Trabajo en las máquinas por mi cuenta (ahora que ya sé qué es cada cosa) para la resistencia y la fuerza
- Trabajo con Karl para el equilibrio, orientación espacial y estimulación cerebral.

Mis mayores retos son

- El temblor en mi mano derecha, lo cual se ha vuelto muy complicado (soy diestro) a la hora de escribir, comer ciertos tipos de comida con un tenedor o una cuchara, o sostener un vaso con un líquido - pero la cerveza embotellada, ¡no hay problema!
- El equilibrio y la estabilidad - A menudo empiezo a caerme, pero mi tiempo de reacción y mis reacciones instintivas que he desarrollado con Karl, me han salvado hasta la fecha.
- Una rigidez general que me ha vuelto más lento que un oso perezoso.

Sería presuntuoso por mi parte ofrecer consejo a otros con EP, muchos de los cuales se enfrentan a síntomas mucho más desafiantes que yo. Dicho esto, animaría a cualquiera con EP a encontrar un Entrenador Personal como Karl. Incluso si me estuviera engañando y nada de lo que hiciéramos juntos marcara una diferencia física real, el chiste no caería sobre mí... sino en la EP, porque me siento bien intentándolo. Y, lo mejor de todo, de veras pienso que todos estos esfuerzos están dando resultados en la práctica.

Capítulo 2: Síntomas del Parkinson

Antes de diseñar un programa de ejercicios de intervención, es de vital importancia que tengamos un conocimiento profundo de los síntomas comunes y cómo pueden afectar a una persona. Asimismo, es importante saber que no cada persona con Parkinson manifiesta cada síntoma, sino que cada persona con EP está afectada de manera única por la enfermedad.

Algunos síntomas de la EP fueron discutidos ya en este libro, pero ahora es el momento de entrar en más detalle. En este capítulo, vamos a tocar cuatro áreas; los síntomas tempranos comunes (pre-diagnóstico), los síntomas no motores comunes, los síntomas adicionales y preocupaciones, y los síntomas motores. Podría escribir un libro únicamente sobre los síntomas. Sin embargo, existen innumerables libros sobre la enfermedad de Parkinson que ya están disponibles y muchos de ellos son muy informativos. La cantidad de investigación publicada del Parkinson es absolutamente alucinante. Muchas de estas publicaciones entran en detalle en los síntomas. Aun pudiendo entrar en gran detalle en este libro sobre los mismos, mi intención primordial es la de proporcionar al lector estrategias de intervención integrales, así como técnicas para ayudar a la persona con Parkinson a frenar la progresión de la enfermedad, manejar los síntomas, reducir las caídas, y mejorar en general la calidad de vida. Dicho esto, toquemos varios síntomas comunes, incluyendo algunos que puede que sean nuevos para usted.

Para cuando una persona es diagnosticada con Parkinson, la enfermedad ya ha sido parte de su vida, quizás durante muchos años. El diagnóstico generalmente ocurre como resultado de un síntoma o síntomas que se manifestaron, causando una calidad de vida mermada; por ejemplo, temblor incontrolado de los dedos, temblor en reposo, pérdida de equilibrio, caídas recurrentes, pérdida del sentido del olfato, etc.

El periodo de tiempo entre los primeros síntomas y el diagnóstico tiende a variar gratamente por muchas razones. Veamos aquí algunas posibilidades:

- Un síntoma temprano no reconocido por la persona con EP, su familia o amigos
- La persona con EP sabe que algo va mal, pero está en negación y no va al doctor
- El doctor de atención primaria no reconoce o ignora los síntomas, sin referir al paciente a un neurólogo (por desgracia, esto ocurre muy a menudo)
- Que un neurólogo reste importancia a los síntomas y diga que nada va mal (esto también sucede a veces desafortunadamente)

Esta es una lista parcial de las posibilidades que he visto. No obstante, para hacer justicia con la comunidad médica, es también importante darse cuenta de que llegar a un diagnóstico puede resultar muy complicado. Un temblor puede ser el resultado de multitud de problemas no relacionados con la EP; por ejemplo, la distonía postural (algo que personalmente experimento en mi mano y brazo izquierdo), un temblor esencial, abstinencia del alcohol, o muchos otros más. Ciertos síntomas pueden imitar la enfermedad de Parkinson, tales como la Atrofia Multisistémica, la Hidrocefalia de Presión Normal, la Demencia con Cuerpos de Lewy, el Síndrome Corticobasal, la Parálisis Supranuclear Progresiva, o incluso el Temblor Esencial. (Barmore, n.d.)

Otra razón del retraso en un diagnóstico puede ser por la falta de formación sobre EP en la comunidad médica local o la falta total de asistencia médica. Pasé mucho tiempo en comunidades por todo el mundo ayudando a formar personas que pertenecían a la comunidad médica, terapia física, entrenamiento de aptitud física, y población general. Nuestro objetivo es darles un mejor entendimiento del Parkinson, cómo afecta a una persona, intervenciones para aumentar la posibilidad de frenar la progresión de la enfermedad, y estrategias y técnicas para mejorar el movimiento y la calidad de vida.

La sensibilización y la formación son la clave. Son de vital importancia.

En noviembre de 2017, conocí al Dr. Dale Bredesen, autor de uno de mis libros favoritos, 'El Fin del Alzheimer'. Si usted todavía no tiene este libro, se lo recomiendo encarecidamente. El Dr. Bredesen es profesor de neurología en los Laboratorios Easton para la Investigación de la Enfermedad Neurodegenerativa en la Escuela de Medicina David Geffen en la Universidad de California (UCLA).

Durante la presentación del Dr. Bredesen, aprendí sobre el hecho de que el Alzheimer y el Parkinson (así como otras enfermedades) pueden vivir en el intestino por 10-20 años antes de manifestarse en algún tipo de síntoma visible. Aunque tenía algún conocimiento por la conexión intestino-cerebro en relación a varias enfermedades, esta nueva información era un punto de inflexión completamente nuevo. Esto me llevó a profundizar en mi aprendizaje sobre los síntomas tempranos que pueden indicar que una persona padece la enfermedad de Parkinson.

El Dr. Anthony Lang, asentado en Toronto, es uno de los neurólogos más conocidos y altamente estimados en el mundo. En una presentación de 2018, el Dr. Lang hablaba sobre los síntomas más tempranos visibles que pueden indicar una vía potencial para desarrollar Parkinson. Echemos un vistazo a los mismos.

Síntomas más tempranos (síntomas premotores)

En la presentación mencionada arriba, el Dr. Lang habla sobre el 'Iceberg del Parkinson' con la 'punta del iceberg' siendo lo que típicamente se ve en un escenario clínico; por ejemplo, los síntomas motores. Bajo la punta del iceberg se encuentran los síntomas pre-fisiológicos, los cuales merecen una mayor investigación. Este grupo de síntomas promotores incluyen la pérdida del olfato, la depresión, disfunción autonómica, dificultades cognitivas y otros (Lang, 2018)

Conducta de actuación de los sueños (Trastorno de Conducta durante el Sueño REM): Durante la fase REM del sueño (movimientos oculares rápidos), cuando ocurren los sueños, el cuerpo debería estar en un estado de parálisis parcial. Nuestro corazón sigue latiendo y nuestros pulmones continúan respirando. Nuestro cuerpo debería estar atónico, con ausencia de tono muscular. El cerebro apaga el movimiento. El movimiento debería ser mínimo o ninguno durante la fase de sueño REM. El Trastorno de Conducta durante el Sueño REM (TCSR) sucede cuando el cerebro no apaga el movimiento y la persona con EP actúa sus sueños. Esto puede resultar peligroso con una pareja que duerme a su lado. El movimiento de piernas puede incluir el dar patadas. El movimiento de brazos se puede traducir en balanceo o dar puñetazos. Si la pareja que duerme al lado está dentro de su alcance, serán pateados o golpeados. Esto puede llevar a lesiones potenciales en ambas partes.

El TCSR es frecuentemente un indicador temprano del Parkinson. En un estudio de 2014, 174 pacientes con TCSR mostraron que:

- El 33% tenía un trastorno neurodegenerativo tras 5 años
- El 76% tras 10 años
- El 91% tras 14 años (J. ANDREW BERKOWSKI, 2017)

El síndrome de piernas inquietas (RLS): La investigación nos revela que el RLS es un indicador temprano de la enfermedad de Parkinson. La evidencia que apunta hacia este vínculo incluye una respuesta a agentes dopaminérgicos tanto en la EP como el RLS, sugiriendo una disfunción de la dopamina subyacente en ambos trastornos. El sistema dopaminérgico nigroestriatal, en particular la transmisión dopaminérgica alterada de la médula espinal, puede estar involucrada en pacientes de EP con síntomas de RLS. Asimismo, existe evidencia de que el sistema nigroestriatal, involucrado principalmente en la EP, se encuentra afectado también en el RLS (Tan, 2012)

Anosmia (pérdida del sentido del olfato)

Lo que dice la gente con EP: En nuestros talleres, preguntamos a las personas con Parkinson si experimentaron un sentido del olfato disminuido antes de cualquier síntoma motor o el diagnóstico de EP. En innumerables ocasiones, la respuesta es que SÍ, con muchos de ellos manifestando tal pérdida muchos años antes de darse cuenta de que cualquier otro síntoma visible.

Lo que dice la investigación: La anosmia se experimenta normalmente antes del diagnóstico de la EP. Igualmente, un deterioro del sentido del olfato puede ayudar a la identificación de una EP "premotora", lo que es fundamental para llevar a cabo ensayos neuroprotectores. (Michelle E. Fullard, 2017)

Hiposmia (pérdida del sentido del olfato)

Lo que dice la investigación: La hiposmia es un trastorno relacionado con la anosmia. Hasta un 85% de los pacientes con EP presentan una pérdida del sentido del olfato, siendo cuantificable desde muy pronto en la enfermedad (Jennifer G. Goldman, 2015). La hiposmia puede preceder a otros síntomas clínicos de la EP hasta al menos cuatro años (Fahn, 2011, p. 80).

Balanceo del brazo disminuido: En nuestros talleres, los cuidadores (y ocasionalmente la persona con EP) informan frecuentemente de la presencia de un balanceo del brazo disminuido (típicamente unilateral al comienzo) durante muchos años antes del diagnóstico.

Las características prodrómicas en la enfermedad de Parkinson probablemente se desarrollan gradualmente, años antes del diagnóstico. Con el objetivo de poder tratar la enfermedad de forma más temprana de lo que se hace hoy día, las últimas investigaciones se han centrado en la identificación temprana de las personas con mayor probabilidad de padecer EP en el futuro. Un balanceo del brazo disminuido y unilateral, una característica bien descrita de la EP, se ha observado en adultos sanos que poseen un mayor riesgo de desarrollar EP. (Anat Mirelman, 2016)

Profesionales del movimiento: Un balanceo del brazo reducido y recíproco compromete el movimiento. Posteriormente en este libro, vamos a discutir sobre técnicas en el entrenamiento de la marcha para mejorar el balanceo del brazo recíproco, que a su vez va a ayudar a mejorar la postura y el movimiento.

Estreñimiento crónico: El estreñimiento crónico puede ser un indicador de muchos trastornos potenciales, incluyendo EP. Al igual que con el sentido del olfato, una mayor dificultad con el estreñimiento posee un carácter específico, ya que el estreñimiento ocurre hasta en el 25% de la población general, mostrándose como un bajo valor predictivo positivo. (Jennifer G. Goldman, 2015)

Existen cada vez más pruebas de que el estreñimiento puede identificar una EP prodrómica. Clínicamente, existen estudios prospectivos en los que se demuestra que el estreñimiento puede preceder la EP. Respaldados por sus hallazgos en la demencia con cuerpos de Lewy (iLBD), el Estudio de Envejecimiento de Honolulu-Asia encontró que los varones con evacuación intestinal <1 por día poseían un riesgo incrementado 2-5 veces mayor de desarrollar EP en el futuro. (Jennifer G. Goldman, 2015)

Síntomas no motores (y otros datos)

Al comienzo de este libro, mencionamos que mucha de nuestra información y estrategia de intervención se basa en la investigación basada en la evidencia. Mencionamos asimismo que también enseñamos y compartimos información no basada en la evidencia. En esta sección, vamos a discutir varios síntomas no motores comunes junto con otros hechos de interés. Esta lista podría se podría ampliar más; pero insistimos, nuestro foco principal en este libro es dirigirnos hacia las estrategias de intervención.

La siguiente descripción de síntomas incluye investigaciones con referencias (enumeradas como "*Lo que dice la investigación*") junto con experiencias compartidas de cuidadores y personas con Parkinson (enumeradas como "*Lo que dicen las personas con EP*"). En determinados temas, voy a incluir una mención especial para entrenadores de aptitud física, especialistas del movimiento y terapeutas físicos (enumerados como "*Profesionales de movimiento*").

Me gusta investigar, pero me encantan los relatos ya que vienen de experiencias de vida reales. No hay nada más poderoso que poder escuchar directamente el relato de una persona con EP o a su cuidador sobre cómo afectan los síntomas de la EP.

Depresión

Lo que dicen las personas con EP: En todo el mundo, cuando preguntamos por la depresión, obtenemos una respuesta abrumadora: SÍ, hoy por hoy experimentamos depresión o la padecimos. Multitud de posibles razones la pueden explicar. Por ejemplo, a menudo escuchamos sobre personas a las que les gusta salir fuera a comer o a cenar, pero están preocupadas por caerse o quizás derramar la comida por un temblor o disquinesia. Entonces, se quedan en casa en lugar de salir. Su vida social puede verse afectada negativamente, lo cual puede ser muy deprimente.

Lo que dice la investigación: Se presenta mayor depresión, en cualquier momento, en el 20-40% de los pacientes con EP, más veces superior que en la población general. Asimismo, la depresión puede preceder el diagnóstico de EP. (A, 2006)

Profesionales del movimiento: La depresión puede afectar de forma significativa a cómo se mueve una persona, especialmente cuando se suma a la ansiedad y otros síntomas. La calidad del movimiento casi siempre se reduce con la depresión. Siempre tenga en cuenta que la seguridad es lo primero y programe en consonancia basándose siempre en cómo se siente su cliente. Si no está seguro de cómo se siente el paciente, no tenga miedo en preguntar. Esto le ayudará a asistirlos de manera más segura.

Ansiedad

Lo que dicen las personas con EP: La ansiedad es común entre la población con EP. A menudo esto lleva a temblores exacerbados, episodios de "congelamiento", dificultad de movimiento e incremento de caídas y del riesgo de caídas.

Lo que dice la investigación: En un estudio multicéntrico de 1072 pacientes consecutivos con

EP en 55 centros italianos, el denominado estudio PRIAMO, un 56% reportó ansiedad (Fahn, 2011)

Profesionales del movimiento: Si usted nota ansiedad en su cliente, sea extremadamente cauteloso. La ansiedad puede exacerbar otros síntomas e incrementar el riesgo de caídas. Así que de nuevo, si no está seguro de cómo se siente su cliente, no tenga miedo en preguntarle. Esto le ayudará a asistirlos de manera más segura.

Apatía

Lo que dicen las personas con EP: Ocasionalmente, las personas con EP nos dicen que tienen una falta de interés, entusiasmo o inquietud. Con mayor frecuencia, oímos reportes sobre apatía en personas con EP a través de sus cuidadores.

Lo que dice la investigación: La apatía en la enfermedad de Parkinson es probablemente una consecuencia directa de la enfermedad en relación a los cambios fisiológicos más que a la reacción psicológica o adaptación a la discapacidad. La apatía en la enfermedad de Parkinson se puede distinguir de otros síntomas psiquiátricos y características de la personalidad que se asocian con la enfermedad, y está estrechamente asociada con el deterioro cognitivo. Estos hallazgos apuntan a un posible papel de los mecanismos cognitivos en la manifestación de la apatía. (G C Pluck, 2002)

Profesionales del movimiento: La apatía tiende a manifestar la apariencia de falta de interés o entusiasmo. Puede que sea necesario el uso de indicaciones adicionales motivaciones de algún tipo con tal de aumentar el compromiso del cliente.

Alucinaciones y delirios

Lo que dicen las personas con EP: Cuando una persona sabe que está sufriendo una alucinación, no parece que sea una experiencia aterradora. En un taller en Boothbay, Maine en julio de 2017, un señor compartió su experiencia acerca de las alucinaciones que a menudo sufría, explicando que cuando miraba bocas de incendio, estas tomaban forma de enanos que le saludaban y le hablaban. Estas alucinaciones no le asustaban, pues era consciente de que estaba alucinando. Por el contrario, se divertía mirando a los enanitos. Sin embargo, una alucinación puede ser tan debilitante como en esta historia de un asistente a un taller en Inglaterra. A menudo veía gusanos en su comida, haciendo que no comiera. Se convirtió en un problema recurrente para ella hasta que se le indicó una medicación para ayudarla. Otra señora en Monterrey, México contaba la experiencia más aterradora de su vida. Se despertó en mitad de la noche viendo a un hombre supuestamente sentado a los pies de su cama. Actuaba como si fuera a dañarla. Ella despertó a su esposo, intentando mostrarle el hombre. Le llevó varios minutos explicarle a su esposa de que no existía tal hombre en su habitación y estaba a salvo. Cuando la gente no es consciente de que está alucinando, puede ser terrorífico o incluso peligroso, dependiendo de la alucinación y de la acción que la persona con EP lleve a cabo.

Lo que dice la investigación: Las alucinaciones y la psicosis pueden ser parte de la enfermedad de Parkinson y se consideran síntomas no motores o una complicación neuropsiquiátrica de la enfermedad. Las alucinaciones o sus diferentes modalidades y delirios pueden suceder más allá de las alucinaciones visuales más comunes. Las alucinaciones menores pueden ocurrir de manera temprana en el curso de la enfermedad, a veces precediendo a la aparición de los síntomas motores. Las alucinaciones visuales son las más comunes en esta modalidad sensorial de alucinaciones en la psicosis en la enfermedad de Parkinson. Las alucinaciones auditivas, olfativas, táctiles y gustativas pueden ocurrir y tienden a coincidir. El tratamiento se basa en la reducción de la medicación dopaminérgica y posiblemente la inclusión de un agente antipsicótico o pimavanserin. (Karen Frei, 2017)

Profesionales del movimiento: En su consulta inicial con un cliente o paciente antes de su primera sesión, recomiendo encarecidamente que estos rellenen un cuestionario, un tipo de PAR-Q (que podríamos traducir como "Cuestionario sobre la preparación para comenzar una actividad física") mejorado. Este se encuentra disponible en el apartado *book support* de la página web. En este formulario se debería incluir la pregunta de si los pacientes experimentan alucinaciones, y en caso positivo, si son conscientes de las mismas. Experimentar una alucinación durante una sesión de entrenamiento no representa un problema necesariamente. Al mismo tiempo, dependiendo de la persona y del tipo de alucinación que tiende a sufrir, podría resultar desolador. Por lo tanto, usted necesita conocer bien esta información.

La demencia en la enfermedad de Parkinson: Existe mucha investigación que aborda la relación entre la demencia y la EP. En este estudio, la prevalencia puntual de la demencia en la EP es cercana al 30% y la tasa de incidencia está aumentada de 4 a 6 veces comparada con el grupo control. Las variables de mayor riesgo se muestran a mayor edad, con un parkinsonismo más severo, en particular la rigidez, la inestabilidad postural y la alteración de la marcha, y el deterioro cognitivo leve al inicio. (Murat Emre MD, 2007)

Trastornos del sueño

Lo que dicen las personas con EP: Los problemas del sueño son comunes en la población con EP. A menudo escuchamos relatos de problemas a la hora de dormir, quedarse dormido, y despertarse temprano. Esto puede exacerbar otros problemas y disminuir la calidad de vida. En un taller reciente, un señor con privación de sueño compartió con nosotros acerca de sus problemas manejando. Sus facultades se veían debilitadas, y sentía que era un peligro en la carretera. Ahora solo maneja cuando se siente completamente descansado, lo que apenas sucede. Uno de mis clientes frecuentemente me dice como sus síntomas motores, especialmente sus temblores, se agravan cuando tiene privación de sueño. La privación del sueño puede incrementar el riesgo de caídas.

Lo que dice la investigación: Los trastornos del sueño son comunes en la EP, y las opciones de tratamiento disponible son limitadas. Muchos de estos trastornos del sueño tienen diferencias específicas cuando se coexpresan con la EP, si lo comparamos con la población. El insomnio es frecuente en la EP. Se asocia con otras comorbilidades y lleva a la fragmentación del sueño, siendo la alteración del sueño más común en la EP. (Priti Gros, 2018)

Profesionales del movimiento: Siempre indague con sus clientes al comienzo de la sesión para averiguar si este se encuentran descansados, y proceda así con ejercicios apropiados y movimientos basados en cómo se sienten.

Trastornos del Comportamiento / Control de Impulsos (TCI)

Lo que dicen las personas con EP: Los trastornos del control de impulsos tales como la afición por el juego y las apuestas, y la hipersexualidad no son inusuales en la población con EP. En Inglaterra, un asistente a un taller nos contaba sobre su experiencia con la compra compulsiva. Quería comprar una bolsa, así que entró en eBay. Antes de que se diera cuenta, tenía ofertas en 97 bolsas. Ganó todas. Su esposo le preguntó, "¿adónde va todo el dinero?" Ella se lo explicó y fueron al neurólogo. Su doctor le ajustó la dosis de Levodopa y su impulso por comprar sue fue. En talleres por todo el mundo, escuchamos historias de este tipo de adicción, así como sobre hipersexualidad y afición al juego.

Lo que dice la investigación: El primer paso en el manejo de los TCI y sus trastornos relacionados es la terapia y la vigilancia para facilitar un diagnóstico temprano y tratamiento. Reducir los agonistas de la dopamina y la sustitución de otras clases de medicación de la EP puede ser altamente efectiva en algunos pacientes. (M Samuel, 2015)

Hipotensión ortostática

Lo que dicen las personas con EP: En nuestros talleres y con nuestros clientes con EP, a menudo somos testigos de la prevalencia de hipotensión ortostática en estas personas. Tiende a ocurrir cuando uno va de una posición sentada a una levantada, pero mucho más desde una posición acostada en el piso (después de ejercicios en el piso) a estar de pie. Los clientes reportan mareo o una sensación de inestabilidad.

Lo que dice la investigación: La frecuencia de hipotensión ortostática en la enfermedad de Parkinson es alta y es posible establecer una escala clínica de calificación especial que podría ser usada para evaluar los efectos de los fármacos empleados en el manejo de la hipotensión ortostática. (J M Senarda, 1997)

Profesionales del movimiento: Asegúrese de crear un ambiente seguro para su cliente. El grado de mareo varía según la persona. Incluso varía en la misma persona dependiendo de varios factores. Cuando uno se levante del piso, puede ser aconsejable moverse a una posición sentada antes de ponerse de pie. Una pausa corta sentada antes de ponerse de pie puede resultar útil. No importa cuál sea el caso, y especialmente con un nuevo cliente con el que no esté familiarizado, asegúrese de crear una zona segura. La hipotensión ortostática incrementa enormemente el riesgo de caídas. Y queremos evitar una caída a toda costa.

Problemas Urinarios

Lo que dicen las personas con EP: Hemos escuchado muchos relatos sobre la pérdida del control de la vejiga, incluyendo las ganas frecuentes de orinar, pero sin ser capaz de hacerlo.

Lo que dice la investigación: Las disfunciones de la vejiga son bastante común en la enfermedad de Parkinson. Pueden suceder en cualquier fase de la enfermedad y empeorar con el avance y el agravamiento de la enfermedad. (Jost, 2013)

Hiperhidrosis (sudoración excesiva)

Lo que dicen las personas con EP: Aun no habiendo escuchado muchos reportes de la misma, es parte de la vida de algunas personas con EP.

Lo que dice la investigación: La hiperhidrosis crónica parecer estar asociada a un subtipo de disautonomía dominante en pacientes con EP, que a su vez está relacionada con los trastornos del sueño y mayores índices de disquinesia (hiperhidrosis relacionadas con las fluctuaciones). (van Wamelen DJ, 2019)

Profesionales del movimiento: Voy a exagerar por un instante. Tengo un cliente con hiperhidrosis. Casi parece que con solo MIRARLE, empiece a sudar de manera profusa. Ahora bien, aun no siendo exactamente así, él suda profusamente en cada sesión del taller y siempre está en continuo movimiento. Si usted tiene un cliente o paciente que suda de forma profusa, no cuesta nada preguntarle cómo se siente, si bien normalmente no encontramos que esto afecte a lo que hacemos en la sesión de entrenamiento. Así que no se alarme cuando usted vea esto.

Alteraciones visuales

Lo que dicen las personas con EP: Las personas con Parkinson con frecuencia hablan sobre alteraciones visuales de diversa naturaleza. Reportes de percepción de profundidad y visión doble es lo que escuchamos más a menudo.

Lo que dice la investigación: Estos trastornos visuales como la visión doble, ojos secos, o defectos del campo visual son comunes, pero a menudo no reconocidos en la enfermedad de

Parkinson (EP). [1]. Algunos trastornos visuales en la EP están vinculados a un déficit de dopamina en la retina, mientras que otros a una inervación dopaminérgica disminuida de la corteza visual. (Carlijn D.J.M. Borm, 2019)

Profesionales del movimiento: ¡La seguridad es lo primero! Conozca bien a su paciente o cliente. Puede notar que van más lentos o se "congelan" cuando se aproximan a una puerta, al subir o bajar de planta, o cuando desean sentarse en una silla o sillón. El déficit de dopamina en la retina puede causar percepción visual y problemas de contraste visual. Puede ser testigo de un movimiento muy ligero hasta los 3-4 pasos antes de la puerta o la silla. Necesitan reducir la marcha y averiguar cuán lejos el objeto está de ellos. Asimismo, la rotación a la hora de sentarse en una silla debería ser monitorizada con cuidado, ya que puede que no sean capaces de alinearse con la silla de forma adecuada cuando se sientan. Esto puede llevar a caerse de la silla. La rotación para sentarse en la silla es otro factor que puede incrementar el riesgo de caídas, ya que las rotaciones pueden desencadenar una congelación de la marcha, lo que de nuevo aumenta el riesgo de caídas.

Dolor

Lo que dicen las personas con EP: El dolor es algo que experimentamos a menudo. Una experiencia dolorosa común es la contracción en la distonía del pie. Imagínese que usted está de pie y de manera intencionada hundiendo sus dedos de los pies en sus zapatos o dentro del piso. Ahora imagínese que no está haciendo esto a propósito sino que, sus pies lo hacen por su cuenta. Puede durar minutos u horas. Posteriormente en libro, vamos a describir las técnicas de intervención para ayudar a aliviar este tipo de dolor. También frecuentemente se reportan varios tipos de dolor específico además del dolor generalizado.

Lo que dice la investigación: El dolor es un síntoma no motor de la enfermedad de Parkinson, frecuentemente no declarado, y por consiguiente, poco tratado. Actualmente, se conoce bien que existen diferentes tipos de dolor reconocidos en pacientes con EP, un hecho que dificulta la evaluación apropiada y el manejo de este síntoma. (Pablo Martínez-Martín, 2017)

Profesionales del movimiento: Conozca bien la tolerancia al dolor de su cliente. Un cierto grado de dolor molestia es probable que ocurra en algunos ejercicios durante una sesión de entrenamiento. El dolor es algo muy complicado. Especialmente, no está dentro del alcance de los entrenadores el poder tratar el dolor. Tenga presente el dolor de su cliente. Pregúntele si lo siente antes de su sesión. Como profesionales, debemos reconocer la diferencia entre una incomodidad ligera, que es normal durante ciertos ejercicios, y un dolor improcedente. Si algo duele cuando no debe, pare y pase al siguiente ejercicio.

Expresión Facial Reducida

Lo que dicen las personas con EP: Con nuestros clientes en nuestros talleres, solemos ver a personas con EP que tienen "cara de máscara" o expresión facial reducida. Lo podemos observar porque la expresión de su cara apenas cambia para nada a lo largo de una sesión o durante todo el fin de semana en el taller.

Lo que dice la investigación: Los pacientes con EP poseen algunos rasgos distintivos en las anomalías del movimiento facial; por ejemplo, la reducción de la expresión facial y de la velocidad del parpadeo. La reducción del movimiento automático y controlado de expresividad de la musculatura facial crea una apariencia de falta de interés en el ambiente circundante, con "cara de máscara". (Tao Wu, 2017)

Profesionales del movimiento: En mis primeros días trabajando con personas con EP, fui a una clase de grupo de aptitud física, dirigida por un entrenador de aptitud física increíble. 18 personas con EP estaban en la clase. 15 de ellas no sonreían. De hecho, ¡pensaba que estaban enojados de que estuviera allí! El instructor me explicó que la expresión facial disminuida no es inusual en las personas con EP. Así que no se preocupe si usted está trabajando con alguien y no puede leer en su cara cómo se siente, solo por no ver expresión facial alguna. Si usted se pregunta cómo se siente, pregúntele. Conforme vaya conociendo a sus clientes y pacientes, va a ser capaz de darse cuenta de cómo están y sabrá cuando están contentos y cuando no. Gestos muy sutiles, tales como la mirada en sus ojos, le dirá todo lo que necesita saber.

Cambios emocionales

Lo que dicen las personas con EP: Siendo la depresión uno de los síntomas no motores más importantes en la EP, nos suelen contar el sentimiento de desesperación o el sentirse abatido. Cualquier inconveniente puede contribuir a sentirse triste, incluyendo una reciente caída, alucinaciones, dificultad de movimiento, al comer, dificultad al deglutir, al dormir y más.

Lo que dice la investigación: Entre los trastornos emocionales, el más común de ellos es la depresión, siendo la ansiedad el segundo. Se ha encontrado que la tasa de detección de la depresión usando la escala de valoración de Hamilton fue mayor que la escala de síntomas no motores (NMSS). Esto puede ser debido a que la depresión en la EP suele estar acompañada de numerosos síntomas somáticos. Así, la escala de valoración de Hamilton para la evaluación de la depresión exhibió una tasa superior al reconocer la depresión ya que es un cuestionario más complicado que está diseñado para prestar atención a los síntomas somáticos. Los pacientes con EP pueden presentar depresión temprana el estadio II de Braak cuando los cuerpos de Lewy se depositan en el núcleo dorsal del rafe y locus coeruleus. Los probables mecanismos bioquímicos están vinculados al sistema serotoninérgico, combinados también con anomalías dopaminérgicas y de la norepinefrina en el lóbulo límbico. (Tie-mei Zhang, 2016)

Profesionales del movimiento: La depresión incrementa el riesgo de caídas. Hasta donde sea posible, tenga presente el estado emocional de su cliente. Si parece triste, probablemente va a observar una postura más encorvada. Esta postura además incrementa el riesgo de caídas. Las indicaciones adicionales pueden ser útiles para mejorar el movimiento. Asegúrese de programar e indicar de manera adecuada.

Problemas Cognitivos

Lo que dicen las personas con EP: En cada taller, las personas afectadas con EP nos cuentan acerca de sus problemas cognitivos. Algunos ejemplos incluyen problemas de memoria, dificultad para seguir direcciones o planear tareas, procesar información, seguir indicaciones, y muchas más.

Lo que dice la investigación: Las personas con enfermedad de Parkinson y sus parejas cuidadoras suelen reportar el declive cognitivo como una de sus mayores preocupaciones. El deterioro cognitivo leve afecta aproximadamente al 20-50% de las personas con EP, y estudios longitudinales mostraron demencia hasta en el 80% de la EP. (Jennifer G. Goldman B. A., 2018). El deterioro cognitivo es frecuente en la enfermedad de Parkinson, y estudios de incidencia de la enfermedad de Parkinson en cohortes afirman que la disfunción cognitiva no es únicamente una complicación de la enfermedad avanzada. (Jennifer G. Goldman M. M., 2015)

Profesionales del movimiento: Los problemas cognitivos pueden causar dificultades durante una sesión de entrenamiento. Solemos encontrar que una persona necesita una indicación adicional para asegurar una óptima ejecución de movimiento. Puede que no le oigan en la primera o segunda indicación. Hablar rápido puede causar problemas de comprensión en lo que usted dice. Esto puede variar dependiendo del día con el mismo cliente. Como siempre digo, la seguridad es lo primero. Conozca bien a su cliente. Tómese su tiempo y establezca una comunicación tan cuidadosa como sea posible. No tenga miedo en repetir y demostrar el ejercicio o el movimiento varias veces. Las demostraciones visuales pueden ser muy útiles y en ocasiones son absolutamente necesarias. Puede que necesite realizar esto para que su comunicación sea efectiva.

Deglución

Lo que dice la investigación: Está ampliamente reconocido hoy día, que la patología relacionada con EP afecta a múltiples neurotransmisores y vías del sistema nervioso central. La comunicación y las funciones de deglución se ven impedidas incluso en fases tempranas, afectando de manera significativa la salud y calidad de vida. (Michelle R. Ciucci, 2015)

Cambios en el Habla y la Voz

Lo que dicen las personas con EP: Estos cambios son comunes. En particular, las personas con EP y sus cuidadores han informado de la proyección de la voz se ha visto disminuida gradualmente. Hablan con una voz muy suave. Asimismo, la articulación puede representar un problema en algunas personas.

Lo que dice la investigación: La alteración del control motor del habla es muy frecuente y es al mismo tiempo un síntoma muy incapacitante de la enfermedad de Parkinson. [Duffy, 2005]. Se estima que un 90% de los pacientes con enfermedad de Parkinson desarrollan un trastorno del habla conocido como disartria hipocinética. (Anneliese B. New, 2015)

Profesionales del movimiento: En nuestros talleres y sesiones de entrenamiento, a menudo conocemos a personas con EP que hablan con una voz muy suave y/o poseen dificultad al articular palabras. Posteriormente en el libro, vamos a introducir las intervenciones para estos inconvenientes.

Calambres musculares y Distonía

Profesionales del movimiento: Lo comentamos antes al hablar sobre el dolor. Como dijimos, conozca bien la tolerancia al dolor de su cliente. Reconozca la diferencia entre un grado leve de molestia durante ciertos ejercicios o movimientos, y lo que es un dolor improcedente. Si algo duele cuando no debe, modifique el ejercicio o pare y siga con el siguiente ejercicio.

Fatiga y Falta de Energía

Lo que dicen las personas con EP: Los que padecen Parkinson nos suelen informar de la falta de energía y fatiga. Nos cuentan que puede ser a causa de la privación del sueño, la transición entre períodos despiertos y dormidos, o la ansiedad general.

Lo que dice la investigación: Los pacientes con EP que sufren trastornos del sueño severo tienden a sufrir de fatiga. La Levodopa mejora la fatiga solo en pacientes sin depresión o con depresión leve, lo que supone el uso de medicación dopaminérgica, pero no suficiente, para la supresión de la fatiga en pacientes con EP con depresión moderada o severa. De esta forma, restaurando la neurotransmisión serotoninérgica como terapia combinada, puede ofrecer una mejor estrategia para el tratamiento de la fatiga en estos pacientes. (Fu R, 2016)

Profesionales del movimiento: Conozca a su cliente. Indague antes de cada sesión y averigüe cómo se siente. ¿Durmieron bien? ¿Se sienten descansados? ¿Cuál es su nivel de ansiedad? Sabiendo estas respuestas nos ayudará a conseguir un resultado más exitoso en cada sesión. En muchos casos, después de conocer y "leer" mejor a su cliente o paciente, va a SABER cómo están. Así, ajuste el programa de manera acorde. El exceso de fatiga va a incrementar el riesgo de caídas. La seguridad es siempre primordial.

Ahora que ya hemos cubierto esta lista parcial de síntomas no motores, espero que hayan llegado a entender mejor cómo puede estar afectada una persona con EP. El Parkinson es una enfermedad muy compleja. Hasta hoy, sigo aprendiendo sobre las diferentes formas en las que la enfermedad afecta a la gente, en formas que antes no sabía o ni siquiera podía haber imaginado. Aquí va a encontrar una lista de las tareas que pueden resultar un auténtico reto.

- abrocharse la cremallera
- cepillarse el pelo
- maquillarse
- poner la llave en una cerradura
- beber de una copa
- escribir
- comer / usar cubiertos
- vestirse
- cepillarse los dientes

- escribir en la computadora / textear
- ducharse
- usar el cuarto de baño
- entrar y salir del carro
- hacer giros o rotaciones\dar vueltas en la cama
- levantarse de la cama
- levantarse desde una posición sentada o acostada

En resumidas cuentas: la calidad de vida se ve afectada. Estas tareas pueden llegar a ser realmente difíciles y frustrantes y la pérdida gradual de capacidad para hacer estas cosas puede causar una gran ansiedad o llevar a la depresión.

Parte de nuestra intervención incluye técnicas y estrategias para ayudar a disminuir temporalmente estos síntomas que hacen estas tareas tan difíciles.

Síntomas físicos adicionales y preocupaciones

Veamos algunos síntomas adicionales que son comunes en la población con EP y que aumentan el riesgo de caídas.

Menor longitud de zancada, asimetría en la zancada, arrastrar los pies

Lo que dicen las personas con EP: Pueden notar cambios en la marcha y la zancada mucho antes del diagnóstico. De hecho, los cuidadores nos cuentan que notan diferencias en las zancadas antes de que la persona con EP se dé cuenta. Como ya mencionamos, un balanceo del brazo disminuido (que suele afectar a un lado más que al otro al comienzo) puede ser uno de los primeros indicadores de Parkinson. Una persona formada al respecto lo puede notar antes que una persona con EP o su cuidador se dé cuenta. No obstante, el balanceo del brazo disminuido es tan común como la zancada asimétrica, la asimetría en la longitud de la zancada, y el arrastrar los pies.

Profesionales del movimiento: Tener una zancada regular o simétrica es de vital importancia a la hora de realizar un movimiento óptimo, reducir el riesgo de caídas, y evitar lesiones. Cuando caminamos o corremos, nuestra zancada debería ser rítmica y regular, como los pitidos de un metrónomo. En el momento en el que la zancada sea irregular o arrastrada, las intervenciones de evaluación y medidas correctivas serán necesarias. Esto vamos a verlo posteriormente en detalle.

Limitación de la extensión del tronco y rotación de la cadera durante la marcha

Lo que dicen las personas con EP: Aunque a menudo pasa desapercibido por lo que en realidad es, las personas con EP y sus cuidadores suelen ver esto como una rigidez generalizada. Probablemente están en lo cierto ya que la rigidez, entre otros problemas, probablemente va a causar una falta de rotación apropiada en las caderas y el tórax.

Profesionales del movimiento: Sabemos que nuestro cuerpo incluye muchas líneas miofasciales, y de una manera u otra, todo está interconectado. Por ejemplo, su cadera derecha y pierna están conectadas a través de un sistema fascial con su hombro izquierdo y brazo, y viceversa con el otro lado. Cuando su pierna derecha va hacia delante, su brazo izquierdo debería balancearse hacia delante. Al mismo tiempo, su cadera derecha debería rotar hacia delante ligeramente mientras el lado izquierdo de su tronco rota hacia delante durante este movimiento concreto. Estos cabestrillos fasciales (anterior y posterior) nos ayuda a movernos adecuadamente. Más tarde abordaremos las intervenciones y los problemas de la marcha.

El congelamiento en la marcha (*Freezing of Gait, FOG)*

Lo que dicen las personas con EP: Algunas personas con EP nunca experimentan el congelamiento de la marcha, pero muchos sí lo hacen con frecuencia. El FOG ocurre cuando los pies no se mueven. Algunos lo describen como una sensación de tener los pies pegados con pegamento al piso. Las personas con EP a menudo reportan muchos detonantes que pueden causar FOG; cambios en la superficie del piso y atravesar entradas (a menudo relacionadas con la percepción visual profunda o problemas de contraste), rotaciones o giros, distracciones, y obstáculos en su camino. La aquinesia (definida en la sección de síntomas motores) a menudo juega un papel en esto. Los que sufren EP suelen informar de que cuando están de pie y quieren dar un paso, no pueden hacerlo. Pierden el control de movimiento voluntario temporalmente. Esto es la aquinesia, la cual vamos a ver más en detalle posteriormente en este capítulo.

Profesionales del movimiento: Insistimos, necesita conocer a su cliente. Si tienen mayor predisposición al congelamiento, su riesgo de caerse aumenta. Veamos un ejemplo. Una persona con EP está caminando y se distrae o se encuentra con un cambio de superficie en el piso y de repente, sus pies dejan de moverse. Están congelados. Aquí viene lo peligroso; se están moviendo y tienen impulso y sus pies se atascan. Esto significa que el centro de su masa corporal (parte superior del cuerpo) también tiene impulso. Si el centro de la masa corporal se adelanta demasiado sobre los pies demasiado rápido, una caída es casi inminente a menos que puedan mover un pie para bloquear la caída.

Giros

Lo que dicen las personas con EP: Los giros suelen representar un problema para las personas con EP. Es algo que oímos frecuentemente. He aquí algunos ejemplos;

- Los giros causan congelamiento de la marcha
- Desorientación especial
- Problemas de equilibrio y estabilidad
- La sensación de estar inestable o inseguro al realizar el giro

Profesionales del movimiento: Como mencioné en mi entrevista con el neurólogo afincado en Toronto, el Dr. Alfonso Fasano (en nuestra entrevista de Caídas y Parkinson), los giros suelen desencadenar un congelamiento de la marcha. Va a aprender mucho al respecto en el próximo capítulo.

Problemas posturales

Lo que dicen las personas con EP: Una postura encorvada es común en la población con EP, si bien es cierto que no siempre son conscientes de la misma. Al principio, puede ser más notorio por parte del cuidador u otros.

Profesionales del movimiento: Una postura encorvada va a comprometer un movimiento óptimo. Vamos a demostrar múltiples técnicas y estrategias para mejorar la postura.

Síntomas Motores:

Cuando uno busca los síntomas motores de la enfermedad de Parkinson, casi siempre va a ver cuatro en la lista; temblor en reposo, bradiquinesia, rigidez e inestabilidad postural. Aun siendo conocidos como los cuatro síntomas motores clásicos, existe otro síntoma que añado a la lista por ser diferente de manera única, la aquinesia. Previamente, mencioné una presentación por el Dr. Anthony Lang (*Toronto Western Hospital*) en 2018. En su presentación, hablaba sobre la aquinesia como el quinto síntoma motor de la EP. Veamos en detalle cada uno de los cinco síntomas motores.

Temblor en reposo de un miembro

Lo que dicen las personas con EP: Para muchos con EP, este es el primer síntoma motor que aparece. Empieza a un lado del cuerpo y normalmente empeora conforme pasa el tiempo. Puede eventualmente irse al otro lado del cuerpo. Las personas con EP nos cuentan que escribir es normalmente una de las primeras tareas que encuentran más dificultosas. El temblor puede causar multitud de inconvenientes que mencionamos anteriormente. Aunque el temblor presenta algunos problemas, cuando se trata de moverse, las personas con EP le dirán que de todos los síntomas motores, este es el menos debilitante.

Es el más visible ya que usted puede ver el movimiento involuntario, pero otros síntomas representan un reto mayor para las personas con EP cuando se mueven. Es importante saber también que no todo el mundo con EP presenta un temblor. Algunas personas nunca sufren uno y cada persona está afectada por la enfermedad de manera única y diferente.

Lo que dice la investigación: Los pacientes con inestabilidad postural y dificultades en la marcha (siglas en inglés, PIGD) presentan una predisposición a caerse más significativa que aquellos que tienen un temblor dominante. (Rudzińska M1, 2007)

Profesionales del movimiento: Vea el resumen al final del capítulo.

Rigidez

Lo que dicen las personas con EP: Muchas personas con EP padecen rigidez. Lo vemos en nuestros clientes y con nuestros asistentes a talleres en todo el mundo. Serán los primeros en decirle que la rigidez puede causar problemas desafiantes; dar vueltas en la cama, agacharse para recoger algo, manejar un carro (especialmente mirar a ambos lados en un semáforo o en una intersección cuando tienen dificultad para girar su cabeza), y más.

Lo que dice la investigación: La rigidez se define como como la resistencia mostrada a la manipulación pasiva de los miembros. Esta resistencia puede limitar el rango de movilidad alrededor del cuello, codos, muñecas, rodillas y tobillos. (Fahn, 2011, p. 3)

Profesionales del movimiento: Vea el resumen al final del capítulo.

Aquinesia

Lo que dicen las personas con EP: Lo vemos y escuchamos a menudo. Las personas con EP que experimentan aquinesia tienen la sensación de tener sus pies pegados con pegamento al piso. Esta era la descripción que nos daba un asistente en un taller en Argentina. La voluntad de mover los pies y caminar presentaba grandes dificultades.

Lo que dice la investigación: La aquinesia es la manifestación principal de la enfermedad de Parkinson (EP) relacionada con las dificultades o el fracaso de que el movimiento voluntario suceda. (Charlotte Spay, 2018)

Profesionales del movimiento: Posteriormente, vamos a discutir las estrategias para trabajar con la aquinesia. Vea también el resumen al final del capítulo.

Bradiquinesia

Lo que dicen las personas con EP: La bradiquinesia es un síntoma motor clásico que suelen reportar las personas con EP. Recuerde sin embargo, que cada con EP está afectada de manera única y diferente. Por ejemplo, mi amiga Joan (que va a escribir inmediatamente después de este capítulo) no presenta bradiquinesia ni tampoco aquinesia, rigidez o temblor. Al mismo tiempo, conocemos personas que sí experimentan este síntoma. Se mueven más lentamente de lo que solían hacerlo.

Lo que dice la investigación: La bradiquinesia es una disminución de los movimientos, clásico de la enfermedad de Parkinson, definiéndose esta disminución tanto en la amplitud como en la velocidad de movimiento. (Leland E Dibble, 2016)

Profesionales del movimiento: Más tarde, vamos a hablar sobre qué estrategias seguir para trabajar la bradiquinesia. Vea también el resumen al final del capítulo.

Inestabilidad Postural

Lo que dicen las personas con EP: Las personas con EP que experimentan este síntoma a menudo reportan mayores desafíos con el equilibrio y la estabilidad además de un mayor número de caídas. Hablando de amiga Joan otra vez, la inestabilidad postural era su único síntoma motor. Cuando la conocí, probamos diferentes evaluaciones neurológicas y de movimiento, y una sesión de entrenamiento completa. No había presencia de temblor, aquinesia, bradiquinesia, o rigidez. Podía moverse de forma rápida y con voluntad. Sin embargo, cuando se observaba su movimiento y después de mirar su diario de caídas (algo que recomiendo que tengan todas las personas con EP), era evidente que todas las caídas (unas 15 caídas en un período de 18 meses) se debían a la inestabilidad postural (y probablemente sumado a varios síntomas no motores, incluyendo desafíos cognitivos y visuales). La inestabilidad postural es un gran problema y es el responsable de más caídas que cualquiera de los otros síntomas motores combinados.

Lo que dice la investigación: La inestabilidad postural es uno de las características más discapacitantes de la enfermedad de Parkinson. Muchos factores contribuyen en el deterioro del equilibrio en los pacientes con Parkinson, incluyendo trastornos de los reflejos posturales y un control de movimiento voluntario mermado. Otros factores adicionales que ponen en riesgo de caída a los pacientes con Parkinson son los efectos secundarios de la medicación (disquinesias), una pobre respuesta a la inestabilidad postural de la medicación antiparkinsoniana, hipotensión ortostática, anomalías de la marcha, debilidad muscular en los músculos de la pierna y cambios asociados con la edad tales como reducción del campo visual. (B.R.Bloem, 1992)

Profesionales del movimiento: Vea también el resumen al final del capítulo.

Capítulo Resumen

Si antes no lo sabía, ahora seguro que sí, el Parkinson es es una enfermedad muy compleja. Principalmente hablamos de síntomas individuales en este capítulo. ¡Imagínese múltiples síntomas agrupados juntos y cómo sus combinaciones variadas pueden afectar el movimiento a una persona con EP!

Simplemente imagínese la ansiedad acompañada con la aquinesia o la congelación de la marcha. La investigación nos revela que la ansiedad puede empeorar otros síntomas, y esto puede llevar a mayores desafíos en el movimiento, el equilibrio que se encuentra ya comprometido y la estabilidad, y un incremento del riesgo de caídas.

Si una persona padece temblores, sabemos que la ansiedad suele exacerbarlos. Esto afecta las habilidades motoras finas y como resultado, la calidad de vida está mermada.

A su vez, esto puede llevar a depresión, sentirse abatido o desesperado, más ansiedad y conforme este círculo vicioso continúa, una calidad de vida mucho más disminuida. Como dijo el Dr. Alfonso Fasano en mi entrevista con él: ¿las caídas causan depresión o la depresión causa caídas? Probablemente se alimentan una de la otra tal y como la combinación de síntomas y circunstancias mencionadas anteriormente.

Profesionales del movimiento: Como puede imaginar, la combinación de síntomas motores y no motores pueden causar problemas de equilibrio y movimiento. Repito lo que he estado repitiendo todo este tiempo: ¡LA SEGURIDAD ES LO PRIMERO! Conozca a su cliente. Conozca sus retos hasta donde pueda. Vamos a abordar esto mediante varias evaluaciones que usted puede administrar junto con la retroalimentación de su cliente, con tal de saber cómo se puede sentir en un día cualquiera.

Las palabras de una luchadora con EP, Joan Priest

Para empezar, escribir una entrada personal en el mundo de la enfermedad de Parkinson ha sido una enorme tarea. Ha pasado bastante tiempo desde que Karl me pidió que aportara "mi historia" para su próximo libro. Me siento muy honrada de que Karl Sterling, el gurú de la información de la EP, crea que lo que yo pueda impartir tenga interés o resulte útil. Gracias, Karl, por toda tu especialización en el mundo de la EP. Gracias, también, por denominarme como una "luchadora con EP". ¡Llevo el título con orgullo!

Mi nombre es Joan Priest, madre de cuatro, abuela de seis. Tengo ochenta y seis años y soy viuda, mi esposo falleció en 2012 de la enfermedad de Parkinson (Cuerpos de Lewy). Mi difunto esposo, Jack, encaró la adversidad con gracia y dignidad. Desde el día en el que fuera diagnosticado en 2003, Jack comenzó con valentía una larga y ardua batalla contra todos los estragos de esta enfermedad. Su paz interior, mientras hacía frente a los desafíos frente a él, ¡fue extraordinaria! Su actitud hacia la enfermedad de Parkinson y la vida todavía me inspira cada día.

Mi vida, desde comienzos de 2016 hasta 2020, ha resultado ser un viaje en montaña rusa, acompañado de preocupaciones físicas y neurológicas. El viaje empezó con una cirugía de reemplazo de rodilla en mi pierna derecha. Me preparé bien para la operación y cuando me encontraba en la mitad de mi rehabilitación del postoperatorio, empecé a ser consciente de que tener una sensación "rara" en mi marcha, así como inestabilidad en mis pies. El cirujano me comentó que los resultados de la operación habían sido excelentes y me dejó de atender como paciente. Continué con un programa severo de entrenamiento a diario, todavía luchando un poco con mi desequilibrio, y siempre esperando poder sentirme más segura y coordinada. Me llevó de cinco a seis meses darme cuenta de que la falta de equilibrio no tenía nada que ver con mi rodilla. ¡Estaba decidida a obtener algunas respuestas en cuanto a mi salud se refería!

En los meses siguientes, fui a la consulta de mi doctor de cabecera dos veces. ¡Y a un neurólogo hasta en tres ocasiones! Y siempre escuchaba lo mismo, "Usted no tiene Parkinson". Me dijeron que todas las personas, con 80 años y más, tienen tendencias hacia el Parkinson y que mi caso no era para nada un caso en toda regla. Cada doctor al que iba me felicitaba por mis paseos diarios, mi programa de ejercicios en el gimnasio, y mis hábitos de comida saludable. ¡Aparentemente, no se podía ni sospechar ni detectar EP! Supongo que me sentía aliviada por entonces, pero para nada convencida.

La inestabilidad no se iba a ninguna parte. Nunca había una apariencia de vértigo - simplemente una falta de confianza cuando giraba rápidamente o cambiaba de dirección. Cualquier terreno irregular me hacía luchar por permanecer de pie. Mis destrezas en el golf se vieron seriamente afectadas. Mis habilidades de planificación motoras, que antes las daba por sentado, ahora se deterioraban, lentamente sí, pero sin duda lo hacían. Empezaba a caerme. Lo que realmente me preocupaba era mi incapacidad para evitar que me cayera. En ese momento, constantemente me preocupaba que mi equilibrio fuera tan incontrolable. Mi falta de control sobre mi propio cuerpo me asustaba realmente. El tropezarme empezaba a ser algo habitual. ¡Nunca había tenido que luchar contra algo así! ¡Era como si mi cuerpo se estuviera derrumbando, pedazo a pedazo! El neurólogo incluso pidió una resonancia magnética de mi cerebro y cuello, afirmando poco después que los resultados de ambos eran favorables. Agregó que mi estado era un "completo misterio" para él.

Mi objetivo era el de permanecer activa y seguía entrenando, así que le pregunté a Helen Williams, Directora de Bienestar en nuestro centro deportivo local, si quería ser mi entrenadora personal. Helen y yo empezamos sesiones dos veces por semana. Desde el principio, Helen me remitió a clases en el gimnasio que estaban dirigidas a mis necesidades específicas. Las clases me mantenían ocupada - y cada una de ella probaba ser beneficiosa para mí. Cada vez que me caía, era Helen la primera persona a la que se lo decía. Siempre le entristecía enterarse de mis caídas, pero siempre me animaba. Ella me sigue recordando a día de hoy lo que tengo que hacer para tener una base firme.

Conocí a Karl Sterling la primera vez en junio de 2017. Estaba dando un seminario en nuestro centro deportivo local sobre la Regeneración del Parkinson. Helen me animó a asistir. ¡Creo que la Intervención Divina también jugó un papel aquí!

¡Este día cambió para siempre la dirección de mi vida! Recuerdo estar sentada en el seminario con Karl, leyendo su folleto sobre el Entrenamiento de Regeneración del Parkinson. Mis ojos inmediatamente pusieron el foco en la sección sobre "caídas". No tenía ninguna duda de que el Parkinson, pese a que no lo tenía diagnosticado todavía, se había convertido en una parte fundamental de mi vida, cuando escuché a Karl hablar sobre la enfermedad de manera tan elocuente a su público. El seminario duró desde las 8:30 en la mañana hasta las 4:30 en la tarde, ¡pero pareció que durara tan solo una hora! Gracias especialmente a Eliza, del centro deportivo, por ser la responsable de traer a Karl a Skaneateles. Desde aquel día en adelante, SABÍA que tenía Parkinson.

Unas dos semanas más tarde, el 5 de julio de 2017, tuve la peor de mis caídas. Saliendo del gimnasio, me aventuré en un día muy húmedo, sin viento, con un sol radiante, sin agua, y acabé caminando por dos horas. Me alejé de mi punto inicial mucho más de lo que debía para poder volver de manera segura. Durante la última milla de mi paseo, me sentía como un marinero borracho - ¡incapaz de caminar en línea recta! Apenas podía poner un pie enfrente del otro. ¡Mi cuerpo se volvió totalmente rígido! No podía hacer que mis pies o piernas se movieran al volver al aparcamiento del gimnasio. Totalmente fuera de control, me caí hacia atrás en el piso. Una chica joven llegó en carro, ayudándome inmediatamente y llevándome adentro. Afortunadamente, mi entrenadora Helen estaba allí y llamó a Urgencias para que me chequearan completamente. De nuevo, tuve mucha suerte.

Después de beber un montón de agua para hidratarme, Helen me llevó a casa y se aseguró de que no fuera a ninguna parte en aquel día formidable. ¡La verdad es que este fiasco había sido solo culpa mía! ¡¿En qué estaba pensando?!

¡Esta caída en particular me empujó a ver al neurólogo por cuarta vez! En total, ¡llevaba ya doce caídas! Esto no era para nada normal y me sentía bastante desanimada.

FINALMENTE, ¡tenía un diagnóstico! ¡Es mucho más fácil hacer frente a un diagnóstico firme que vivir en el limbo! El mismo neurólogo examinó mi escritura a mano (peor que nunca), me tiró hacia atrás con sus manos en mis hombros y me vió como me tropezaba. Le mostré mi lista caídas registradas. Sintió mucho decirme que sí, sí que tenía EP y que mi larga devoción hacia el ejercicio había ayudado enormemente a enmascarar los síntomas. Inmediatamente me recetó Carbidopa/Levodopa, los cuales ya conocía bien por mi esposo. Hasta el momento, no he sufrido efectos adversos de la medicación; el doctor me aseguró que este medicación me ayudará a mejorar mi equilibrio.

Hasta la fecha, mi trastorno de movimiento no ha desaparecido completamente; sin embargo, creo que he dado un giro importante. Estoy más fuerte ahora y lo manejo mejor. Toda la atención recibida en las clases han sido un regalo del cielo. Semanalmente, mi rutina se basa en una gama de yoga en la silla, bicicleta, pesas, y trabajo de equilibrio. Cada una de las clases enfatiza en la gran importancia de los pies de uno mismo, prestando especial atención a los tobillos, los talones, y los dedos de los pies. Además de las clases, sigo con un programa de paseo casi diario.

Siempre consciente de mis debilidades, tengo más cuidado ahora que nunca antes en mi vida. Un problema principal, como indiqué anteriormente, era el hecho de que cuando me tropezaba, no podía prevenir la caída. Me resultaba muy difícil pararme y recuperarme. Helen me ha entrenado en CÓMO evitar caerme. A raíz de esto, las caídas se han disminuido considerablemente, pero todavía suceden. Tengo la gran fortuna de no haber tenido huesos rotos, pero sí que he sufrido muchísima frustración. Seguir enfocada en la tarea en cuestión todo el tiempo es indispensable porque una persona diferente habita en este cuerpo. Moverme rápido… mi patrón en el pasado… es ahora mi archienemigo. ¡Recuerde por favor, que me ha llevado casi cuatro años darme cuenta de que el movimiento normal en mi caso ya no es automático!

Todo el mundo afronta verdaderos desafíos en algún momento de su vida; este es mi mayor obstáculo hasta la fecha. Voy a continuar librando una guerra con esta enfermedad neurodegenerativa - viviendo el presente. Estoy motivada por la buena gente que tengo alrededor, los cuales tienen mi calidad de vida en sus manos. El centro deportivo en Skaneateles, mi hogar fuera de casa, tiene clases excelentes para personas de la tercera edad. ¡Estoy inmensamente agradecida a esas personas en mi equipo que se preocupan enormemente por que tenga éxito! Con todo mi corazón, quiero extender mis GRACIAS desde Helen Williams, mi querida amiga, a Karl Sterling por su orientación tan inspiradora, así como al personal del centro y los diferentes instructores por regalarme su tiempo, experiencia, y su inquebrantable confianza en mí - ¡me han hecho una mejor persona!

Voy a continuar ejercitando lo que siempre he hecho toda mi larga vida; aparentemente, es el mejor remedio para frenar la progresión de la EP. Me siento bendecida recibiendo el apoyo y el estímulo que necesito y aprecio de mi familia y amigos que me aman verdaderamente y me desean todo lo mejor en este viaje.

Joan Priest

Capítulo 3

Movimiento, caídas, y enfermedad de Parkinson

¿Cuál es la preocupación número uno de una persona con Parkinson? ¡**Caerse**! Las personas con EP poseen un riesgo mucho mayor que los demás. Las complicaciones que resultan de una caída son una de las principales causas de muerte en la población con EP.

En este capítulo, vamos a ver con más detalle los diferentes síntomas de la EP y aprender cómo se correlacionan con un mayor riesgo de caídas.

Mirando a este estudio; a 100 pacientes con enfermedad de Parkinson y 5 pacientes con Parálisis Supranuclear Progresiva se les preguntó por la frecuencia, circunstancias, y consecuencias de sufrir caídas. Se evaluaron los síntomas parkinsonianos usando la escala unificada para la evaluación de la enfermedad de Parkinson. Un 38% por ciento de los pacientes parkinsonianos se cayeron, y un 13% se cayó más de una vez a la semana. Un 13% sufrieron fracturas de huesos, un 18% recibió atención hospitalaria, un 3% acabó confinado en una silla de ruedas, y tuvieron miedo a caminar. La hipotensión postural fue inusual y no presentaba correlación con las caídas. La pérdida sensorial, la demencia, las cardiopatías, y el uso de medicamentos antihipertensivos no estaban vinculados a las caídas. Existió una correlación entre las caídas y la inestabilidad postural, bradiquinesia y la rigidez, pero no con el temblor. (Koller WC1, 1989)

En el siguiente texto, escuchamos a mi amigo, el Dr. Massimo Marano, un neurólogo de Roma,

Italia, que está a la vanguardia de este campo. El Dr. Marano nos va a dar una visión más exhaustiva en relación al movimiento y las caídas en la enfermedad de Parkinson.

Por el Dr. Massimo Marano

Dificultad de movimientos en la enfermedad de Parkinson

Los movimientos humanos voluntarios y automáticos se encuentran regulados por una compleja red neuronal, constituida por elementos neuronales que están considerablemente deteriorados en la enfermedad de Parkinson (EP).

La actividad integrada de los ganglios basales (un grupo de elementos neuronales situados en la parte profunda del encéfalo) con una estructura cerebelo-cortical, proporciona el control a tiempo real de las acciones motoras. El cuadro clínico motor de un paciente afectado por EP es amplio. Varios elementos se fusionan con diferentes combinaciones conforme la enfermedad progresa.

Existen algunas características principales que marcan esta enfermedad y que diferencia la EP de otras condiciones similares tales como el parkinsonismo atípico. Las denominadas características motores "cardinales" son el temblor, la rigidez muscular y la bradiquinesia, que se presentan con un patrón típico y responden a la medicación. En este sentido también se incluye el deterioro de la marcha y postural, siendo altamente descriptivo en un cuadro clínico de EP. El comienzo de los síntomas motores es asimétrico (por ejemplo, presentación de una extremidad unilateral con pérdida de destreza y/o temblor). Conforme la enfermedad se extiende, se vuelve bilateral incluyendo los miembros y el tórax, llevando a deformidades posturales en la última fase. Un cierto grado de asimetría se mantiene durante el curso de la enfermedad. Esto se debe a la degeneración asimétrica del sistema nigrostriatal, que es una red de diálogo entre los ganglios basales, extendiéndose hasta la corteza, y mantenido por la actividad de las neuronas productoras de dopamina. Las intervenciones farmacológicas son eficaces, especialmente en la fase temprana de la enfermedad. Las terapias se encaminan en poder restaurar la neurotransmisión dopaminérgica con L-dopa sintética (L-3,4 dihidroxifenilalanina, el precursor metabólico de la dopamina) y otros productos que estimulan de manera indirecta la vía dependiente de la dopamina o mantiene la eficacia de la dopamina. Esto implica que el curso de la EP estaría fuertemente influido por la eficacia del fármaco y sus efectos secundarios. La toma de fármacos anti-EP a largo plazo, junto con la degeneración neuronal, crea un trasfondo de complicaciones motoras, llamadas fluctuaciones. Los efectos secundarios se producen por la sensibilidad a los receptores de la dopamina, los cuales aumentan con la exposición al medicamento, y se caracterizan esencialmente por los altibajos cambiantes en los síntomas de la EP durante el día. Los pacientes que alternan un deterioro motor (deterioro de fin de dosis o fenómeno “wearing off”) y una recuperación debida al fármaco (fenómeno “on drug”) pueden padecer complicaciones por el comienzo de movimientos involuntarios (disquinesias).

1. Síntomas Cardinales motores de la EP

1.1. Temblor

La señal más gráfica y conocida de la EP es el temblor. Se trata de un movimiento involuntario rítmico debido a la alternancia de contracciones de un músculo agonista (o un grupo de músculos) con su respectivo antagonista. El temblor tiene varias caras y podría afectar a una región específica (por ejemplo, la mano, el pie o la boca), un segmento (como un miembro o la cabeza) o el cuerpo entero. En general, la aparición del temblor puede ir a más mientras el paciente se encuentra en una posición o mantiene una postura (como sujetar una taza de café; el temblor "postural"), o mientras el miembro alcanza una posición o un punto en concreto en el espacio (como al poner una llave en la cerradura; el temblor "cinético"), o mientras la parte del cuerpo afectada se encuentra en reposo (por ejemplo, sentarse tranquilamente en el sofá o simplemente caminar sin agarrar nada con la mano; el temblor "en reposo"). Un tipo específico de temblor está causado por una disfunción específica en uno o más ganglios del circuito motor. Un paciente con EP puede estar afectado por varios tipos de temblores. Sin embargo, el temblor en reposo es la característica más distintiva de la enfermedad. Al temblor en reposo se le han otorgado varios nombres gráficos (debido a su presentación) como el de "rodar de la píldora" o "contar monedas". Tiene una baja frecuencia (de 3 a 5 Hz) comparado con otros temblores o brotes, y tiende a empeorar con situaciones estresantes, bajas temperaturas, y procesos mentales como cálculos. Cabe destacar que el 30-40% de los pacientes con EP no experimentan temblor en reposo, por lo que el no presentar un temblor no quiere decir que tengan una enfermedad diferente a la EP. Los medicamentos anti-EP que universalmente han aliviado los síntomas cardinales, no siempre son efectivos a la hora de tratar el temblor, por lo que los doctores pueden seguir otras pautas de tratamiento (por ejemplo, la benzodiacepina, beta-bloqueantes) o la cirugía para tratar el temblor

1.2. Bradiquinesia

La *bradiquinesia* etimológicamente proviene del griego y literalmente significa lentitud de movimiento. Los pacientes con enfermedad de Parkinson poseen dificultades a la hora de empezar, mantener y finalizar un movimiento automático, como puede ser el balanceo alterno de los brazos al caminar. Los movimientos voluntarios finos son toscos y se ejecutan lentamente; los movimientos repetidos alternos, como el golpeteo de los dedos pierde amplitud de forma progresiva conforme se ejecuta la tarea motora.

Un paciente se podría quejar de *hipoquinesia* (movimiento reducido) o *aquinesia* (ausencia de movimiento) en varios aspectos de su vida. Un buen ejemplo de aquinesia es la dificultad a la hora de girar en la cama por la noche (por ejemplo, cuando el nivel de los fármacos anti-EP en sangre es generalmente más bajo).

Actualmente apenas se ve, pero los pacientes pueden también alcanzar una posición específica voluntariamente, y adquirir esa postura fija sin ser capaz de volver a la posición inicial automáticamente. La cara parkinsoniana es hipocinética. Por consiguiente, la expresividad facial es muy pobre y la cara exhibe varios grados de hipomimia. Esto comienza como una tasa de parpadeo reducido y empeora con la presencia de posturas fijas de la parte inferior del rostro.

La *micrografía* es una manifestación típica en la EP, en la que un movimiento semiautomático de una habilidad motora fina como es la escritura a mano se ve afectada. La micrografía es una de las primeras quejas en la EP: la escritura se vuelve más pequeña o incluso ilegible.

La calidad global de los movimientos empeora con el tiempo, no solo en relación al ritmo, sino también en coordinación (*adiadoquinesia,* la incapacidad de llevar a cabo movimientos alternos rápidos). La voz se puede volver más suave y la dificultad de deglución puede llevar a la hipersalivación.

1.3. Rigidez

Los pacientes con enfermedad de Parkinson a menudo presentan rigidez muscular. En la rigidez están involucrados particularmente los músculos flexores. En la EP idiopática, este tipo de rigidez sigue un patrón específico debido a la degeneración de las neuronas mesencefálicas. El tórax y los miembros están flexionados, y estos últimos están en aducción, resultando en posturas típicas de EP. La rigidez de los miembros y del cuello se miden por un neurólogo, con resistencia de los músculos contra el movimiento pasivo de dos segmentos del miembro (o el cuello) alrededor de la articulación. Tal resistencia se presenta de una forma “plástica”. La sensación del examinador puede sentirse “como si estuviera tratando de doblar *una barra de plomo*”. En sus vidas cotidianas, los pacientes manifiestan su rigidez adquiriendo posturas rígidas involuntarias, deformidades y dolor.

1.4. Otras características motoras que se pueden encontrar en la EP

La enfermedad de Parkinson podría presentar frecuentemente otras características motoras que no son específicas para la enfermedad. Suelen incluir distonías y mioclonías. La apraxia también podría ser parte del trastorno motor; no obstante, no es propiamente dicho un un fenómeno motor, sino un síntoma cognitivo. La distonía se caracteriza por una contracción involuntaria de músculos agonistas y antagonistas que puede inducir el desarrollo de posturas anormales en un parte del cuerpo, o un segmento o múltiples partes del cuerpo. Varias características posturales en la EP están causadas por la distonía, tales como el anterocolis o la inclinación del tronco hacia delante, pero la L-dopa podría también conducir a contracciones musculares sostenidas alteradas. La distonía de los pies con inversión de los pies es típico durante el período de fin de dosis (*wearing off*) o temprano en la mañana. Es generalmente unilateral, apareciendo al comienzo de la enfermedad. El blefaroespasmo (contracción paroxística involuntaria bilateral de los músculos orbicularis oculis) se puede presentar, menos frecuentemente, y durante el período *wearing off*. La mioclonía es un movimiento involuntario, breve y errático. Se describe a menudo en los parkinsonismos atípicos (por ejemplo, Atrofia Multisistémica, Síndrome Corticobasal), pero pueden ser inducidos por la L-dopa. Es común que un paciente que empieza con una terapia de L-dopa adopte apariencias con movimientos bruscos y esporádicos en todo el cuerpo. En este caso, es de origen benigno y no conduce a ningún tipo de discapacidad.

2. Postura y marcha en EP

La camptocormia y la reducción de la longitud de la zancada son el sello distintivo de la postura y la marcha parkinsoniana respectivamente. La camptocormia consiste en una flexión hacia delante del torso. Se asocia a menudo con una flexión lateral generalmente hacia el lado contrario respectivo que está más implicado. La flexión lateral del tronco adopta un carácter severo en el denominado síndrome de "Pisa": una deformidad postural causada por una contracción distónica, con una flexión hacia un lado y una rotación leve del tronco en el plano sagital. Esto puede causar una incapacidad severa y alterar de manera significativa la marcha. En general, los pacientes parkinsonianos presentan un tono muscular incrementado de músculos flexores que llevan hacia el cuello, además de la flexión del torso, flexión de extremidades, y aducción. La marcha parkinsoniana refleja la postura y se caracteriza por una reducción de la longitud de la marcha y "festinación", marcha típica parkinsoniana que se caracteriza por pasos pequeños repetidos, pero cada vez más rápidos.

Otra característica única parkinsoniana de la marcha es el "congelamiento". No es específico para la EP, ya que se puede presentar también en el parkinsonismo atípico (por ejemplo, un subtipo de Parálisis Supranuclear Progresiva). El congelamiento es una aquinesia de la marcha repentina y se manifiesta con los pies del paciente que de repente "se congelan" en el piso. Esta patogénesis de congelamiento implica tanto a la red neuronal motora como cognitiva, y no es un simple fenómeno hipodopaminérgico. El congelamiento puede afectar todos los movimientos, incluso el habla (recordando al tartamudeo). El congelamiento de la marcha, sin embargo, sucede específicamente mientras se camina y se relaciona con el programa motor de la marcha. Las indicaciones sensoriales (visuales o auditivas) pueden ayudar al paciente a aliviar los episodios de congelamiento, puesto que ayudan al paciente a activar otras vías neuronales compensatorias (por ejemplo, pasos o... ¡bailar!). Los procesos cognitivos, especialmente las funciones ejecutivas, pueden afectar la marcha, y las tareas cognitivas tales como las tareas duales pueden provocar problemas de la marcha. Los movimientos y la postura están altamente integrados en generar un reflejo postural protector. El cuerpo humano reacciona ante una adversidad peligrosa con un reflejo y al final, con una acción voluntaria. Los reflejos son rápidos y están encaminados a proteger el cuerpo de daños potenciales. Un neurólogo puede medir las alteraciones del equilibrio que desencadenan un reflejo postural con el "test del empujón" (en inglés *"pull test"*). Este consiste en empujar al paciente hacia atrás y evaluar su respuesta postural a la hora de mantener un correcto equilibrio. Esto se demuestra con el paciente que eventualmente da un paso hacia atrás para bloquear la caída. El reflejo postural y el equilibrio son también necesarios a la hora de realizar tareas tales como levantarse de una silla. Esta es una de las mayores quejas de los pacientes con EP. Muchos tienden a caerse de la silla hacia atrás y necesitan ayuda para levantarse.

La voz, las expresiones faciales, los movimientos alternos repetidos de las cuatro extremidades, los movimientos pasivos alrededor de las articulaciones, la posición de descanso o mantener una postura forzada, levantarse de una silla, caminar y los test del empujón (*pull test*) se han estudiado en la Escala Unificada para la Evaluación de la Enfermedad de Parkinson (UPDRS) para examinar la bradiquinesia, la rigidez, el temblor, la postura y la marcha en la EP. Asimismo, los giros mientras uno camina o atravesando entradas o espacios estrechos deberían ser examinados para verificar el congelamiento y qué lado se encuentra más afectado por dicho fenómeno. La intervención unilateral, bilateral y axial con o sin capacidad de marcha/ponerse de pie se recogen en la Escala de Hoehn y Yahr (y la Hoehn y Yahr modificada), la escala más fiable y válida en la progresión de la enfermedad.

Puntos principales a recordar:

- El temblor, la bradiquinesia y la rigidez son signos motores cardinales
- Aunque sea el más conocido, el temblor no siempre está presente
- La postura y los problemas de la marcha empeoran con el tiempo, siendo componentes determinantes de incapacidad
- El congelamiento de la marcha es un fenómeno único, encontrado casi exclusivamente en síndromes parkinsonianos
- Los doctores evalúan las habilidades motoras y la progresión de la enfermedad a través de la UPDRS y la Escala de Hoehn y Yahr, respectivamente

Limitaciones de movilidad y caídas – factores contribuyentes motores y no motores

La enfermedad de Parkinson es una condición compleja que involucra directamente funciones neurológicas (como el movimiento, los sentidos y la cognición) e indirectamente afecta al aparato locomotor. El sistema nervioso autónomo se ve ampliamente impedido por la enfermedad, y una gran parte de los síntomas 'no motores' de la EP se derivan de una disfunción autonómica. Entre las características no motoras en la EP, cabe mencionar la hipotensión ortostática, la cual está causada por un fallo autonómico en la regulación de la presión arterial y la frecuencia cardíaca en respuesta a los cambios posturales. Otro cambio frecuente es la incontinencia urinaria y la nicturia, que afectan considerablemente la calidad de vida del paciente.

Las características motoras y no motoras de la EP determina el riesgo de caídas (factores de riesgo relacionados con la EP). Hasta el 90% de los pacientes se caen al menos una vez en su vida, con una reincidencia hasta del 65%. Los problemas de la marcha y del equilibrio son los determinantes principales para las caídas, mientras que las quejas no motoras pueden contribuir de forma significativa a producir una caída o una situación contingente con un riesgo alto de caída.

El envejecimiento puede exponer a los pacientes no solo a un riesgo de caídas, sino también a otras comorbilidades, principalmente cardiovasculares, locomotoras y relacionadas con los fármacos (factores de riesgo no relacionados con la EP). Además, cabe mencionar el hecho de ser conscientes de que la población con EP está expuesta a una terapia multifármacos y tales medicamentos son generalmente altamente activos en el aparato circulatorio y sistema nervioso. Por ejemplo, la L-dopa (el gran referente en la farmacoterapia de la EP) podría empeorar la hipotensión ortostática, tales como los alfa bloqueantes (medicamentos que generalmente están indicados para el tratamiento de la hipertrofia prostática).

Las caídas son sucesos dramáticos que pueden marcar profundamente la vida de los pacientes, al poder llevarlos a lesiones severas (como fracturas, sangrados) y hospitalizaciones. El efecto de una sola caída en la calidad de vida y la supervivencia puede ser muy significativa y sabemos que los pacientes con EP están expuestos a altos riesgos de caídas y sus reincidencias.

Prevenir las caídas es una intervención multidisciplinar que se ha de adaptar a las necesidades de los pacientes.

Un objetivo principal es identificar a los "caedores" y estimar el riesgo de caídas. Hoy día, varios cuestionarios se encuentran disponibles para investigar las caídas previas y los riesgos de caídas. Existen escalas clínicas que se pueden adoptar para cuantificar y monitorizar la marcha y el equilibrio de un paciente. Un examinador con experiencia siempre debería examinar la función cognitiva de los mismos, puesto que la disfunción ejecutiva podría tener un impacto significativo en los resultados. La intervención se debe implementar basada en los factores médicos del paciente en cuestión y en las características de la enfermedad, con el objetivo de mejorar el estilo de vida del paciente e implementar una actividad física y una rehabilitación.

La terapia física y la rehabilitación deberían enfocarse en las características de la EP que integran la postura, la marcha, los ejercicios de equilibrio junto con los refuerzos cognitivos. Si es posible, el cuidador debe estar involucrado en el entrenamiento para formar al paciente y que este cumpla con las pautas indicadas.

Aparte de la terapia anti-EP, ningún agente farmacológico se ha producido para actuar específicamente contra las caídas. Algunos ensayos farmacológicos se han llevado a cabo, consiguiéndose beneficios al abordar su contribución en la función cognitiva y autonómica en cuanto a las caídas se refiere. No obstante, la mejor intervención disponible hoy día implementa la terapia física, la terapia ocupacional, y otras actividades de entretenimiento (bailes, artes marciales o deportes) que principalmente entrenan el equilibrio y la movilidad de las extremidades de una manera no traumática. Finalmente, una vez que se identifican a los caedores y se predisponen las mejores estrategias preventivas, el proveedor de atención médica debería actuar en el riesgo percibido del paciente a caerse y el consecuente 'miedo a caerse', el cual puede impedir enormemente la autonomía del paciente y puede llevar a la inmovilidad y sus consecuencias (como debilidad muscular y habilidades de la marcha reducidas).

Puntos principales a recordar:

- Los pacientes con enfermedad de Parkinson tienen un alto riesgo de caídas
- Las características motoras y no motoras determinan el riesgo de caídas, pero otros factores no relacionados pueden tener lugar
- Los proveedores de atención médica deberían identificar a los "caedores" y establecer una intervención apropiada
- La intervención multidisciplinar se debe abordar tanto en el paciente como en su ambiente

Más factores de caídas

Definitivamente aprendimos muchísimo del Dr. Marano sobre el movimiento y las caídas en relación al Parkinson. Ahora, echemos un vistazo a información adicional.

Los caedores son personas que se caen

Una vez que una persona se cae, entran en la categoría de "caedores" y son considerados como tales.

Caedores idiopáticos:

Son las personas que se caen sin razón aparente.

Depresión y Caídas / Caídas y depresión

Durante una entrevista en enero de 2017 con el neurólogo, Dr. Alfonso Fasano, discutimos sobre la depresión y las caídas en la población con Parkinson. Esta sería una pregunta para reflexionar; ¿causan las caídas depresión o la depresión causa caídas? Tal y como el Dr. Fasano indica en su entrevista, es como lo del huevo y la gallina. ¿Qué fue primero? Es razonable suponer que se agravan la una a la otra. Mire la entrevista completa en el apartado *book support* de la página web: www.thepdbook.org

Caídas y concienciación o reconocimiento del riesgo de caídas

La figura 2.1 representa un "Espectro de Concienciación de Caídas". Se trata de una versión modificada de un tabla similar que va a ver en la entrevista (mencionada anteriormente) con el Dr. Alfonso Fasano.

NOTA: La Escala de Confianza en tu Equilibrio al Realizar Tareas Específicas *(ABC Scale)* es una autoevaluación de 16 preguntas. Los participantes evalúan si confianza en su equilibrio en actividades cotidianas. Un resultado 0 equivale a no confianza. Un resultado del 100% equivale con una total confianza.

** Vea el capítulo de Evaluaciones para un ejemplo y descargue las instrucciones.

Concienciación de Caídas

Fobia a caerse

Sobrestimar riesgo de caída

Tendencia a una vida más sedentaria

Marcha imprudente

Subestimar riesgo de caída

Participar en actividades d[illegible] mayor riesgo e incremento del riesgo de caídas

Evaluación de la Concienciación de Caídas Escala de Confianza en tu Equilibrio al Realizar Tareas Específicas (Escala ABC)

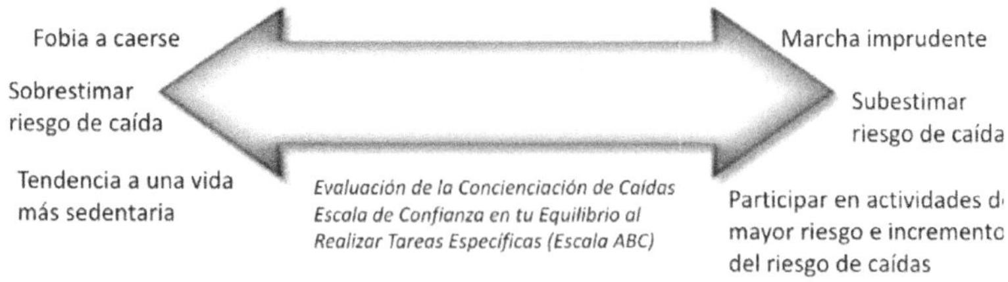

Figura 2.1

- **Caídas y cognición**

  El Parkinson suele venir acompañado con el deterioro cognitivo y puede aumentar el riesgo de caídas. (Josefa M. Domingos, 2015)

- **Los caedores tienen más probabilidad de caerse**

  Una vez que una persona se cae y entra en la categoría de caedores, su probabilidad de caerse aumenta enormemente.

- **Evita la primera caída**

Lo que queremos es evitar la primera caída. Las estrategias de intervención descritas posteriormente en este libro pueden ayudar a retrasar la primera caída hasta más adelante, o con fortuna evitar completamente las caídas.

- **Una simple caída puede ser mortal**

Es cierto. Una simple caída PUEDE ser mortal. Imagínese caerse hacia atrás y golpearse la cabeza con un objeto afilado o romo. Esto puede llevar a una muerte inmediata. Si la caída no mata a la persona, las complicaciones que vienen tras ella pueden llevar al paciente al hospital (como en el estudio citado al comienzo de este capítulo). Siendo los problemas respiratorios una gran preocupación y causa de muerte para las personas con EP, la neumonía puede también entrar en escena y conducir a la muerte.

- **Tareas duales**

Las multitareas o tareas duales pueden resultar un verdadero reto para una persona con EP. Con el deterioro cognitivo que a menudo entra en escena, el foco en el movimiento se puede ver comprometido cuando se realiza otra tarea simultánea. Esto incrementa el riesgo de caídas. (Linlin Gao, 2017)

- **Fobia a caerse**

  El miedo a caerse aumenta el riesgo de caídas y puede conducir a más caídas. (Allan L. Adkin PhD James S. Frank PhD Mandar S. Jog MD, 2003)

- **Caídas y tiempo de reacción**

  La producción disminuida de dopamina junto con el deterioro cognitivo, a menudo lleva a un retraso del tiempo de reacción. Asimismo, un retraso del tiempo de reacción está relacionado con la edad e incrementa el riesgo de caídas.

- **Visión**

  La deficiencia de dopamina en la retina puede causar una variedad de alteraciones visuales e incrementa el riesgo de caídas. (Carlijn D.J.M. Borm, 2019)

- **Alucinaciones**

  Los delirios y las alucinaciones pueden ser debilitadores para cualquiera. Las complicaciones de la patología de la enfermedad de Parkinson puede incrementar la probabilidad de experimentarlas. Por ejemplo, una persona con EP está caminando y ve algo o alguien que no está ahí. Dependiendo de lo que esté ocurriendo en la alucinación, el riesgo de caída puede aumentar. En mis viajes, conocí a personas que experimentaron delirios y como resultado, sufrieron una caída. Los factores que contribuyeron a las mismas fueron el apartarse del objeto o la persona que no estaba allí, tropezarse con un objeto que no estaba allí, etc.

Resumen

Las caídas representan la mayor preocupación para una persona con Parkinson. En capítulos posteriores, discutiremos sobre las estrategias y conceptos de entrenamiento para ayudar a mejorar la movilidad, el equilibrio, la estabilidad, y reducir el riesgo de caídas y las caídas.

A continuación una lista de algunos factores que a menudo desencadenan caídas:

- Falta de producción de dopamina
- Inestabilidad postural
- Déficits de control postural que contribuyen al congelamiento de la marcha (FOG) (Huh YE1, 2016)
- Congelamiento de la marcha
- Rotaciones que conducen a caídas
- Déficits propioceptivos
- Centro de gravedad (COG) afectado
- Anomalías de los mecanismos de control postural
- Déficits en los reflejos posturales anticipatorios

- Estabilidad de los reflejos disminuido
- Percepción de profundidad visual y problemas de contraste que desencadenan congelamiento de la marcha; por ejemplo, atravesar puertas, un cambio de superficie en el piso, objetos en movimientos
- (como otra persona dirigiéndose hacia ellos), y varios factores ambientales
- Alteraciones neuronales y sensoriales (mayormente vértigo)
- Multitarea / Tareas duales
- Hipotensión ortostática
- Disquinesia severa

Resumen de las fuentes consultadas

(Huh YE1, 2016)

(Gray & Hildebrand, 2000)

(Aaron Kucinskia, 2015)

(Rudzińska M, 2013)

Las palabras de una luchadora con EP, Omotola Thomas

Nada me había preparado para el diagnóstico de enfermedad de Parkinson a la edad 35 años - ni siquiera los años (el prediagnóstico) en los que luchaba por comprender por qué sufría temblores, rigidez, agarrotamiento, lentitud, apatía, ansiedad, una escritura imprecisa, un sentido del olfato reducido, un deterioro cognitivo y un montón de síntomas más. Claro, había contemplado que la EP fuera la raíz de todos estos problemas, pero tristemente no era consciente de los cambios drásticos que se iban a producir en mi vida a raíz de esta enfermedad.

Mi viaje desde la primera aparición de los síntomas (espasmos leves en los dedos) hasta el diagnóstico oficial de EP llevó unos cinco años. En ese tiempo, me hicieron pruebas para muchas otras enfermedades, pues los médicos esperaban que mis síntomas apuntaran a otra dirección y explicaran el porqué una joven chica africana estaba sufriendo síntomas parkinsonianos. Las pruebas más significativas incluyeron aquellas para la enfermedad de Lyme, enfermedad de Wilson, y sífilis; sí, sífilis (frunciría el ceño aquí). Todos y cada uno de los tests dieron un resultado negativo; todo ello mientras mis síntomas seguían empeorando.

Finalmente, en 2016, conocí a un neurólogo – el Dr. Kailash Bhatia - que me evaluó y me recomendó hacerme un DaTSCAN, un procedimiento de diagnóstico por imagen que determina los niveles de dopamina en el cerebro de una persona.

Recuerdo la noche antes de mi escáner, acostada relajada en mi cama y rezando que el día siguiente aportara claridad al misterio del diagnóstico que múltiples imágenes de resonancia magnética, innumerables análisis de sangre y un sinfín a de visitas al doctor habían sido incapaces de resolver. Había visto al Dr. Bhatia unos días antes y, después de la evaluación clínica, parecía seguro del diagnóstico. Los resultados del DaTSCAN confirmarían más tarde su sospecha. Tenía la enfermedad de Parkinson. Curiosamente, no estaba triste o devastada por la confirmación del diagnóstico. Eso no significa que estaba entusiasmada claro, pero sí aliviada de que finalmente hubiera un nombre a lo que me había estado debilitando todos esos años.

Tras el diagnóstico, me prometí a mí misma que no permitiría que la EP eliminara lo mejor de mí. Desde muy pronto decidí que haría todo lo que estuviera en mi mano para combatir la EP y contener su progresión en mi vida. Aun habiendo experimentado buenos y malos días en los 18 meses antes de mi diagnóstico, puedo afirmar con toda seguridad que mi disposición hacia la EP no ha cambiado. Me ha quitado tanto y me amenaza con quitarme más; que sería ridículo no hacer todo lo posible para contrarrestarlo.

Algunos días, estoy llena de energía, esperanza, y sin perder de vista el objetivo. En estos días, "mis mejores", se incluyen caminatas rápidas de 7 km; flexiones de una pierna; hacer el pino, posturas invertidas de yoga; escribir artículos motivacionales en blogs; subir publicaciones inspiracionales en *Instagram*.

Entonces claro, aunque ocurren con menos frecuencia, existen *aquellos* días en los que lucho contra la ansiedad, depresión, apatía, dolor crónico y la fatiga. En estos días, soy tristemente consciente de que mi deterioro de la marcha me hace caminar (y parecer) de forma de rara; los temblores incontrolables de mis manos me avergüenzan; me entristece mi incapacidad de realizar tareas del hogar cotidianas como lavar la ropa o fregar los platos; me pone nerviosa la lentitud de movimientos que convierten simples tareas, como peinarme o abrocharme el cinturón, en procesos complejos; y la voz apagada al hablar que me hace sonar incoherente.

Sin lugar a dudas, la EP ha cambiado mi cuerpo en maneras nada deseosas - arrastro los pies cuando camino; mi escritura es casi ilegible; los músculos son notablemente más débiles; me fatigo con facilidad; mi sentido del olfato está enormemente impedido; no puedo agarrar fácilmente un cepillo de dientes; y… la lista sigue. Sin embargo, todos estos cambios desagradables ocurridos en mi cuerpo, hicieron que mi mente también experimentara su propia transformación, pero en este caso, de la forma más bonita posible. Empecé a aprender cómo ver la adversidad desde ópticas diferentes. Ya no solo lo veía como un problema, sino que comencé a verlo como una oportunidad - una oportunidad de luchar y construir una versión de mí misma más sabia, más fuerte, más compasiva, y con mayor seguridad. Lo vi como una oportunidad para inspirar, animar y motivar a los demás. Comencé a reconocer que los gritos internos del tipo "*¡No es justo!*" o "*¿Por qué a mí?*" acompañados de un enfoque cerrado en los aspectos negativos a la hora de lidiar con una enfermedad como la EP, eran muy perjudiciales para mi mente y mi bienestar general. De esta forma, empecé a redirigir mi atención a pensamientos como "*¿Qué cambios*

en mi vida diaria necesito llevar a cabo para afrontar mejor la EP?" y "*¿Cómo puedo usar mis historias y experiencias para impactar de manera positiva en la vida de los demás?*"

Esta renovada manera de pensar y ver la adversidad no ocurrió de la noche a la mañana, claro, y está lejos de estar en su punto álgido, pero me ha llevado al nacimiento del movimiento que lancé en junio de 2017, llamado ParkinStand (un *ParkinStand* se define como cualquier acción que se lleva a cabo para desafiar las limitaciones impuestas a una persona por esta enfermedad debilitante). Empecé esta causa para motivar a las personas con enfermedades crónicas el hacer frente a las barreras percibidas (y en algunos casos, reales) impuestas por dichas patologías. Uso mis cuentas en redes sociales y mi blog de ParkinStand para alentar a las personas a que se empoderen a sí mismas, empleando cuatro tácticas simples - estar al día con la información pertinente en cuanto a su enfermedad se refiere, prestar especial atención a lo que se consume y cómo la nutrición afecta a su salud, ejercitar sus cuerpos a menudo, y reentrenar la mente para cambiar el foco de lo negativo a lo positivo. Para poder dejar huella, suelo estar abierta a hablar sobre mis dificultades con la EP, lo que me funciona y lo que no y cómo empleo estas cuatro tácticas en mi vida diaria. He recibido respuestas tremendamente positivas en relación al impacto que el movimiento ParkinStand está causando en las vidas de muchas personas (incluso en aquellas que no están combatiendo una enfermedad); pero creo que ha tenido un gran impacto en *mi* vida. El *feedback* que obtengo del blog y las publicaciones en redes sociales me llevan a seguir haciéndolo bien, a vivir mejor, y a luchar más fuerte, pues aspiro a seguir siendo un gran ejemplo para aquellos que siguen este movimiento. Me ha hecho también encontrarme con individuos increíblemente fuertes, valientes y decididos, cuya forma de afrontar la enfermedad sigue siendo una enorme fuente de inspiración para mi propia vida; y me mantiene con los pies en la tierra proporcionándome una meta y dirección. Así es cómo me he enseñado a mí misma para luchar contra la enfermedad de Parkinson.

Todavía tengo problemas cada día con la EP, pero en general, me gustaría pensar que me encuentro en un buen lugar tanto mental como físico. Esto se lo atribuyo a mi fe en Dios y al apoyo incalculable y las oraciones que recibo de mi familia y amigos. Mi esposo, en particular, ha sido un pilar fundamental.

Él se se extralimita para cubrir los períodos de inactividad que se han producido por la pérdida de mis habilidades.

La verdad sea dicha, me resulta difícil verle hacer malabares haciendo todo lo que hace y además sin quejarse, y es que sería muy duro para mí imaginar dónde estaría mi vida sin todo lo que hace para nuestros dos hijos jóvenes y para mí (insertar un emoji corazón).

Como madre, a veces monto en mi unicornio e imagino que tengo la capacidad de proteger a mis hijos de cualquier adversidad en este sendero llamado vida. Aun siendo plenamente consciente de que no puede ser así; me doy cuenta ahora de que poseo otro tipo de habilidad que puedo impartirles y que tiene un provecho útil para ellos – la habilidad de hacer frente a la adversidad de cara sin perder la cabeza; la habilidad de levantarse después de caerse, y repetir el proceso tantas veces como sea necesario; y la

habilidad de tener esperanza y fé, contra todo pronóstico. Sin duda, todos y cada uno de nosotros nos enfrentaremos a problemas durante la vida y debemos entender que nuestra disposición hacia ellos afecta enormemente al si, al cómo y al cuándo resolveremos nuestros problemas. Ahora veo que en muchas ocasiones, las oportunidades se esconden dentro de la adversidad; nuestra perspectiva es la luz que nos guiará hacia ellas o la oscuridad será la que nos ciegue de poder verlas. Este es el regalo que recibí con el diagnóstico de enfermedad de Parkinson, por el cual estoy sinceramente agradecida.

Capítulo 4: Disfunción respiratoria y condiciones cardiovasculares

Los problemas respiratorios y la disfunción respiratoria son comunes en la población con Parkinson. Poseen un riesgo de complicaciones por un par de razones; la propia patología de la enfermedad subyacente y los efectos secundarios de la medicación. La degeneración de la sustancia negra y la falta de neuronas dopaminérgicas pueden provocar cambios en los parámetros ventilatorios. El tratamiento excesivo con levodopa puede provocar una disquinesia respiratoria, la cual puede resultar difícil a la hora de diferenciarla de otras complicaciones de la propia enfermedad en sí misma. El uso de derivados ergóticos en la farmacoterapia puede causar una fibrosis pleuropulmonar. La neumonía resultante de problemas respiratorios sigue siendo una de las mayores causas de morbilidad en la población con enfermedad de Parkinson. (Shill H, 2002)

En el siguiente texto, vamos a aprender más sobre la disfunción respiratoria a través de dos expertos en el mundo de la neurología, la Dra. Ingrid Estrada-Belleman y el Dr. Fernando Carrera. Echemos un vistazo a estos enfoques que tanto nos han proporcionado.

Por la Dra. Ingrid Estrada-Belleman y el Dr. Fernando Carrera

Introducción

La enfermedad de Parkinson está asociada con la disfunción respiratoria desde su descubrimiento por James Parkinson. Se sabe bien que es una causa importante de morbilidad y mortalidad. La enfermedad de Parkinson se caracteriza por síntomas cardinales tales como: rigidez, temblor, lentitud de movimiento (bradiquinesia), e inestabilidad postural en las últimas fases de la enfermedad.

Manifestaciones clínicas

Existen una variedad de síntomas respiratorios tales como la disnea (definida como una sensación de dificultad al respirar), que depende de la severidad de la enfermedad y de la somnolencia diurna secundaria, hasta por la falta de oxígeno diurno. A pesar de padecer diferentes alteraciones pulmonares, la mayoría de los pacientes permanecen asintomáticos debido a su discapacidad funcional y el esfuerzo considerable necesario para realizar tareas.

Existen diferentes mecanismos y factores que afectan a la respiración y pueden influir en el grado de la disfunción respiratoria. Existen patrones restrictivos que son secundarios al incremento en la rigidez del tórax y a la obstrucción del flujo aéreo. Algunos individuos pueden llegar a presentar anomalías en el diafragma, otro músculo respiratorio importante.

La severidad de la enfermedad de Parkinson se puede medir con la escala de Hoehn y Yahr, que consiste en cinco etapas. Los pacientes con una enfermedad más severa están confinados en una silla de ruedas o bien postrados en la cama. En la enfermedad leve y moderada, los pacientes son capaces de llevar a cabo esfuerzos respiratorios sin problema, pero podría haber una dificultad a la hora de realizar "tareas respiratorias" repetitivas debido a la fatiga muscular respiratoria, un factor que se ha relacionado con un empeoramiento ventilatorio.

Los pacientes con enfermedad de Parkinson han de realizar un esfuerzo respiratorio mayor y son menos capaces de completar un ciclo respiratorio.

Fisiología Respiratoria

Obstrucción de las Vías Respiratorias Superiores

Las vías respiratorias superiores representan el espacio que se extiende desde la boca hasta los bronquios principales e incluye la nasofaringe, laringe y tráquea. Las vías respiratorias inferiores van desde los bronquios lobulares hasta los alvéolos, que representan la unidad funcional del pulmón. El flujo de aire en las vías respiratorias superiores comprende la presión atmosférica (Patm) y la presión intratraqueal (PIT). En una inspiración forzada, la Patm es mayor que la PIT, lo que lleva a una tendencia al colapso traqueal. Por el contrario, en una espiración forzada, la PIT es mayor que la Patm, que tiende a la expansión traqueal. Cuando se produce una obstrucción, el flujo de aire se ve afectado. La obstrucción de las vías respiratorias altas se ha reportado hasta en un 33% de los pacientes con enfermedad de Parkinson. La manifestación principal es una disminución de la intensidad de la voz, lo cual es el resultado de la participación del músculo aritenoideo y un incremento en la fatigabilidad del músculo, una alteración que afecta al 70% de los pacientes con Parkinson. Existen dos tipos de obstrucciones de las vías aéreas en el Parkinson: el primero se llama aleteo auricular. Está causado por las oscilaciones de las estructuras supraglóticas y las cuerdas vocales. El segundo tipo de obstrucción representa el cambio en el volumen de aire pulmonar debido a alteraciones neuromusculares de la caja torácica, que prolonga la espiración. Es importante tener en cuenta que los pacientes con Parkinson sometidos a estudios con una terapia de levodopa presentaron una menor obstrucción en el tracto respiratorio.

Patrón Restrictivo Pulmonar

Antes del uso extendido de la levodopa, existían grados más severos de Parkinson con una notable comorbilidad. Se piensa que se debían a la restricción pulmonar, pudiendo ser secundaria a la cifoescoliosis (curvatura anormal de la columna) en pacientes con deformidad torácica, y secundaria a la enfermedad debido a una disminución de la elasticidad pulmonar causada a su vez por una rigidez prolongada o disquinesia (movimientos involuntarios) en fases más tardías de la enfermedad. Los músculos intercostales pueden desarrollar un temblor que contribuye a una disminución del grado de restricción pulmonar. Asimismo, la levodopa y los agonistas de la dopamina que se derivan de la ergotamina pueden dar lugar a disquinesias en el diafragma, generando dificultad respiratoria.

Control Central de la Ventilación

La disnea puede ocurrir centralmente, lo que corresponde con un impulso del sistema nervioso central que controla la respiración; y periféricamente, lo que se corresponde con anomalías de la caja torácica. Los síntomas pueden surgir de ambos mecanismos. Cuanto más progresa la enfermedad, más intolerancia al ejercicio se produce. Esto lleva al abandono de la actividad física y a una rápida progresión de la enfermedad. Por otro lado, los pacientes también presentan una alteración en la percepción de la disnea, que tiende a disminuir después de la toma de levodopa.

Complicaciones

Dos tipos de complicaciones se pueden dar, una secundaria a los efectos adversos de los fármacos, y otra causado por las anomalías previamente mencionadas.

La mayoría de los agonistas de la dopamina que derivan de la ergotamina producen fibrosis pulmonar en el 2-5% de los pacientes. Esta relación no se ha demostrado con otros agentes como el pramipexol, rotigotina y ropinirol. Los síntomas más frecuentes son una tos seca y dolor torácico. Los infiltrados pulmonares y acumulaciones de líquidos se pueden ver también en radiografías torácicas. Generalmente esto se resuelve cuando se deja la medicación y podría ser debido a la inflamación por la estimulación serotoninérgica.

En las fases finales de la enfermedad, los síntomas motores y no motores pueden coexistir - los síntomas motores tales como la alteración en el lenguaje, escritura, psicosis, alucinaciones, ansiedad, depresión, problemas de sueño, y sensación de fatiga. Una de las complicaciones más reportadas es la neumonía por aspiración, causada por una alteración en los mecanismos de deglución, masticación y reflejo tusígeno. Esto permite la aspiración de secreciones en las vías respiratorias. Debido a la compresión en los pulmones, los pacientes con patrones restrictivos desarrollan atelectasias (colapso pulmonar), lo que incrementa el riesgo de infección.

Rehabilitación

La rehabilitación se ha estudiado de manera exhaustiva en la enfermedad de Parkinson. Existen diferentes tipos de intervenciones que han reportado una mejora a corto plazo (3 meses). Los síntomas motores son los más frecuentes. Debido a la incapacidad de coordinar la respiración con la locomoción, se requiere más esfuerzo y energía.

Ciertos patrones respiratorios se han definido dependiendo del predominio de síntomas, y aunque la mayoría de los pacientes en fases tempranas son asintomáticos, las alteraciones respiratorias están también asociadas a un aumento de la discapacidad funcional.

Varios métodos de rehabilitación probados en estudios incluyeron a personas con la enfermedad severa: caminar, el uso de una cinta para caminar, bailar (waltz, foxtrot, tango), fisioterapia, y artes marciales (Tai Chi o Qi-Gong). La duración media fue de 30 a 60 minutos por un mínimo de 3 meses y con el objetivo de crear estrategias de movimiento en los brazos y las piernas, mejorando la resistencia al ejercicio, el equilibrio y la postura. Se observaron un importante incremento en la velocidad al caminar, mejora en la distancia al caminar de dos a seis minutos, movilidad y estado funcional (Test *Timed Up & Go*), mejora en la Escala Unificada para la Evaluación de la Enfermedad de Parkinson (UPDRS) en general, y en actividades cotidianas. La rehabilitación puede ser una opción viable al dar lugar a buenos resultados.

Sabemos que al comienzo de la enfermedad, la primera discapacidad respiratoria es la rápida fatigabilidad cuando se realizan tareas respiratorias repetidas. Teniendo en cuenta el riesgo que conlleva la vida sedentaria, sería apropiado llevar a cabo modelos de rehabilitación dependiendo del estado respiratorio.

Forsyth, D., & Torsney, K. M. (2017). Respiratory dysfunction in Parkinson's disease. *J R Coll Physicians Edinb, 47*(1), 35-39. doi: 10.4997/JRCPE.2017.108

Goetz, C. G., Tilley, B. C., Shaftman, S. R., Stebbins, G. T., Fahn, S., Martinez-Martin, P., . . . Movement Disorder Society, U. R. T. F. (2008). Movement Disorder Society-sponsored revision of the Unified Parkinson's Disease Rating Scale (MDS-UPDRS): scale presentation and clinimetric testing results. *Mov Disord, 23*(15), 2129-2170. doi: 10.1002/mds.22340

Owolabi, L. F., Nagoda, M., & Babashani, M. (2016). Pulmonary function tests in patients with Parkinson's disease: A case-control study. *Niger J Clin Pract, 19*(1), 66-70. doi: 10.4103/1119-3077.173714<sabat1996.pdf>.

Sabate, M., Gonzalez, I., Ruperez, F., & Rodriguez, M. (1996). Obstructive and restrictive pulmonary dysfunctions in Parkinson's disease. *J Neurol Sci, 138*(1-2), 114-119.

Stathopoulos, E. T., Huber, J. E., Richardson, K., Kamphaus, J., DeCicco, D., Darling, M., . . . Sussman, J. E. (2014). Increased vocal intensity due to the Lombard effect in speakers with Parkinson's disease: simultaneous laryngeal and respiratory strategies. *J Commun Disord, 48*, 1-17. doi: 10.1016/j.jcomdis.2013.12.001

Tomlinson, C. L., Patel, S., Meek, C., Herd, C. P., Clarke, C. E., Stowe, R., . . . Ives, N. (2013). Physiotherapy versus placebo or no intervention in Parkinson's disease. *Cochrane Database Syst Rev*(9), Cd002817. doi: 10.1002/14651858.CD002817.pub4

Las palabras de un luchador con EP, Russ Parker

Sé Implacable, No Tengas Límites, Ve Sin Temor

Un 2 de noviembre de 2012 comenzaba mi semijubilación. ¡Hurra por poder pasar más tiempo con mi familia y por las nuevas aventuras! Era un gran punto de inflexión en mi vida. Tras 33 años de una carrera exitosa en la informática, decidí que había llegado el momento de seguir una carrera como entrenador personal, llenando esa pasión de toda la vida por la salud y la aptitud física y el ayudar a los demás. Ya contaba con un poco de ventaja en cuanto a la formación, al haber completado un grado en la universidad de Educación Física, que cubría los temas de Anatomía, Fisiología y Biomecánica. Durante mi carrera informática, a menudo anhelaba empezar una nueva carrera en el campo de la salud, así que me aseguré de mantenerme al corriente en cuanto a la salud, la aptitud física y las ciencias del movimiento humano se trataba. Elegí la Academia Nacional de Medicina Deportiva (NASM) como la escuela donde obtendría mi certificado. El modelo científico y basado en la evidencia de la NASM era la solución perfecta para un *obseso* como yo de la anatomía y el movimiento humano. En marzo de 2013 conseguí mi certificado de entrenador personal. Ese mismo mes, competí en una carrera vertical de 66 pisos hasta lo alto del rascacielos 30 Rockefeller Plaza en la ciudad de Nueva York. Entrené duro y subí hasta los 66 pisos en 13 minutos y 6 segundos, habiéndome quedado a tan solo 6 segundos de ser considerado un corredor de élite. Estaba definitivamente en forma, moviéndome bien y emocionado de poder ayudar a los demás a hacer lo mismo. Faltaban tres años para mi 60 cumpleaños, ya pensaba en fijar una meta y poder ser uno de los más en forma con 60 años y con suerte, poder inspirar a otros jóvenes y mayores a estar sanos y en forma. Tenía un montón de planes de aptitud física para cuando cumpliera los 60: 60 flexiones, otra carrera vertical de 66 pisos, una carrera de 6 horas en Long Island, y mucho más.

2013-2015 fueron grandes años para explorar nuevas cosas y pasar más tiempo en algunas de mis actividades favoritas que tenía apartadas durante los años ocupados en mi carrera en la informática y criando a mis dos maravillosos hijos Carrie y Chris. Además de estar entusiasmado por la aptitud física, me apasionaba correr (antes de correr, el básquetbol era mi deporte). El 2013 fue un gran año de carreras para mí, cumpliendo mi record personal de 5K en el otoño. Mi esposa Donna y yo también pasábamos más tiempo juntos con nuestra afición de bailes de salón, tomando más lecciones y yendo a eventos sociales de baile. Disfrutaba muchísimo mi nueva carrera como entrenador personal. Me instalé en mi centro deportivo local YMCA como entrenador. El poder ayudar a la gente a moverse mejor y estar más sana era divertido y gratificante. Y además, me encantaba aprender - aumentando mis credenciales al obtener especializaciones en ejercicios correctivos, rendimiento deportivo, aptitud física y nutrición y aptitud física en adultos mayores. Me considero una persona feliz y positiva. En este momento de mi vida, tenía muchísimas razones para ser feliz.

En 2014, todavía consideraba mi salud por encima de la media, pero empezaron a aparecer algunas señales de que algo no andaba del todo bien y los problemas se agravaron en los dos años siguientes. Algo que me desconcertaba era que mi velocidad de carrera estaba estancada. Puesto que estaba a tan solo cuatro años de ser un corredor habitual, no era descabellado esperar cierta mejora. Prestaba especial atención de no sobreentrenar y potenciaba mi conocimiento de la ciencia del ejercicio, esmerándome en la realización de ejercicios apropiados que me mantuvieran corriendo con fuerza y moviéndome con eficiencia. Recuerdo que un entrenador y amigo me vio caminar y me dijo que no estaba balanceando los brazos.Tomé nota del comentario sin pensarlo mucho más, pero esa observación resultó ser una de las primeras señales de mis problemas de movimiento. El primer problema físico que me encontré fue el dolor en mi cadera derecha, pero fue manejable hasta 2014 y la primera mitad de 2015. Mis doctores al principio diagnosticaron esto como un pinzamiento de cadera que se podría abordar con ejercicios de fuerza y flexibilidad.

Durante la segunda mitad de 2015, parecía moverme entre multitud de problemas que iban y venían. Más dolor en la cadera y rigidez, dolor de espalda y ocasionalmente adormecimiento del pie. Con todo esto, nada me hacía sospechar de una enfermedad grave. Mis doctores parecían tener explicaciones viables para estos problemas – protuberancias de los discos en mi columna lumbar y un pinzamiento de cadera con algo de artritis que contribuía a la rigidez postural, dolor de espalda y adormecimiento del pie. Con todo lo que estaba pasando, lamentablemente cancelé mi carrera a finales de agosto de 2015 para evitar un empeoramiento de mi cadera y espalda. Así que me concentré en la rehabilitación. Durante los siguientes dieciocho meses, recibí muchas sesiones de terapia física y de quiropráctica que me dieron algo de alivio, pero todavía me sentía roto. Mi quiropráctico estaba perplejo del alcance de mi rigidez y me sugería que algo neurológico podía estar sucediendo. Con tantas cosas ocurriendo en mi cuerpo y mi tendencia para querer analizar y arreglar los problemas por mí mismo, mi diálogo interno se estaba volviendo loco. ¿Qué estaba sucediendo en mi cuerpo? ¿Era simplemente el efecto acumulativo de tantos años jugando al básquetbol que me estaban pasando factura? La actividad física es una gran fuente de placer para mí. La frustración hacía mella en mi interior.

En octubre de 2015, noté la primera señal de que mi problema podía ir más allá de algo ortopédico. Ocurrió en el banquete de bodas de mi sobrina Allison. A Donna y a mí siempre nos encantaba asistir a las bodas para compartir la alegría con familiares y amigos. También nos brindaba la oportunidad de disfrutar nuestra afición por los bailes de salón y el baile de estilo libre. Cuando estaba en la pista de baile con Donna, tuve una sensación que jamás había experimentado antes. Cuando trataba de arrastrar mis pies mientras hacía un paso de cha-cha, mis pies se sentían como si estuvieran pegados temporalmente al suelo, y al intentar continuar el movimiento, mis piernas temblaban y se tambaleaban, como si fuera un corredor que llegaba a la meta. Ya preocupado, pero aún en fase de negación sobre un problema serio de salud, vi a un médico rehabilitador especialista en analizar estados de discapacidad. Decidimos darle otra oportunidad a la Terapia Física para seguir trabajando con mi pinzamiento de cadera sospechoso y dolor en la parte baja de la espalda. Regresé a mi médico rehabilitador en enero con la rigidez en la espalda que iba en aumento, hasta el punto de afectar a mi habilidad de poder moverme con normalidad. Las imágenes de resonancia magnética y radiografías no aclaraban mucho. La rigidez y los problemas de movimiento eran señales de que podía tener problemas neurológicos, así que me derivaron a un neurólogo.

Llevó dos citas con el neurólogo para obtener un diagnóstico oficial. La primera cita consistía en varias evaluaciones de movimientos neurológicos. Con la sospecha de enfermedad de Parkinson, el doctor sugirió que tomara medicación, carbidopa-levodopa - una medicación habitual en el Parkinson para ver si los síntomas mejoraban. Como no me entusiasmaba tomar medicamentos, le pregunté si podía hacer algo más. Me sugirió que me hiciera un DaTSCAN para chequear los niveles de dopamina en mi cerebro. Esto ayudaría a confirmar o descartar la enfermedad de Parkinson. Después de mi DaTSCAN el 22 de abril de 2016, se determinó que el nivel de dopamina en mi cerebro era lo suficientemente deficiente para causar los síntomas del Parkinson. Ahora, menos de cuatro años después de mi nueva aventura como prejubilado y el comienzo como entrenador personal, mi vida daba un giro. Ahora era una persona con Parkinson.

Ya había empezando a investigar las posibles causas de mis problemas en el otoño de 2015 y me había informado sobre la enfermedad de Parkinson. Sabía que era una condición degenerativa neurológica incurable. ¿Qué le ocurrió entonces al feliz y positivo Russ? Puedo decir con total confianza que no estaba menos feliz que el día anterior a mi diagnóstico. Cuando se trata de mi propia desdicha, no me suelo angustiar. Tan solo trato de enfocarme en qué puedo hacer para que las cosas mejoren. Aprendí algunas lecciones de vida importante de mis padres, los cuales extraño y amo profundamente. Eran dos de las personas más lindas que uno puede encontrarse en la vida. No solo me enseñaron el valor de trabajar duro y ser una persona responsable, sino también me mostraron cómo la esencia de la felicidad se basaba en ser una persona bondadosa y afectuosa, así como rodearse de personas que encarnan estos mismos valores. Los extraño tanto, pero me alivia saber que no tuvieron que ver a su hijo venirse abajo con una enfermedad crónica.

Así comienza mi nuevo viaje. Pienso en esta fase en mi vida, no como algo triste, sino como un período en el que me enfrento a nuevos retos. Mi reacción inicial a las noticias de mi diagnóstico era no perder tiempo preocupándome, sino empezar a trabajar en abordar este reto. Lo primero que hice fue empezar a investigar cómo podía afrontar esta nueva situación. Los primeras búsquedas en internet fueron del tipo “cómo batir la enfermedad de Parkinson” y “tratamientos naturales para la enfermedad de Parkinson”. Tenía la determinación de golpear la enfermedad desde tantos ángulos como fuera posible, así que lo primero que quería ver era qué estaban haciendo los demás. Al ser un entrenador de aptitud física, me animaba el hecho de que los cambios en la dieta y el ejercicio tenían un gran impacto en la reducción de los síntomas y en muchos casos en frenar la progresión de la enfermedad, por lo que mi experiencia iba a hacer todo esto más sencillo para lograr estos cambios.

Estaba preparado para realizar lo que hiciera falta para luchar. Y ya estaba pensando con vistas al futuro y cómo podría ayudar a los demás a conseguir lo mismo. A veces la gente dice que "las cosas suceden por una razón", aunque no estoy seguro si quiero creer eso, especialmente cuando cosas tan a las suceden a las buenas personas que tanto nos importan. Pero tengo la convicción de que esto que me ocurrió a mí, me hará ayudar e inspirar a otros. También me gustaría pensar que esto me sucedió a mí, para que alguien que no pudiera manejarlo tan bien como yo, pueda librarse así de ello.

En los dos años siguientes a mi diagnóstico, no solo aprendí a cómo manejar mejor la enfermedad, sino también a que mi vida podría verse enriquecida incluso al tener que afrontar constantemente una enfermedad crónica y las frustraciones que vienen con ella. Una de las primeras cosas que hice fue contarles a mi familia e íntimos amigos mi diagnóstico. Sabiendo que las noticias podrían disgustar a más personas que a mí mismo, les aseguré de que lo llevaría bien y que sería implacable a la hora de luchar contra la enfermedad y que seguía un enfoque holístico usando el ejercicio, la dieta y las actividades saludables del cerebro como medicina, tanto como fuera posible.

Hoy por hoy, sigo investigando constantemente, aprendiendo de los demás y cambiando mi plan de tratamiento para trabajar hacia un control óptimo de los síntomas y frenar la progresión de la enfermedad. Un enorme equipo de apoyo formado por profesionales de la salud, amigos, familia y queridos luchadores con EP, me han ayudado en este camino. Trabajé con mi neurólogo y doctor osteópata en los cambios de la dieta y añadiendo suplementos para estimular mi cerebro y mi salud intestinal y poder revertir los problemas que tenía absorbiendo nutrientes, la fatiga, la digestión y mi claridad mental. He adoptado una dieta saludable para el cerebro, que excluye alimentos y aditivos alimentarios tóxicos/inflamatorios. Después de algunas semanas de cambios, me sentía con más energía, mi digestión más normalizada y mentalmente no padecía niebla cerebral. Esta mejora en cuanto a la energía era algo que sin duda necesitaba para todos los nuevos ejercicios que incorporaría a mi programa.

Siendo un profesional de aptitud física, ya contaba con ventaja a la hora de establecer un programa de ejercicios, con el conocimiento de lo que el cuerpo necesita para mejorar la movilidad. Gracias a mi hijo Chris (que hacía su propia investigación para ayudar a su padre), averigüé sobre cómo las clases de boxeo especializadas ayudaban a las personas con Parkinson. Encontré un programa cerca de casa y me apunté dos días por semana. Además de participar en un programa que había demostrado buenos resultados, esto era una gran oportunidad para aprender un nuevo modo de ejercicio, comunicándome con otros que también luchaban contra la EP y algunos de los profesionales que los ayudaban. Ir a la Terapia Física especializada en EP me ha resultado de gran ayuda también, y una buena experiencia de aprendizaje. Me satisface que muchas actividades que ya realizaba, entrenamiento de cardio/fuerza/agilidad, así como los bailes de salón, mostraban beneficios a la hora de ayudar a controlar los síntomas de la EP y aumentar la salud cerebral. También gozaba de un gran deseo para volver a correr, pues lo extrañaba muchísimo. Así que puse todo esto en un programa para obtener una mezcla de actividades, con la expectación de que estaría haciendo muchos cambios al aprender nuevas modalidades de ejercicio y ver cuáles serían más efectivas en luchar mis síntomas.

Como entrenador personal, cambié mi foco en ayudar a otras personas con Parkinson, así que continuando mi formación me ayudaría a cumplir este nuevo objetivo . Asistí a un seminario de un día completo sobre la enfermedad de Parkinson, lo que me dio una gran visión sobre la fisiología de la enfermedad, las evaluaciones y varios tratamientos tales como la medicación, dieta y ejercicio. Posteriormente, obtuve mi certificación en el uso del Tai Chi para la rehabilitación. Me interesa especialmente aprender más sobre el Tai Chi, el yoga y otras prácticas en el área mente-cuerpo, pues la estimulación de la conexión mente-cuerpo es otra forma de aliviar los síntomas del Parkinson. Otra gran fuente de información y apoyo son las comunidades de las redes sociales. Existen personas muy inteligentes e inspiradoras ahí fuera (tanto profesionales como luchadores con EP) que ofrecen su conocimiento y su ánimo.

En octubre de 2017, asistí a la conferencia NASM OPTIMA para profesionales de aptitud física. Estaba encantado de ver que el programa de esta conferencia incluía tantos temas pertinentes relacionados con el alivio de síntomas en el Parkinson – entrenamiento cognitivo combinado con el entrenamiento físico, entrenamiento para mejorar el equilibrio, prevención de caídas y análisis de la marcha, por nombrar algunas.

Anuncié mi intención de asistir a esta conferencia en redes sociales y el entrenador maestro de la NASM, Karl Sterling lo vio y contactó conmigo. Estoy tan agradecido de que lo hiciera. Karl me descubrió un mundo de tantísimas maneras de entrenar la mente y el cuerpo para revertir lo síntomas de la enfermedad de Parkinson y estimular la neuroplasticidad. Aprendí muchísimo de estas técnicas en la Conferencia OPTIMA y el taller de Entrenamiento de Regeneración del Parkinson. Me alegra tanto contar con Karl como amigo y mentor. Me encuentro bien en mi camino de lograr un plan de acción fuerte para vencer a esta horrible enfermedad.

Así pues, mi vida cambió para siempre. He de admitir que incluso esta fase temprana de la lucha contra el Parkinson, puede resultar agotadora y frustrante. Sin embargo, me he comprometido desde el principio a permanecer positivo y luchar con todo lo que tengo. Seguiré aprovechando mis fortalezas, como son la actitud positiva, la pasión por aprender y el gran apoyo en la red. Esta es mi llamada y en ello estoy. Conforme me acerco a mi segundo año desde el diagnóstico, son las experiencias positivas las que destacan en mi mente – volver a correr con mis amigos del club de corredores, que me llevan a la meta al final de una carrera, mi esposa diciéndome que no me preocupe sobre mejorarme cuando me frustro al realizar tareas de la casa, volver a bailar, ayudar a los demás con la enfermedad de Parkinson y el apoyo, los abrazos y el amor de mis hijos. Adopté un mantra: "Sé implacable, no tengas límites y ve sin temor". Sé implacable en la lucha, el aprendizaje y en permanecer positivo. No tengas límites en creer en las posibilidades infinitas y las maravillas de la vida. Y no tengas miedo en cuanto a los retos y las adversidades que puedas encontrar. Mi nombre es Russ Parker, tengo 62 años. Mi historia como un luchador sin temor acaba de empezar.

Parte Dos:

Beneficios del Ejercicio / Conceptos de Ejercicios de Intervención

Introducción / Consideraciones Importantes

En esta sección del libro, vamos a discutir multitud de conceptos de ejercicios de intervención, junto con una visión profunda de los múltiples beneficios que se pueden conseguir al participar en un programa de ejercicios periódico y consistente.

En los dos años que me llevó escribir este libro, descubrí un par de cosas:

- De ninguna manera puedo expresar con palabras todo quiero decir, y;
- Puesto que estoy constantemente investigando y aprendiendo más maneras para ayudar a la gente con EP, nunca podría *terminar* el libro si no dejara de añadir información.

En vista de ello, creé un lugar donde se puede añadir más contenido, y el lector puede seguir aprendiendo.

La web Book Support fue mencionada en la parte uno y quiero asegurarme de que sepan dónde encontrar más recursos. Visiten **www.thepdbook.org** y encontrarán innumerables conferencias de vídeo, así como vídeos de demostración. Tanto si compran el libro físico, el *eBook* o el audiolibro, está página web de apoyo es un lugar que querrán visitar a menudo.

Esta página web está diseñada para conseguir algunos objetivos:

- Conforme nos vamos moviendo por los ejercicios de intervención, evaluaciones, estrategias, técnicas, movimientos, y ejercicios, es mucho más beneficioso ver los vídeos de demostración.

- Voy a poner todo por escrito en la medida de lo posible, pero haré referencia a la página web de apoyo muchas veces a lo largo del libro, con un montón de vídeos.
- El sitio web es también un lugar para la comunidad, *networking*, aprendizaje y el intercambio entre los miembros.
- La membresía es GRATIS y se incluye con la compra de este libro.
- Como mencioné anteriormente, la página web es un lugar para seguir añadiendo contenido más allá de la finalización de este libro.
- **Para crear la membresía en la página web, vaya al Apéndice A casi al final de este libro, donde encontrará el manual sencillo de instrucciones.**

Lo que usted puede esperar aprender

Sabemos que la enfermedad de Parkinson puede ser debilitante. Afortunadamente, existen datos convincentes que demuestran que el ejercicio y el entrenamiento cerebral resultan ser de los métodos más efectivos en el manejo de los síntomas y en el retraso de la progresión de la enfermedad. Los estudios muestran que el ejercicio regular y el entrenamiento cognitivo pueden mejorar las destrezas en las tareas duales, la marcha, agarres, equilibrio, estabilidad, fuerza, función cognitiva, control motor, y más.

Asimismo, esta mejora en el movimiento y movilidad ayuda a reducir las caídas, las lesiones, y varias complicaciones más en las alteraciones del movimiento.

En los capítulos posteriores, aprenderá y obtendrá un conocimiento profundo de:

- Cómo podrá probablemente frenar la progresión de la enfermedad a través de unos tipos de ejercicios específicos
- Estrategias y técnicas para manejar los síntomas de la enfermedad y reducir o eliminar las caídas y las lesiones
- Lo que pueden hacer cuidadores, profesionales de aptitud física, terapeutas físicos, asistentes del hogar y otros, para ayudar a una persona con EP
- Aprender cómo se puede entrenar el cerebro para que mejore y ayude a restaurar la comunicación neuromuscular, la función cognitiva y las destrezas en las tareas duales
- Aprender sobre el entrenamiento neuropsicomotor – un concepto de entrenamiento holístico para mejorar el movimiento y la función cognitiva
- Aprender sobre herramientas especializadas y conceptos óptimos y ejercicios que ayudarán a mejorar:
- Estabilidad
- Equilibrio
- Agilidad
- Función cognitiva
- Patrones de movimiento fundamentales

- Patrones para rodar
- Recuperar una posición segura en caso de caída
- Patrones respiratorios fundamentals
- Fuerza
- Ejercicio cardiovascular
- Flexibilidad
- Agarres
- Habilidades motoras finas
- Marcha
- Habilidades multitarea
- Postura
- Movilidad y Movimiento
- Funcionalidad general

También aprenderá:

- Evaluaciones neurológicas avanzadas de la marcha y del riesgo de caídas
- Técnicas avanzadas para DESPERTAR el sistema nervioso central y cerebro
- Beneficios de las terapias con vibraciones
- Técnicas de entrenamiento cerebral para desarrollar nuevos patrones de disparo en las neuronas para ayudar a mejorar el movimiento y reducir las caídas y el riesgo de caídas

- Entrenamiento avanzado cognitivo, entrenamiento de tareas duales, y técnicas de entrenamiento de resolución de problemas para mejorar el movimiento, la movilidad, la funcionalidad general, y reducir las caídas
- Beneficios de los movimientos cruzados del cuerpo y ejercicios
- Técnicas avanzadas para evaluar, reajustar, y activar los sistemas vestibulares, visuales y nerviosos
- Cómo su estados de ánimo y mental puede influir en la ejecución de un movimiento o detenerlo
- Beneficios del entrenamiento de aptitud física en grupo
- Aprender juegos y técnicas efectivas en grupos de aptitud física
- Beneficios de la música durante el ejercicio
- Beneficios de la terapia del color
- Técnicas de entrenamiento vocal

Eligiendo un entrenador o un especialista del movimiento

Una vez concluida la lectura de este libro, espero que cualquiera con Parkinson (o en realidad cualquiera) obtenga una mejor comprensión de cómo elegir un terapeuta o entrenador que haga lo mejor para responder sus necesidades y ayudar a que logre sus metas. Dicho esto, hablemos un poco más del sector.

Existe un viejo dicho; "Las cosas que hizo ayer le llevarán a la vida que hoy día tiene. Si quiere algo diferente, tiene que hacer algo diferente hoy para crear una vida distinta mañana. No hay otra forma de llegar a ese punto". (Hamm, 2017)

Esto se aplica para todos, incluyendo los ejercicios que seleccionamos, lo que decidimos comer, y todas las acciones que escogemos en nuestro día a día. Esto se puede decir también sobre los entrenadores, terapeutas físicos, y especialistas del movimiento con los que elegimos trabajar. Aunque existen magníficas personas en estos sectores que siempre están aprendiendo y expandiendo sus conocimientos y habilidades, muchos tienden a quedarse en la zona de confort, usando el mismo entrenamiento y las estrategias de terapia física que llevan usando toda su carrera. Sé esto por dos razones:

- Viajo por todo el mundo y de manera exhaustiva, lo veo a menudo
- Solía SER uno de esos entrenadores durante mi primer año en en este mundo, pero dentro de mí, sabía que *tenía que* salir de mi zona de confort, ¡y eso hice!

Para ser justos con muchos entrenadores y terapeutas; si están usando estrategias para obtener resultados, eso es genial. ¿Por qué arreglarlo si no está roto? Por otro lado, ¿cuántas veces escucharon (especialmente en los Estados Unidos) que alguien fue a por un paquete de sesiones de terapia física (cubiertas por el seguro), pero los dejaron de lado cuando no estaban haciendo un progreso medible después de un número "X" de semanas o sesiones?

Los seguros deciden que ya está todo hecho y no pagarán por más sesiones.

Pues bien, esto podría comprender un gran número de factores y no ser culpa del terapeuta. Personalmente conozco a terapeutas físicos magníficos que tienen que lidiar con estas regulaciones que los restringen a un protocolo específico de terapia física, y si no siguen este protocolo, el seguro no va a pagarlo. Esto es ciertamente triste y desafortunado, pues estos terapeutas podrían *realmente* hacer muchísimo más para ayudar a sus pacientes con un protocolo más efectivo si las autoridades reglamentarias lo permitieran.

Lo vimos en incontables ocasiones; el seguro deja de lado a las personas con EP y entonces vienen a trabajar con mi equipo, o vienen a uno de nuestros talleres en vivo, y entonces generalmente comienzan a moverse mejor en cuestión de minutos.

En resumidas cuentas: si tiene la intención de contratar a un terapeuta físico o entrenador, no tenga miedo de entrevistar varios y averigüe cómo cada uno de ellos puede ayudarle. Conozca y exprese sus metas y preocupaciones, haga preguntas, y esto le ayudará a encontrar al mejor que se ajuste a sus necesidades.

Para muchos de ustedes, lo que están a punto de leer y experimentar va a ser información completamente nueva e incluso puede ser un poco contradictoria de alguna manera. No obstante, puedo decir con seguridad que cada una de las técnicas y estrategias que enseñamos, implementadas de manera óptima, tiene el potencial para ser un punto de inflexión para usted o su cliente/paciente. Cuando elabore un plan con todas estas estrategias y técnicas - BOOM, probablemente va a conseguir mejoras muy significativas en cuanto a la fuerza, equilibrio, estabilidad, movilidad, función cognitiva, movimiento, y calidad general de vida se refiere.

Un Enfoque Holístico

El mundo tradicional de entrenamiento de aptitud física generalmente trabaja en tres áreas; la fuerza, el equilibrio, y la salud cardiovascular. Todo esto está bien, ¿pero no hay más? ¡Claro que SÍ! ¡*Hay* más!

Debemos investigar más a fondo y tener en cuenta otros sistemas.

Numerosos sistemas constituyen el cuerpo; el sistema nervioso central y periférico, el cerebro, el sistema muscular, el sistema óseo, aparato digestivo, aparato cardiovascular, sistema vestibular, sistema visual, sistema auditivo, sistema vestibular, sistema límbico y linfático, por nombrar algunos. Cuando CUALQUIERA de estos sistemas no actúan de manera óptima, ninguno de los otros tampoco lo hará. Esto generalmente lleva a que la fuerza y el movimiento se vean comprometidos.

Echemos un vistazo a tres sistemas particulares, y cómo trabajan juntos para crear el movimiento; el sistema muscular, el óseo y el sistema nervioso central (SNC). Si tiene un hueso roto, pero los otros dos sistemas están bien, no se moverá óptimamente. Si tiene un desgarro en un tendón o un músculo, pero el SNC y óseo están bien, no se moverá óptimamente. Todos estos tres sistemas han de encontrarse en buen estado para crear un movimiento óptimo, pero ahí no acaba la cosa.

¿Y qué pasa con una persona que está sufriendo depresión? Su sistema límbico está afectado, y la investigación muestra que la fuerza y el movimiento se ven normalmente comprometidos cuando una persona está deprimida. ¿Qué pasa con el sistema vestibular y visual? Si cualquiera de estos sistemas no están actuando correctamente, uno ni se moverá tan bien ni tendrá la misma fuerza que antes.

Veamos qué ocurre con la flexibilidad. ¿Qué pasa si le dijera que unos 20-30 minutos de ejercicios correctivos tradicionales tales como la auto-liberación miofascial (o *foam rolling* en inglés), estiramientos, así como dos minutos de evaluación vestibular y reajustes pueden mejorar enormemente su flexibilidad, y con grandes resultados? Pues bien, así es, y le enseñaremos cómo hacerlo. Existe un momento y un lugar para los ejercicios correctivos. A veces, son muy necesarios, pero no es la única estrategia para ayudar a mejorar la flexibilidad y mejorar las relaciones musculares de longitud y tensión alrededor de la articulación.

Además, para muchas personas con Parkinson, la rigidez es un factor. Realizar un reajuste vestibular junto con ejercicios correctivos puede ser una gran combinación a la hora de ayudar a mejorar la postura; y cuando nuestra postura mejora, nos movemos mejor, ayudando a reducir las caídas.

¿Y qué sucede con el sistema visual? La evaluación del sistema visual y el reajuste puede mejorar considerablemente la coordinación ojo-mano y ayudar a mejorar el movimiento.

Uno de los mayores puntos de inflexión requiere el despertar del sistema nervioso y del cerebro. Cuando incrementamos las entradas sensoriales en el cerebro, este envía un mensaje más fuerte haciendo que nos estabilicemos y movamos mejor.

El cerebro posee lo que se denomina, neuroplasticidad. Se puede moldear, dar forma y volver a entrenar. Vamos a compartir multitud de técnicas para ayudar a entrenar al cerebro a mejorar las habilidades de tareas duales y multitarea. ¡El entrenamiento del cerebro es uno de los aspectos mayores y más importantes de nuestro programa (y es divertido)!

En resumen; les proporcionaremos un montón de estrategias y técnicas para trabajar hacia una optimización del movimiento y reducir las caídas y el riesgo de caídas.

En el programa de Entrenamiento de Regeneración del Parkinson, vamos a seguir un enfoque de tratar el cuerpo como toda un conjunto. La investigación demuestra que este enfoque rendirá resultados óptimos para cualquiera cuyo objetivo sea el de ganar fuerza, moverse mejor, y reducir el riesgo de caídas.

El orden de los temas en los siguientes capítulos va a seguir el enfoque que generalmente usamos con nuestros clientes, empezando con el encuentro inicial y evaluaciones, hasta el desarrollo e implementación del programa para mejorar la fuerza, equilibrio, movilidad, movimiento, función cognitiva y reducir las caídas y riesgo de caídas.

Para muchos fisios y entrenadores, esta información y orden de eventos será algo totalmente nuevo. Simplemente tómese su tiempo, digiera la información, lea y relea tantas veces como sea necesario, e interiorice esta información. Recuerde, existirán muchas oportunidades para que usted se vuelva creativo. Eso es algo sobre nuestra formación que a la gente le apasiona. Introducimos conceptos orientados hacia la consecución de objetivos específicos. A partir de ahí, usted puede volverse creativo en estos conceptos y DIVERTIRSE trabajando con sus clientes.

La seguridad lo primero

Antes de que sigamos avanzando, hablemos sobre la importancia de la seguridad durante el ejercicio para con su cliente, paciente o ser querido.

Actualmente, somos conscientes de que las personas con Parkinson poseen un mayor riesgo de caídas que la población general. En vista de esta situación, es de vital importancia implementar estrategias seguras cuando se diseñan ejercicios. Al mismo tiempo, queremos desafiar a nuestros clientes, ayudarlos a mejorar su movilidad, y reducir el riesgo de caídas.

Para poder alcanzar estos objetivos, resulta muy importante conocer a su cliente lo máximo posible. Tras trabajar con alguien durante algunas sesiones, por experiencia uno conoce los retos que puede afrontar. Esto nos ayudará a diseñar un programa de ejercicios óptimo. Sin embargo, ¿qué sucede cuando uno conoce a un cliente por primera vez? ¿Cómo se pueden diseñar ejercicios efectivos al comienzo? He ahí la importancia de las evaluaciones.

Las evaluaciones (que las encontrará en la parte tres del libro) son la clave para aprender más sobre su nuevo cliente y poder ver sus retos. El uso de esta información le resultará de gran utilidad a la hora de desarrollar ejercicios seguros y efectivos.

Consideremos unas cuantas áreas donde deberíamos pensar sobre la seguridad, pues **la seguridad siempre es lo primero**.

Datos de evaluación

Esta información juega un papel fundamental para ayudarnos a escoger los ejercicios mejores y más apropiados. A partir de estos datos, usted puede elegir los ejercicios que sean seguros y simultáneamente, retar a su cliente, ayudándolos a trabajar hacia sus objetivos.

Recuerde que cada persona con Parkinson se encuentra afectada de manera única y en su propia forma. Algunos pueden presentar temblores, otros no. Algunos pueden sufrir congelamiento de la marcha y moverse lentamente, mientras que otros se mueven deprisa (quizá demasiado deprisa).

Los síntomas motores y no motores juegan un gran papel en cómo se mueve cada persona.

Recuerde siempre que los síntomas y otros problemas de salud o movimiento deben ser considerados a la hora de diseñar un programa de ejercicios.

Selección de ejercicios e intensidad

Es de vital importancia seleccionar los ejercicios adecuados. Si usted estuviera trabajando con una persona con gran movilidad, ¿haría *solo* ejercicios en la *silla*?

Aunque esto no producirá daño alguno, tampoco va a hacer mucho bien. Si está trabajando con una persona que posee un gran riesgo de caída o cuya movilidad está afectada, probablemente no querría que saltaran lateralmente en una escalera de agilidad a una pierna.

Acuérdese de que las personas con EP son personas también. Se han de considerar otras cuestiones de salud y su historial de salud. Si su cliente tiene problemas de corazón, probablemente no sea buena idea que tomen parte en entrenamientos con intervalos de alta intensidad y que aumentarán su frecuencia cardíaca hasta niveles poco recomendados.

Los ejercicios apropiados ayudarán a nuestros clientes a alcanzar sus objetivos de salud y movimiento.

Si usted es una persona que padece Parkinson y por cualquier razón se cuestiona si debería participar en un programa de ejercicios, hable con su doctor.

Especialistas del movimiento: cualquier reserva o duda sobre si deberían trabajar con un cliente específico por sus problemas de salud, historial de salud, o cualquier otra razón, proteja a su cliente o paciente y protéjase a sí mismo obteniendo una autorización médica por escrito.

Ambiente de ejercicio

Eche un vistazo alrededor. ¿Qué hay en su gimnasio o estudio? ¿Pueden moverse sus clientes de manera segura sin tropezar con algo?

Salvo que hayan montado a propósito algunos obstáculos para retar a su cliente, ¿está su entorno libre de objetos que puedan causar que alguien se tropiece o se caiga?

Ambiente en casa (y sesiones de entrenamiento en casa)

Durante muchos años, hice sesiones de entrenamiento en casa exclusivamente. La mayoría de mi clientela vivía cerca, por lo que me daba tiempo manejar a sus casas.

Una de las grandes ventajas de entrenar a los clientes en sus propias casas, era tener la oportunidad de ver como vivían. ¿Cómo estaban estructuradas sus casas? ¿Podían ir de una área a otra de forma segura? ¿Había objetos u obstáculos por el camino que pudieran causar un riesgo de tropezarse o caerse?

Las sesiones de entrenamiento en casa ofrecen al entrenador la oportunidad de sugerir cambios en cómo estructurar y preparar su casa para que caminar por ella sea más seguro.

Para muchos entrenadores y especialistas del movimiento, las sesiones de entrenamiento en casa son impensables por diferentes razones. En ese caso, es razonable hablar con ellos (y especialmente con sus cónyuges o cuidadores, si viven con alguien) y explicarles los peligros del desorden y los obstáculos que incrementan el riesgo de caídas. Nuestro equipo siempre sugiere que haya vía libre cuando uno camina por la casa.

El horario de la medicación

Aunque cada persona con Parkinson se encuentra afectada de manera única, muchos toman medicación de reemplazo de dopamina tales como

L-Dopa o Sinemet y pueden experimentar lo que se denominan efectos "*on*" y "*off*" como resultado de dicha medicación.

En el período "on" la persona se mueve mejor. La fase "off" sucede cuando no se mueven tan bien. El periodo de tiempo que se necesita para que esta medicación actúe varía de persona a persona. Adicionalmente, el grado del efecto "on" y "off" varía de persona a persona.

He aquí algunos ejemplos: Jerry, la primera persona con la que trabajé y que vive con EP, no tomaba medicación de reemplazo de la dopamina los primeros años que trabajamos juntos. No parecía necesitarla y quería evitarla lo máximo que pudiera.

Finalmente, dado que sus temblores se volvieron unilaterales y el movimiento llegó a ser un poco más complicado, decidió seguir la recomendación de su neurólogo y tomar la medicación de reemplazo de dopamina.

Incluso antes de tomar estos medicamentos, Jerry era muy constante en su capacidad para moverse y llevar a cabo varios ejercicios. Ahora, Jerry toma su medicación y todavía, hasta hoy, no he notado ni una vez una diferencia en su capacidad para moverse. Es una de las personas con más constancia que haya trabajado jamás en su capacidad para moverse bien en todas y cada una de las sesiones.

En el otro extremo se encuentra mi amigo Joseph. Él está o bien al 100% *on* o al 100% *off* cuando lo veo. Tenemos días normales y momentos en los que nos encontramos. Le mando un texto unos 20 minutos antes de mi llegada a su casa. Cuando recibe el texto, toma sus pastillas de reemplazo de dopamina.

A veces aparezco en su casa y lo encuentro sentado en su sillón, casi completamente congelado. Sin embargo, puesto que toma la medicación al recibir mi texto, normalmente se encuentra listo y es capaz de moverse cuando llego o un poco después. A veces tarda tiempo en que la medicación haga efecto.

En el momento que está listo para moverse, empezamos nuestros ejercicios. Conforme vamos realizando el entreno, presto especial atención a su capacidad para moverse. Sus períodos *on* suelen durar una hora, aunque esto varía según el día y dos días nunca son iguales.

Con Joseph, me di cuenta desde muy pronto que su transición del período *on* al *off* ocurre muy rápido. Una vez noto que su capacidad para moverse se ha disminuido, o cuando me dice que está empezando a *apagarse*, inmediatamente paramos el entreno y lo llevo de vuelta al sillón. Habitualmente disponemos de unos cinco minutos para ir del área de los ejercicios hasta el sillón de manera segura. Si esperamos demasiado, estará *off* y tendré que ayudarlo o incluso llevarlo yo mismo de vuelta hasta su sillón (lo sé porque ha sucedido en más de una ocasión).

Lección: Aun habiendo ilustrado los dos extremos en los ejemplos arriba, sepa que puede encontrar estos o cualquier cambio entre los grados *on* y *off* y la velocidad en la que una persona puede estar *on*/*off*.

Conozca a su cliente. Observe detenidamente y sea consciente de su capacidad para moverse de forma segura. Si tiene alguna duda, pregunte cómo se sienten.

Hipotensión ortostática

La hipotensión ortostática es una condición en la que presión arterial cae de manera significativa cuando uno se levanta rápidamente. Por hipotensión entendemos baja presión arterial. El síntoma principal se traduce en la sensación de mareo o desmayo al levantarse. (Clinic, n.d.)

Ya sea al moverse de una posición sentada a estar de pie o de una posición acostada a estar de pie, la hipotensión ortostática es algo de lo que tenemos que ser conscientes, y puede pasarle a cualquiera. Hablo desde la experiencia, puede ser peligroso. Ocasionalmente es algo que siento cuando me levanto demasiado rápido. Tengo que pararme y estabilizarme, agarrándome a algo estable (una silla, sillón, encimera, pared, etc) y espero a que el mareo se vaya. Entonces, cuando ya me siento seguro, empiezo a moverme.

La hipotensión ortostática a menudo puede reducirse o evitarse levantándose lentamente.

Profesionales del movimiento: Tengan especial cuidado cuando trabajen con un nuevo paciente o cliente. Tenga presente que la hipotensión ortostática puede ocurrir. Conozca bien a su cliente y sea consciente de sus retos. Personalmente, los vigilo todo el tiempo. Aunque algunos de mis clientes nunca lo sufren, siempre observo con atención, por si acaso. De vez en cuando, alguien con quien llevo trabajando un par de años, puede sufrir su primer episodio.

"¿Cómo se siente?"

Esta es una pregunta que hago a cada cliente antes de empezar cada ejercicio. Quiero saber:

- ¿Cómo se sienten?
- ¿Durmieron bien?
- ¿Se sienten descansados?
- ¿Cómo es su nivel de energía?

Y aunque siempre tengo un *Plan A* para su entrenamiento, siempre he de tener un *Plan B* y *Plan C* listo.

Según como se sienta el cliente, seguimos adelante con el plan A. Sin embargo, si no se sienten bien por cualquier razón, pasamos al plan B o C

¿Ha caminado alguna vez al gimnasio sintiéndose muy bien, pero una vez empieza ha tenido que parar un poco? En su mente, está listo para hacer *rock and roll* a la máxima intensidad del ejercicio, pero su cuerpo no ha embarcado todavía. ¿Y qué hay de las veces que fue al gimnasio pensando que tendría el peor entreno, y sin embargo su cuerpo SÍ respondió y pudo hacerlo con la máxima intensidad? Ambos escenarios me suceden a menudo y a mis clientes, también.

Intente averiguar cómo se siente su cliente antes de empezar con el ejercicio. Empiece y haga los reajustes que sean necesarios. Sus clientes lo apreciarán muchísimo.

Además, no sabría decir cuántas veces me he llevado al límite o alguno de mis clientes ha insistido en que aumentáramos la intensidad y entonces se ha encontrado mal. ¿Por qué? Tal vez nuestro sistema inmune está en horas bajas. Llevarse al límite en este escenario probablemente va a poner en riesgo su sistema inmune y es entonces cuando uno agarra un resfriado, una gripe, etc.

Además, extralimitarse también puede llevarnos a un mayor riesgo de lesiones. Como uno de mis mentores me dijo una vez; "haga lo que pueda, no lo que no pueda" (y esto varía según el día). Hacer *algo* es mejor que no hacer nada. Cuando uno no esté seguro, vaya poco a poco y si siente que puede aumentar la intensidad, hágalo un poco. Escuche su cuerpo. Le dirá todo lo que necesita saber para ejercitarse con la intensidad apropiada.

Dicho todo esto, ¡avancemos!

Las palabras de una luchadora con EP, Clare McManus

"Esto no me vencerá. No lo permitiré". Mi vida con Parkinson

Supongo que todo empezó a finales de enero de 2009. Tenía diecinueve años y estaba en la universidad, disfrutando al máximo mi vida. Iba de camino a casa tras una noche fuera en una noche fría y helada de invierno, cuando me resbalé en el hielo, deslizándome cuesta abajo de una colina. Me sacudí la nieve y me fui a casa llevando mi ego dolorido. No fue hasta que me desperté la mañana siguiente cuando me di cuenta de que me había hecho más daño de lo que creía. Apena podía subir las escaleras. Fui al médico local que veía las lesiones de deportes y de espalda. Sugirió que me había hecho daño en el coxis y que no hiciera presión en él. Después de un par de días ya podía moverme bien.

Un mes más tarde aproximadamente, tumbada en el sofá viendo la televisión, mi madre notó que los dedos de mi pie izquierdo temblaban. Me preguntó si podía dejar de hacerlo y pronto me di cuenta de que no lo podía controlar. De vuelta al médico (la primera de muchas, muchas visitas). No le dio mucha importancia y pensó que estaría relacionado con el estrés. Solo por precaución, me mandaron una radiografía de mi región lumbar. Todo bien. Después una resonancia magnética. Todo bien. Me pusieron en una lista de espera para ver un neurólogo. Todo mientras mis dedos seguían temblando, y aún sin respuestas.

Los siguientes meses se apoderaron de mí. Perdí casi 19 kilos (unas 42 libras), que por aquel entonces no me importaba, la verdad. Sin embargo, la fatiga crónica y la sensación de estar hecha polvo estaba empezando a afectarme; eso y las constantes citas médicas, ya fueran por el Síndrome del Intestino Irritable (IBS) o por estrés. El temblor cada vez era peor y no se podía ignorar, así que fuimos a un neurólogo por lo privado.

'Desconcertada. ¿Qué me estaba pasando?'

Dos años y medio más tarde... caminaba agarrotada. Me movía con los rodillas y no con los caderas. El temor se había trasladado a ambas piernas y manos, volviéndose más acusado cuando estaba estresada. La fatiga estaba ahí todo el tiempo. Finalmente, la cita con el neurólogo tuvo lugar en noviembre de 2011. 20 minutos de un test básico de reflejos físicos - con los brazos estirados, siguiendo el bolígrafo con los ojos, midiendo el equilibrio, de pie detrás de mí y tirándome hacia él para ver si me caía. Me diagnosticó Temblor Esencial Benigno. Comencé el tratamiento con Inderal, pero me provocaba desmayos, así que tuve que dejarlo. Aún sin respuesta, estaba en la lista de espera para tratar de llegar al fondo de esta misteriosa enfermedad.

Al comienzo de la primavera de 2012, se confirmó mi diagnóstico de IBS. No necesitaba medicación en esee momento, simplemente reajustar mi dieta y pastillas de menta piperita. Un día a finales de octubre, estaba lista para ir al trabajo con mi padre. Era un viaje de una hora y media, así que nos levantamos temprano. Recuerdo que me levanté y me desmayé. Me desperté en el piso con mi perro lamiéndome la nariz. Cuando me estaba levantando, mi padre entró y me vio con la cara pálida y llamó a mi madre gritando.

Un par de horas más tarde, me ingresaron en la unidad de urgencias y accidentes en Ennis, y después me llevaron en ambulancia al St. John's Hospital en Limerick. Ese fue mi primer gran susto. Tenía que ser muy serio para que me ingresaran en un hospital, pensé. En ese momento, no sabía si era por algo diferente al temblor o si estaba todo relacionado. Todo lo que sabía es que me habían ingresado, y a uno normalmente no lo ingresan salvo que esté muy enfermo.

Durante una semana en el hospital, me hicieron varias pruebas con el escáner, análisis de sangre, registros de frecuencia cardíaca, pero no había nada determinante - solo una deficiencia mineral. Recuerdo el día que me dieron de alta, y el doctor todavía no podía explicar el temblor o por qué me desmayaba. Me prescribieron unas vitaminas muy fuertes (que normalmente prescriben a personas convalecientes). Estaba desconcertada. ¿Qué me estaba pasando?

Al año siguiente, llegó el día, y recibí la llamada para ver a mi neurólogo. En ese momento, mi caminar era muy rígido - más que caminar, me arrastraba y constantemente me tropezaba. Tenía que pensar cuando me disponía a caminar; algo que solía dar por sentado se había vuelto muy difícil. ¿Cómo iba a mover mis pies si tenía que detenerme? Todo el mundo notaba ahora mi temblor. Todavía estaba decidida a trabajar en mi trabajo de guardería, pero me las arreglaba a duras penas para levantar a los niños, los días largos, y toda la energía que se requería en el día a día. Cuando hablaba con los padres, les daba hojas para seguir el progreso de sus hijos, y la página literalmente temblaba. 'Oh, ¿tiene frío?', me preguntaban. 'No esté nerviosa', me decían cuando no estaba nerviosa en absoluto. Simplemente avergonzada. A menudo deseaba que el temblor se fuera, especialmente cuando participaba en mi comunidad musical local. Cuando mi mejor amiga anunció que se casaba y que iba a ser dama de honor, todo lo que quería era llegar al altar con confianza y no tropezarme. En el escenario, todo lo que quería era no ser un desastre tembloroso. Simple, ¿verdad? Nunca dejaba que nada me parara y tenía una firme determinación en manejar mi temblor antes de la boda de mi mejor amiga.

Recuerdo estar sentada en la consulta de mi neurólogo, me miró y me dijo, 'sea lo que sea que tengas, es leve y vamos a llegar al fondo de esto'. Ahí estaba - esperanza. Era todo lo que necesitaba, algo que me diera determinación para luchar. Había algo ahí y habría una respuesta y una solución.

Los dos meses siguientes fueron a toda máquina, con tests de cobre, exámenes oculares, y en enero de 2014 una resonancia magnética. A eso le siguió un DaTSCAN en febrero. A principios de marzo, finalmente obtuve una respuesta.

Estaba en el supermercado con mi novio cuando vi al neurólogo. Me dijo, 'Oh Clare, tengo tus resultados. Te veré la semana que viene'. De vuelta a casa, me vine abajo del alivio que era saber que había una respuesta para mi enfermedad. Cuando llegó el día, mi madre y yo esperábamos en el recibidor, sin saber la respuesta que íbamos a escuchar. Mi cita era tarde, a las 4:15. Entré en la consulta y tenía los resultados de mi DaTSCAN en la pantalla, y todo lo que podía pensar era, guau ese es mi cerebro... Se ve raro y no podía dejar de mirarlo.

Me decía que no era lo que había pensado. Pensaba que tenía la enfermedad de Wilson, una acumulación de niveles de cobre. Cuando las pruebas dieron resultados no concluyentes, pidió un DaTSCAN para ver qué pasaba. Este mostró que tenía Parkinson. Tengo que confesar algo; sabía que era neurológico ya que busqué en Google cada prueba que me hice. Pero lo del Parkinson fue chocante y no sabía qué pensar. Todavía miraba mi cerebro mientras mi madre hacía un montón de preguntas. Las emociones me desbordaban - no sabía si era un shock, alivio, tristeza o probablemente una mezcla de todas ellas.

Recuerdo preguntar a mi neurólogo cuánto tardarían los fármacos en hacer efecto, pues tenía un musical pronto y quería que se fuera el temblor lo antes posible. Cuando salí del hospital, me senté con mi madre en el coche y le dije "esto no me vencerá, no lo permitiré". Recuerdo contárselo a mi novio de cuatro años y para mi sorpresa, no le desconcertó para nada. No estaba segura de cómo se lo tomaría, pero me tranquilizó, estaba allí desde el principio, no se iba a ninguna parte y todavía sigue. Con su apoyo, el de mis amigos y mi familia, sabía que era lo suficientemente fuerte para luchar esto. Por desgracia, la medicación que mi neurólogo me prescribió no me funcionó, pues me provocaba desmayos. Un día, iba en el autocar en Dublín para ir de compras y animarme un poco. Había tomado mi medicación con el desayuno antes de ir a la parada del autobús. No pasó mucho tiempo hasta que mi novio y un señor muy amable me tuvieron que sacar. Había una enfermera que también me auxilió, y todo lo le que dije era que me tenía Parkinson y justo había empezado mi medicación. Me sugirió que volviera a casa y que llamara a mi neurólogo el lunes por la mañana. Cuando lo hice, este me sugirió que dejara de tomar la medicación y que esperara para que me ingresaran un par de días, con tal de que pudieran hacerme algunas pruebas para ver qué medicación funcionaba mejor.

Mayo de 2014, un día festivo agitado se venía encima. Me sentía un poco *off* al ir a la cama, pero sin darle más vueltas. Me desperté varias veces con dolor en mi bajo vientre. Tomé Nurofen y usé una botella de agua caliente para aliviar un poco el calor. Cuando me desperté para prepararme para ir al trabajo, no podía caminar, sabía que algo iba mal. Llamé a mi jefe, podía oír el dolor que estaba sufriendo, me aconsejó que llamara a urgencias y que esperara para ver a un médico. Me ingresaron en el hospital de nuevo, era una bendición y una maldición, pues me moría de dolor.

Con mi apéndice siendo la causa del problema, me programaron para extraerlo al día siguiente. Puesto que era el mismo hospital donde trabajaba mi neurólogo, le pedí a uno de los estudiantes de medicina que lo encontrara. Alrededor de una hora más tarde vino a verme. Miró mi historial y vio que todavía podía realizar las pruebas pertinentes para determinar qué medicación era más apropiada para mí. La semana después de la extracción de mi apéndice, vi a mi enfermera de Parkinson. Probablemente era el peor estado que podía estar para evaluar la medicación necesaria, pero sabía que podría empezarla tan pronto como terminara mi medicación de la cirugía.

Ese agosto realicé uno de los logros que más me llenan de orgullo. Corrí/caminé una carrera de color de 5 km, donde en cada kilómetro te tiran polvos de colores, y fue genial. Me sentía genial y podía volver a caminar. Aún necesitaba mejorar claro, pero me sentía animada con una flexibilidad que no había tenido en años. Mis amigos y mi familia podían verlo y mi jefe en ese momento me comentó "acabas de dar un vuelco a tu vida". Era un gran logro poder seguir luchando y salir adelante mejor y más fuerte.

Lástima que no pudiera escapar de todo tan fácilmente. Un día, en junio de 2015 mientras trabajaba con mi fisioterapeuta para mejorar al caminar y mi postura, mis piernas empezaron a sufrir calambres terribles. Cuando le pregunté a fisio, no sabía cuál podría ser la causa, pues parecían aleatorios. No podía precisar cuándo o dónde los sufría. Cuando informé a mi enfermera y mi neurólogo sobre ello, me pidieron que tomara nota y registrara los espasmos en mis piernas para analizar el problema. Me vieron de nuevo en mayo en mi chequeo.

Mayo de 2015

Vi a mi neurólogo. Me diagnosticó distonía, algo visto a menudo en pacientes jóvenes diagnosticados con Parkinson. Con el diagnóstico de los calambres, el siguiente paso era ver cómo solucionarlos. Me remitieron a un especialista en Cork o Dublín. Como estaba más cerca de Cork, me derivaron a este.

En agosto de ese año, di un gran paso y me mudé a Dublín con mi pareja. Seguí con mi neurólogo en Limerick, pero cambié mi médico de cabecera, y lo más importante, cambié de especialista en Dublín. Se produjo mucha confusión con esto, y acabé viendo a mi especialista en febrero de 2016 por lo privado. Resultó que estaba sobremedicada. Así pues, al bajar mi dosis hasta lo mínimo y dándome Azilect para prolongar el uso de Sinemet, mejoré un montón. La distonía seguía ahí, pero no tanto como antes.

Ese abril fui al Día Mundial del Parkinson en Dublín. Estaba un poco nerviosa, pero emocionada de conocer a nuevas personas y ponerme en contacto con ellas. Después de un día exitoso y cuando me iba, conocí a la maravillosa Irene Tracey. De pie en lo alto de las escaleras, me llevó aparte y me pidió que le contara mi historia, nos sentamos y charlamos. Me habló sobre Smovey, el cual no conocía. Me convenció de que lo probara y empezara a hacer videoblogs para mostrar mi progreso. Mi acción de caminar mejoró, pues lo hacía con mis caderas por primera vez en dios sabe cuánto tiempo. Era fantástico. Tenía más energía, mis calambres calmados, y este dispositivo funcionaba realmente bien.

En mayo me mandaron un test genético en Limerick para ver qué tipo de Parkinson tenía; tanto yo como mi médico teníamos curiosidad. El resultado dio PARK2, un resultado con el que todos estábamos contentos. No podía creer el cambio en mí y me preguntó qué estaba haciendo. Le mostré el Smovey y estaba atónito al ver los vídeos, buscando más. Ese agosto me invitaron a un encuentro de jóvenes con Parkinson. Todos los que conocí con diagnóstico de EP tenían menos de 55 años. Aun siendo la persona más joven allí, eso no me desconcertó. Iba por la sala, mostrando los Smoveys. Conté mi historia y me preguntaron cómo se usaba. En la sala había un neurólogo y una enfermera. Durante una demostración un poco nerviosa, me aplaudieron por mi valentía y mi entusiasmo, y muchos comentaron mi positividad. Con toda esa positividad hacia mi persona, me uní al YPI (jóvenes de Irlanda con Parkinson, *Young Parkinson Ireland*).

A principios de enero de 2017, me invitaron a Viena para asistir a un programa de verano de entrenamiento para la EFP (Foro Europeo de Pacientes) donde aprendí a ser una defensora del paciente. Ese abril acudí al Primer Programa de

Entrenamiento Smovey que tenía lugar en Irlanda, donde empecé con éxito mis clases en septiembre. Al ver a mi especialista a primeros de abril, le mostré mis Smoveys y estaba encantado de ver mi progreso desde la última vez que me había visto.

En noviembre de 2017 asistí a la Programa de Entrenamiento de Regeneración del Parkinson, organizado por Irene Tracey y el invitado especial y formador, Karl Sterling. Al conocer a Karl, él había escuchado todo sobre mí. Aprendí consejos útiles y mucho más para mantener mis pies en forma. Karl y yo conectamos, lo que me trae hasta hoy en esta historia que aparece aquí, en el increíble libro de Karl. Gracias, Karl, por este honor, mi vida ha sido una montaña rusa, pero las cosas parecen estar mejorando para mí ahora.

Mi nombre es Claire McManus, tengo 29 años y esta es mi historia...

Capítulo 5: El fascinante cerebro (frenar la progresión de la enfermedad/reciclar el cerebro para mejorar el movimiento y las habilidades cognitivas)

Sabemos que el ejercicio es bueno para nosotros, ¿verdad? Lo leemos y escuchamos todo el tiempo. Para la mayoría, cuando se inicia un programa de ejercicios y nos ceñimos a él, la magia empieza a suceder. He aquí algunos ejemplos:

- nuestro nivel de energía aumenta
- nuestro estado de ánimo mejora
- dormimos mejor
- mejora la concentración
- mejora la comprensión
- se alivia el estreñimiento
- quemamos calorías extra
- nos ponemos más fuertes
- la salud cardiovascular mejora
- nos SENTIMOS mejor
- mejoramos nuestra salud
- nuestra calidad de vida mejora

Es una lista corta de beneficios, ¿pero aporta más? La respuesta es, sí ¡MUCHOS! Echemos un vistazo.

Ejercicio y EL CEREBRO (nuestra farmacia humana y la supercomputadora de todas las supercomputadoras)

Cuando pensamos en el ejercicio, generalmente se nos viene a la mente el crecimiento muscular, la mejora del equilibrio y salud cardiovascular, y quizá algo de flexibilidad.

¿Pero y si le dijera que abordar *el cerebro* encabeza la lista a la hora de ayudar a frenar la progresión de una enfermedad y manejar los síntomas de la misma de manera más efectiva?

Como ya sabe, en la EP, la sustancia negra pierde neuronas y se produce menos dopamina. El autor, Dr. Deepak Chopra describe el cerebro como una *farmacia humana* por su habilidad de crear multitud de sustancias químicas y hormonas que ayudan a mantenernos sanos y en movimiento.

Primero, aprendamos cómo el cardio y los ejercicios aeróbicos pueden ayudar a frenar la progresión de la enfermedad. *Es uno de los tres pilares básicos de nuestra formación y sesiones de entrenamiento.*

Lo siguiente – como ya se discutió en la introducción de la parte 2, el cerebro posee lo que se llama neuroplasticidad, la habilidad de desarrollar nuevos patrones de disparo en las neuronas mediante sinapsis eléctricas entre las neuronas. Aprenderemos conceptos de entrenamiento que se aprovechan de la neuroplasticidad del cerebro, cómo *"las neuronas que se disparan juntas, permanecerán conectadas"* (Norman Doidge, 2007) y cómo esto ayuda a personas con EP a moverse mejor y reducir el riesgo de caídas.

Beneficios del cardio & Ejercicio aeróbico, creando Factor neurotrófico derivado del cerebro (BDNF), y frenar la progresión de la enfermedad

El ejercicio provoca la formación de multitud de sustancias químicas y hormonas que benefician nuestro cerebro y ayuda a frenar la progresión de la enfermedad.

De hecho, el ejercicio número uno conocido para ralentizar la progresión de enfermedades como el Parkinson, Alzheimer y la demencia, es el *cardio* - cada día.

El ejercicio aeróbico ayudará a desarrollar un sistema cardiovascular y un corazón más fuerte y *en forma*. Ayuda a llevar sangre y oxígeno al cerebro, ofreciendo un beneficio adicional desconocido para muchos. Estoy hablando de la formación de factor neurotrófico derivado del cerebro (o BDNF en inglés). El *cardio* es la forma más rápida para crear BDNF.

En el capítulo uno aprendimos que la dopamina es un neurotransmisor responsable de enviar señales entre las neuronas y el cerebro. Con las neuronas muriendo en la sustancia negra, se produce menos dopamina, y el movimiento se ve comprometido o se dificulta. El BDNF ayuda a frenar la progresión de la muerte neuronal.

Como describió el profesor de Harvard, Dr. John Ratey en su libro titulado, "Spark" ("La Chispa") - por muy fundamentales que sean los neurotransmisores, existe otra clase de moléculas maestra que han cambiado radicalmente el entendimiento de las conexiones en el cerebro y específicamente, cómo se desarrollan y crecen. Me refiero a una familia de proteínas llamadas, *factores*, cuya más destacada es el factor neurotrófico derivado del cerebro (BDNF). Mientras que los neurotransmisores llevan señales, los neurotróficos como el BDNF construyen y mantienen el circuito neuronal - su propia infraestructura. (John J Ratey, 2008)

En conversaciones durante mi visita con la Profesora Asociada Clínica de la Stony Brook University, la Dra. Lisa Muratori, explicaba que la *elevación del ritmo cardíaco* producirá la formación de BDNF. La elevación del ritmo cardíaco se consigue mejor cuando se realiza cardio o ejercicio aeróbico. Sin embargo, para asegurar la formación de BDNF, se han de cumplir un par de requisitos.

El cerebro produce y circula mejor BDNF elevando el ritmo cardíaco durante al menos 30 minutos, con una intensidad equivalente a caminar tan rápido como sea posible.

Aunque cada persona con EP está afectada de manera única y diferente y algunos encuentran dificultades a la hora de hacer cardio, muchos si son plenamente capaces de cumplir o superar lo que se requiere para formar BDNF.

En efecto, lo que mantenga al corazón y vasos sanguíneos en forma, va a vigorizar el cerebro (incluyendo una dieta sana) y estimulará la producción y liberación del factor de crecimiento neuronal, BDNF. (Norman Doidge, 2007)

Aunque no se requiere un entreno brutal para producir BDNF (Norman Doidge, 2007), el ejercicio a alta intensidad y de larga duración va a aumentar la producción de BDNF.

Entonces, ¿por qué es el BDNF tan especial? Existen multitud de razones.

Miles de publicaciones y libros han demostrado los beneficios del BDNF y se suele referir como el *Milagro de Crecimiento para el Cerebro*.

Funciona como algo así: comenzamos el ejercicio y aumentamos la frecuencia cardíaca. Una vez ejercitados en una intensidad apropiada por 30 minutos (existe un criterio comparativo estadístico que varía según los estudios, pero nosotros usaremos 30 minutos como base), el BDNF se habrá formado y estará circulando por el cerebro.

El BDNF fomenta la protección neuronal, la neurogénesis, la supervivencia neuronal, remodelación neuronal, axonal y el crecimiento dendrítico, y la sinaptogénesis (la formación de sinapsis entre neuronas en el sistema nervioso). (da Silva Germanos S., 2019)

El BDNF además ayuda a mejorar la aceptación de la medicación y la mantendrá en el sistema por más tiempo. En nuestros talleres en vivo, a menudo las personas con EP y sus cuidadores nos cuentan que el ejercicio aeróbico regular ayuda a promover períodos *on* más largos (la ventana de tiempo cuando la medicación de reemplazo de dopamina hace efecto y los pacientes logran una mejora del movimiento).

En mi entrevista en mayo de 2016 con la neurocientífica de la Universidad de New York, la Dra. Wendy Suzuki, explicaba que el ejercicio físico regular aeróbico puede transformar su cerebro y su vida. El ejercicio aeróbico aporta muchas cosas positivas y son inmediatas. Una manera de darse cuenta de esto es notar el cambio de humor durante y después del ejercicio comparado con antes de realizarlo. Puede ver mi entrevista con la Dra. Suzuki en el apartado *book support website* en www.thepdbook.org.

La Dra. Suzuki explica que queremos tener tanto BDNF en nuestro cerebro como se posible y destaca los siguientes beneficios adicionales del ejercicio aeróbico y formación de BDNF:

- mejor habilidad para enfocar la atención (un beneficio inmediato del ejercicio aeróbico)
- mejor memoria (beneficio resultado del ejercicio aeróbico a largo plazo)
    - ralentización de la progresión de enfermedades neurodegenerativas y muerte neuronal
    - nacimiento de nuevas neuronas pueden producirse en el hipocampo (una estructura clave que permite la formación de nueva memoria a largo plazo) y en el bulbo olfatorio (una estructura fundamental para oler y discriminar olores)

Como dato curioso: el hipocampo (importante para la memoria) es el primer objetivo de la enfermedad de Alzheimer. Por eso, los pacientes con Alzheimer en fases tempranas incluyen trastornos de la memoria. Adicionalmente, la producción regular y a largo plazo de BDNF puede ayudar a aquellos con demencia y estados iniciales de Alzheimer a fortalecer el hipocampo y mejorar la memoria.

Aunque el ejercicio aeróbico es la manera más efectiva para producir BDNF, existen otras maneras, como actividades que a todos nos gusta hacer:

- enriqueciendo nuestro entorno
- visitas a los familiars
- visitar a sus amistades
- asistir a actividades sociales
- interacción social
- beber una taza café o té
- jugar a juegos
- asistir a un concierto
- acudir a un partido (Sakata, 2014)

Insisto, cabe recordar: aunque el ejercicio aeróbico y la formación de BDNF sea un punto de inflexión y ayude a mejorar la memoria y la calidad de vida, de ninguna manera decimos que esto sea una cura para cualquier enfermedad neurodegenerativa.

Al mismo tiempo, muchísimas investigaciones nos dicen que el ejercicio aeróbico regular puede ayudar a retrasar y posiblemente eliminar la aparición de enfermedades como el Parkinson y el Alzheimer en aquellos con predisposición genética.

El punto importante a recordar en esta sección: ¡Haga algún tipo de ejercicio aeróbico (cardio) cada día! Si se parece a mí, puede que no tenga ganas de ejercitarse. Tantas veces me encuentro queriendo evitarlo. ¿Cómo podemos levantarnos del sillón y empezar? Una idea: *haga los ejercicios que le gusten* y probablemente empiece.

Hablaremos de *cómo empezar* en la parte dos del libro, pero por ahora, compartiré un par de cosas basadas en mi propia experiencia en *cómo empezar* con cada entreno.

Me di cuenta de que una vez que empiezas, dispones de la energía para seguir. Cuando termino (o a menudo durante los ejercicios), me siento mejor en tantas maneras (física, mentalmente y emocionalmente).

También me doy cuenta de otros beneficios:

- Gozo de más energía para pasar el resto del día
- Duermo mejor
- Me despierto con más energía al día siguiente
- Mi humor siempre mejora
- Mi atención y foco mental mejora

Como digo cuando estoy en México (donde enseñé una docena de veces), "cardio, cardio, cardio – todos los días

¡Tan solo empieza! Háganlo, amigos – cada día. Su cerebro y su cuerpo *se lo agradecerá.*

Reciclando el Cerebro (nuestra supercomputadora humana)

Hasta hace unas décadas, se creía que con lo que uno nacía en su cerebro era todo lo que se tenía, y tras la maduración del cerebro, las conexiones eran fijas de por vida hasta que una enfermedad cerebral o la degeneración empezara a suceder.

Por suerte, esto no es verdad. De hecho, el cerebro es altamente moldeable, maleable y tiene la habilidad para reciclarse y remodelarse a sí mismo creando nuevas conexiones de patrones de disparo en las neuronas. El cerebro humano es más complejo que cualquier supercomputadora que pueda encontrar. El potencial para su reciclaje parece casi infinito.

Este área de enfoque está entre los tres pilares básicos de nuestra formación y sesiones de entrenamiento. En esta sección, hablaremos más sobre la neuroplasticidad e introduciremos conceptos de entrenamiento que pondremos en marcha en la parte cuatro del libro.

Aunque existe mucha ciencia, imágenes, e investigación para describir cómo funciona, veamos un ejemplo de cómo la mayoría de la gente puede identificarse con el entrenamiento cerebral y crear patrones de disparo en las neuronas: *aprender a montar en bicicleta.*

¿Quién no ha montado en bicicleta? Seguro que mucha gente ahí fuera nunca, pero la mayoría de nosotros probablemente aprendió en algún momento.

¿Recuerda la primera vez que montó en bici? Yo no, pero mis padres seguro que sí. Y, como padre, recuerdo perfectamente cómo aprendieron mis hijos. Es algo que hay que ver. Los dos aprendieron rápido, ¿pero creen que saltaron en las bicis y empezaron a montar como un profesional? Para nada, claro.

Entonces, ¿qué pasó? El primer reto es ser capaz de girar una pierna, montado en la barra que conecta el manillar al sillín y poner los dos pies en el piso y estar de pie sin caerse. Entonces, es el momento de tratar de sentarse en el sillín poniendo un pie en el pedal, ¿pero cuál? Pues bien – esto no va a suceder justo al comienzo.

La siguiente tarea - hacer mover la bicicleta mientras uno se balancea e intenta evitar caerse o estrellarse. Recuerdo esto muy bien. Como la mayoría de los niños, ni mi hijo ni mi hija empezaron por su cuenta los primeros viajes. Como la mayoría de los padres, sujeté el manillar con una mano mientras agarraba la parte de atrás del sillín con la otra mano, estabilizando la bicicleta en la posición de arranque. A partir de ahí, mis hijos podían subirse bien al sillín y poner las manos en el manillar y los pies en los pedales.

Desde la posición de arranque, empecé a mover la bicicleta hacia delante mientras mis hijos permanecían aterrados. Sin embargo, cada vez íbamos un poco más lejos y más rápido mientras lentamente iba soltando mi agarre. Después de varios viajes adelante y atrás en el jardín, mis hijos empezaron a ver de qué iba la cosa y su confianza aumentó. Ahora podía dejarlos por 1 o 2 segundos mientras se movían hacia delante con su propio balanceo.

Como se suele decir: ¡*la repetición es la madre de todas las habilidades*! Es cierto, y llevó muy poco tiempo hasta que montaban por su cuenta.

Con los dos niños, pasamos un par de horas en nuestro jardín, varias caídas sucedieron, pero los cascos y gracias a superficie blanda del jardín, era un sitio relativamente seguro para caerse. Seguimos practicando y practicando y cada vez, iban más lejos por su cuenta. Muy pronto, solté la bicicleta y ni se dieron cuenta. *Oficialmente montaban en bici por su cuenta.* Qué experiencia y sensación tan emocionante, tanto para ellos como para mi esposa y yo.

Entonces, ¿cómo funciona? ¿Cómo desarrollamos habilidades como estas? La respuesta es – la increíble neuroplasticidad del cerebro.

Uno de los neurocientíficos más destacados, el Dr. Michael Merzenich habla sobre la plasticidad cerebral a lo largo de la vida en su libro, *Soft-Wired.*

En la niñez, y progresivamente con altos niveles cerebrales a través de la infancia, la plasticidad atraviesa un *período crítico*, un momento con enormes cambios dentro del cerebro. Durante este período, cada zona funcional del cerebro está remodelada para hacer su propia contribución especial en ese largo y lento proceso de crear una persona efectiva y operacional desde una pizarra en blanco que empieza a organizarse a sí misma funcionalmente. Este período crítico comienza en el útero alrededor del tercer trimestre (Merzenich, 2013)

Durante estos primeros años de formación, la plasticidad cerebral siempre está en modo "ON". Conforme madura y genera respuestas más seguras y coordinadas, sufre cambios físicos y químicos que incrementan el poder del modo "OFF". Con el paso del tiempo, el equilibrio de potencias cambia, el modo "OFF" domina y la plasticidad cambia a modo "ON" solo con cambios permanentes en el cerebro solo permitidos bajo ciertas circunstancias. (Merzenich, 2013)

Como puede ver, como la plasticidad está en modo *ON* durante los años de formación, un niño aprende un montón de cosas: girar, gatear, caminar, usar una cuchara, un tenedor, beber de una taza, aprender a hablar, por decir algunas. Cuando el niño aprende una nueva destreza, incluyendo *montar en bici*, millones de neuronas llevan a cabo sinapsis eléctricas entre las neuronas y rápidamente desarrollan conexiones entre estas neuronas. Entrenamientos repetitivos y frecuentes van a seguir desarrollando nuevas habilidades y destrezas. Esta repetición causa la formación de patrones sinápticos de disparo en las neuronas más fuertes entre las neuronas en el cerebro y estos patrones de disparo se verán reforzados. Cuantas más conexiones fuertes entre las neuronas, mejor llevaremos a cabo cada habilidad.

¿Y qué hay del viejo dicho, "*simplemente es como montar en bici*"? Hablo de las ocasiones cuando no montamos en años y volvemos a hacerlo. ¿Hay que reaprenderlo completamente de nuevo? ¡NO! Lo más probable – es que esos patrones de disparo neuronales aún están conectados. Llamémoslos *"patrones de disparo para montar en bici"*. No ha montado en un tiempo, pero en cuanto se sube a la bicicleta después de mucho tiempo, BINGO - en cuestión de minutos, está montando como si no hubiera parado de hacerlo. Durante los años sin montar en bici, esos patrones de disparo neuronales no estaban disparando. Digamos que estaban oxidados por la inactividad. Sin embargo, esas conexiones estaban todavía ahí. Solo necesitaban ser disparadas de nuevo y eso explica por qué generalmente es tan fácil volver a montar en bici, incluso después de varios años sin hacerlo.

Aprendimos que más tarde en la vida, la plasticidad cambia al modo "OFF" pero puede ser cambiada al "ON" cuando se desea aprender una nueva habilidad o tarea - y quédese tranquilo, de eso precisamente hablaremos de manera extensa en las próximas páginas.

Con nuestro conocimiento de cómo el Parkinson afecta a una persona y con el entendimiento de la neuroplasticidad, podemos sumergirnos ahora en los conceptos que ayudarán a reciclar el cerebro para ayudar a reducir el riesgo de caídas y ganar equilibrio, mejorar la movilidad, estabilidad, movimiento, habilidades multitarea, y funcionalidad general.

CEREBRO Y CONCEPTOS DE ENTRENAMIENTO COGNITIVO

El entrenamiento cognitivo (entrenamiento del cerebro) se refiere al programa de actividades regulares que afirman desarrollar, mejorar, o mantener las habilidades cognitivas. Estas habilidades pueden incluir atención, memoria funcional, resolución de problemas, memoria inmediata, tomar decisiones, y funciones ejecutivas, por nombrar algunas.

Numerosos estudios indican que el declive cognitivo suele ocurrir cuando envejecemos. Sabemos además que este declive a menudo acompaña a la enfermedad de Parkinson y que la gente con EP posee mayor riesgo de sufrir demencia. La demencia en la enfermedad de Parkinson afecta al 50% de los pacientes dentro de 10 años de diagnóstico, pero existe una amplia variación en cuanto a la severidad y el momento. (Juliette H Lanskey, 2018)

El Entrenamiento Cognitivo al enfocarse en un movimiento es un pilar básico de nuestra formación. En este tipo de entrenamiento, retamos a la persona con EP implementando un *entrenamiento cognitivo al enfocarse en un movimiento en un entorno seguro.*

Nuestras metas: desarrollar habilidades de movimiento mejoradas que se transfieran a las actividades diarias. Esto conlleva un número de movimientos combinados y desafíos cognitivos. Durante las sesiones de entrenamiento, nos llevará a un número de *casi caídas* (casi caerse, pero no – lo llamamos *recuperación de caídas*. Aunque sea algo que da miedo oír, esto es exactamente lo que debemos hacer para ayudar a las personas con EP a recuperarse de una caída en el día a día. El entrenamiento que practicamos debe trasladarse a las actividades cotidianas fuera del gimnasio.

En la enfermedad de Parkinson, sabemos que la sustancia negra ha disminuido su funcionalidad. La plasticidad permite a la sustancia negra delegar en el cerebelo y otras áreas para desarrollarse como centros de control de movimiento. La neuroplasticidad le da al cerebro la habilidad de reorganizarse y crear nuevas vías neuronales para adaptarse, conforme lo necesita.

Lo escuchamos antes y vale la pena repetirlo, "*Las neuronas que se disparan juntas, permanecerán conectadas"*(Norman Doidge, 2007)

Examinemos algunos conceptos de entrenamiento cognitivo, cómo varían los unos de los otros, y cómo pueden ayudar a crear y encender nuevas vías neuronales. Cada concepto se puede ejercitar por cuenta propia (sin movimiento), sin embargo – usando conceptos de entrenamiento cognitivo al enfocarse en un movimiento ayudará a mejorar las habilidades de tareas duales y multitarea, así como reducir el riesgo de caídas.

En la parte cuatro, hablaremos más acerca de construir niveles en los ejercicios que escojamos. Es importante elegir movimientos que nuestros clientes puedan realizar, pero igual de importante es escoger aquellos que representen un reto. Una vez añadamos una tarea cognitiva a estos movimientos, el desafío se volverá mayor.

Más tarde en el libro, aprenderemos como los conceptos de entrenamiento cognitivo son parte de un concepto general conocido como *entrenamiento neuropsicomotor.* El entrenamiento neuropsicomotor usa un aproximación holística hacia los ejercicios de intervención. ¡Dentro de este concepto de entrenamiento, podemos ser creativos, construir niveles de complejidad durante los ejercicios, conseguir mejores óptimos resultados, y divertirnos!

Sugerencias para el entrenamiento cognitivo

Profesionales del movimiento: Elijan un movimiento o ejercicio apropiado para su cliente y que represente un reto. Una vez vean cómo va, añadan un desafío cognitivo en la combinación. Su cliente puede ir un poco lento al principio. Cuando empiecen el desafío cognitivo, no se sorprendan si se detienen para hacer un esfuerzo en la ejecución del reto. Esto es normal y se espera que ocurra. Asimismo, una vez empiecen a moverse de nuevo, quizá tengan que darles una señal para continuar el ejercicio cognitivo. Casi siempre que combinamos un nuevo movimiento y el reto cognitivo, vemos necesario seguir indicando a nuestro cliente para que se sigan moviendo y pensando (en voz alta, por supuesto). Quizá tengan que recurrir a indicaciones tales como *"recuerde seguir moviéndose"* o *"tratemos de hacer las dos cosas al mismo tiempo".*

Puede notar que su paciente se frustre. No pasa nada por un poco de frustración, pero demasiada puede causar ansiedad. Altos niveles de ansiedad llevan a un riesgo incrementado de caída. Dé marcha atrás con el movimiento y/o el desafío cognitivo. Encuentre el punto inicial donde la tarea dual sea factible, represente un desafío, ¡y haga lo posible para que siga siendo interesante y DIVERTIDO! Así captará más la atención de su cliente y los ayudará a ganar mayor confianza. Un aumento de la confianza hará que se muevan mejor.

El entrenamiento cognitivo ofrece según parece un gran número de maneras de ser creativo. Conforme vaya aprendiendo los conceptos primarios de entrenamiento cognitivo que impartimos, y si bien es cierto que cada uno es diferente, verá que estos conceptos se solapan. Muchos de los ejercicios se encuadran en más de una categoría de entrenamiento cognitivo. Esto permite una mayor creatividad a la hora de combinar dos o más conceptos de entrenamiento. Hablaremos más de esto en la parte cuatro.

Es de vital importancia que use cada concepto de entrenamiento cognitivo en sus sesiones de entrenamiento. Cada técnica crea nuevos patrones de disparo en el cerebro, pero claramente en formas diferentes. Cuantas más formas haya para crear conexiones, con mayor probabilidad reducirá las caídas y mejorará el movimiento.

Memoria Directa: Concepto de Entrenamiento Cognitivo #1

La memoria directa es uno de los conceptos de entrenamiento cognitivo favoritos entre nuestros asistentes a los talleres. Requiere la recuperación de información e implementación de habilidades cognitivas específicas aprendidas en el pasado. Permite una gran creatividad. De hecho, una de las cosas que más me gusta hacer en nuestros talleres es - Aporto un concepto y demuestro un ejemplo de desafío cognitivo. Entonces, elijo un movimiento para emparejarlo con él y todos lo probamos. Entonces divido a los asistentes en grupos, que se vuelvan creativos, que propongan sus propios movimientos y desafíos cognitivos, y que los implementen. ¡El resultado siempre es asombroso! Los movimientos y ejercicios cognitivos que aportan los asistentes son alucinantes y lo mejor de todo, ¡DIVERTIDOS!

Elegir un movimiento puede incluir cualquier ejercicio. Abajo verá una pequeña lista de ejemplos. Los vídeos de demostración de cada uno (y muchos más) se pueden encontrar en el apartado *book support website* en www.thepdbook.org

- Caminar (caminar represente un desafío para algunos)
- Carrera de lado (*side stepping)*
- Saltos laterales
- Caminar hacia atrás
- Caminar por una línea (un pie va enfrente del otro al caminar sobre ella)
- Caminar por una línea hacia atrás

- Boxeo
- Baile
- Rotaciones
- *Infinity walk*
- *Infinity walk* con modificaciones
- Ejercicios en la escalera

Algunos ejercicios cognitivos '*memoria directa*' para emparejar con movimientos enfocados:

- Recitar el alfabeto
- Recitar el alfabeto al revés (sí, tenemos personas que hacen esto perfectamente)
- Nombre un estado de los EE.UU. – el cliente debe deletrearlo y después, al revés.
- Nombre un estado y que el cliente diga su capital. Que deletree la capital y luego que lo haga al revés.
- Nombrar sus películas favoritas. Que nombren quién sale en cada película
- Nombrar sus músicos o grupos favoritos
- Nombrar los presidentes de los EE.UU. Que empiecen por el actual y luego nombre el predecesor de cada uno tanto como puedan.
- Nombrar los vicepresidentes y proceder igual.
- Hacer ecuaciones matemáticas

- Nombrar cada marca de carro y modelo que poseyeron, desde el actual hasta su primer carro.
- Nombrar cada país al que hayan viajado
- Nombrar cada ciudad a la que hayan ido
- Que cuenten hacia delante o detrás en incrementos:
- Contar hacia delante en incrementos (p. ej., de 7 – 0, 7, 14, 21, 28, etc)
- Contar hacia atrás desde 100 de 5 en 5 o de 10 en 10
- Aumentar el nivel y contar hacia atrás de 3 en 3, de 7 en 7, de 13 en 13 o cualquier incremento
- Aumentar el nivel con cuentas más complicadas, por ejemplo:
- Contar hacia atrás desde 247 de seis en seis. En un momento dado, cambiar el incremento al contar hacia atrás
- Cambiar y hacer que cuenten hacia delante en varios incrementos y entonces contar hacia atrás de nuevo
- Nombrar los colores del arcoiris. Deletree los colores al derecho y al revés
- Nombrar las partes del cuerpo y deletrearlas
- Si saben de anatomía, háganles preguntas sobre anatomía
- Nombrar y deletrear cualquier electrodoméstico de la cocina

Esta lista podría seguir más y más y para hacerlo más divertido, me gusta averiguar qué aficiones o intereses tienen.

Por ejemplo, me encantan los carros, especialmente los *muscle cars* de finales de los años 60. Tengo un cliente al que le gustan también. A veces le reto a que nombre todos los que pueda y me dé detalles hasta donde le sea posible – todo ello mientras se enfoca en el movimiento.

Averigüe los intereses y aficiones y vuélvase creativo con desafíos adicionales de memoria directa. He aquí algunos ejemplos de algunos intereses que me encontré:

- Carros
- Deportes (equipos, jugadores, estadísticas)
- Viajes
- Cocina
- Fotografía
- Flores
- Perros
- Pájaros
- Música (músicos, canciones, grupos, etc.)
- Espectáculos de Broadway
- Series de television
- Películas
- Política (cuidado con este - jaja, pero puede ser divertido)

- Astronomía
- Economía
- Arte
- Jardinería
- Senderismo
- Lectura

Como puede ver, el entrenamiento *memoria directa* nos da la oportunidad de ser creativos. Encontrará más ejemplos de *memoria directa* en el apartado *book support website* y en la parte cuatro del libro.

Actuaciones Espaciales/Viso-espaciales: Concepto de Entrenamiento Cognitivo #2

La conciencia espacial es la habilidad de las personas para comprender dónde se encuentran en relación a los objetos o dónde están los objetos o estructuras en relación a ellas mismas. (Quinsey, 2017). Este concepto de entrenamiento cubre una amplia gama de procesos mentales y desafía la conciencia propioceptiva del paciente.

Viso-espacial se define como: *En relación o que denote la percepción visual de la relación espacial de los objetos*. (Lexico, n.d.)

En la enfermedad de Parkinson, a menudo vemos las habilidades viso-espaciales mermadas. Con el deterioro cognitivo, las funciones ejecutivas mermadas, y/o la falta de dopamina en la retina, se pueden ocasionar problemas de percepción de profundidad y contraste visual. Esto lleva a un mayor riesgo de caídas. Algunos ejemplos de desafíos que solemos escuchar:

- Aproximarse a un objeto u obstáculo (silla, entrada, cambio de superficie en el piso, objeto en el piso) y tener que frenar al acercarse al objeto por no estar seguros de a qué distancia están del mismo.
- Caminar en una muchedumbre y tener dificultades para hacerse camino, por no estar seguros de a qué distancia están de los demás.
- Manejar un carro y evaluar la proximidad del tráfico en dirección contrario (en este punto muchas personas con EP dejan de conducir por motivos de seguridad)
- Aparcar el carro en un aparcamiento
- Planear una ruta o una tarea
- Montar un objeto

El entrenamiento espacial ofrece innumerables maneras para volverse creativo y poner en marcha patrones de disparo neuronales en el cerebro. Algunos ejemplos donde las habilidades espaciales y viso-espaciales se usan:

- Describir o planear una ruta detallada para llegar de un lugar a otro
- Reorganizar los muebles
- Usar diagramas
- Usar un mapa para navegar
- Armar un rompecabezas

- Armar algo usando un diagrama con fotos o dibujos (p. ej., montar una estantería, una maqueta, una bicicleta, etc)
- Golf
- Videojuegos
- Juegos de realidad virtual
- Juegos de realidad aumentada

En la parte cuatro, introduciremos varios ejemplos de ejercicios de entrenamiento espacial y juegos. Echemos un vistazo ahora a algunos ejemplos de entrenamiento espacial y viso-espacial. Recuerde, se pueden hacer por su cuenta, pero el entrenamiento de rendimiento viso-espacial será más efectivo al emparejarlo con un tipo de movimiento enfocado.

- **Ejercicio #1: "Lléveme de un lugar a otro"**

Durante un ejercicio o enfocándose en un movimiento, haga que su cliente le diga cómo ir de un lugar a otro.

Ejemplo #1: Empezando en su posición actual, díganles que se imaginen que van a su carro y manejan a su lugar de trabajo, su casa, su restaurante favorito, etc. Que describan cada parte del viaje lo más detalladamente posible:

- Nombres de las calles
- Número de cuadras o millas hasta el siguiente giro

- ¿Hay un semáforo o una señal de alto en cada giro?
- ¿En qué dirección irán en cada giro?
- ¿Qué lugares de referencia pasan por el camino?

Ejemplo #2: Durante un ejercicio o un movimiento enfocado, haga que su cliente describa (como arriba) cómo ir de un lugar a otro. Por ejemplo: Tengo un cliente que enseña en la universidad. Su despacho está en un edificio. Su clase, cruzando el campus en otro edificio. Tiene que describirme el paseo entre estos edificios usando diferentes caminos y nombrando otros edificios y puntos de referencia por el camino. También el camino de su despacho o su clase a otros lugares, como la biblioteca, el gimnasio, la cafetería, etc.

- **Ejercicio #2: Conciencia propioceptiva**

En este reto, examinamos el sentido de su cuerpo en el espacio (su conciencia propioceptiva). Con el paciente de pie (sin movimiento en este reto). El juego consiste en:

- Los brazos extendidos a cada lado
- Manteniendo los codos a la altura de los hombros, doble los codos a un ángulo de 90 grados con los antebrazos perpendiculares al piso y todos los dedos mirando hacia el techo. Esta será su *posición inicial* para el juego
- Extienda los dedos de su mano izquierda quedando separados

- Dejando su brazo y mano izquierda en la posición inicial, lleve la yema de su dedo índice a su nariz
- Lleve la mano derecha a la posición inicial
- Entonces, sin mirar y sin mover su mano izquierda, lleve la yema de su dedo índice al pulgar izquierdo
- Lleve la mano derecha a la posición inicial
- Toque su nariz de nuevo
- Lleve la mano derecha a la posición inicial
- Sin mirar y sin mover la mano izquierda, lleve la yema de su dedo índice derecho a la yema de su dedo índice izquierdo
- Lleve la mano derecha a la posición inicial
- Continúe este ejercicio tocando las cinco yemas de sus dedos, tocándose la nariz entremedias, y cada vez llevando la mano derecha a la posición inicial
- Repita en el otro lado con la mano izquierda

Esto puede no resultar muy complicado, pero ahora, subamos el nivel - *cierre los ojos y haga exactamente el mismo juego de nuevo.* Vea cómo va. ¿Fue más difícil de lo que pensaba?

Normalmente, eliminando la visión lo hace más difícil a la hora de precisar la sensación espacial de su cuerpo y sus dedos.

- **Ejercicio #3: Pista de obstáculos**

Veamos otro ejercicio para entrenar la conciencia viso-espacial y propioceptiva.

- Montar una pista de obstáculos
- Incluir objetos donde hay que *pisar*
- Incluir objetos para *superar* o *rodear*
- p. ej., conos y obstáculos de varias alturas (quizás 5-8 pulgadas de altura)
- una tabla de equilibrio (*wobble board*)
- una colchoneta de entrenamiento tipo *airex pad*
- incluir algún tipo de plataforma tipo *step-up* o escalones
- incluir una entrada
- montar una escalera de agilidad

La lista de objetos podría seguir. Sea creativo (con la seguridad en mente) y trate varias superficies y objetos.

Ejercicio #4: Coordinación ojo-mano

La coordinación ojo-mano ofrece una gran cantidad de beneficios de entrenamiento y es un pilar en nuestra formación y sesiones de entrenamiento. Una pequeña lista de ejercicios o juegos que encontramos beneficiosos incluyen:

- Al enfocarse en un movimiento como los discutidos previamente, añada un ejercicio de cómo tirar y agarrar una bola (de básquetbol, de tenis, de lacrosse). Así se estimula la activación del sistema visual mientras el paciente se mueve. Asimismo, si el entrenador se está moviendo alrededor del paciente durante este ejercicio, este le seguirá con la cabeza y activará su sistema vestibular durante el movimiento enfocado. Añadir un desafío cognitivo a todo esto, hará que el ejercicio de entrenamiento cerebral sea efectivo. Creando varias capas en el ejercicio, se producirá una estimulación cerebral profunda.

Trate de jugar a los deportes de abajo. Al añadir un desafío cognitivo en los mismos, se producirá una estimulación cerebral profunda:

- Jugar al bádminton
- Jugar al básquetbol
- Jugar al tenis
- Jugar al voleibol
- Jugar al ping pong (o tenis de mesa)

Estos juegos y ejercicios aportan una multitud de beneficios al *cerebro* y poseen el potencial en ayudar a mejorar:

- Conciencia viso-espacial
- Tiempo de reacción
- Ejercicio cardiovascular
- Tareas duales y habilidades multitarea
- Cognición

Ejercicio #5: Realidad virtual y realidad aumentada

Los juegos de realidad virtual y realidad aumentada aportan beneficios en varias áreas incluyendo el entrenamiento viso-espacial. En Londres, Reino Unido, en el *Royal Institution*, se procedió a ver el cerebro por medio de imágenes en pacientes participando en juegos de realidad virtual. En el laboratorio, una pantalla dividida mostraba el juego en un lado de la pantalla y la actividad cerebral en el otro lado. Conforme el paciente se iba encontrando retos y toma decisiones mientras jugaba, los científicos observaban simultáneamente la actividad cerebral. Las imágenes mostraban que numerosas áreas del cerebro se iluminaban y se volvían activas a lo largo de la duración del juego. Cuanto mayor se ilumine el cerebro, es más probable que se creen nuevas vías neuronales.

Beneficios adicionales de los juegos de realidad virtual y aumentada incluyen mejoras en:

- Pasos y longitud del paso
- Marcha
- Equilibrio
- Calidad de vida (Dockx K, 2016)

Toma de Decisiones / Entrenamiento Reactivo: Concepto de Entrenamiento Cognitivo #3:

El entrenamiento cognitivo de toma de decisiones es una forma de entrenamiento reactivo. Mucha gente con Parkinson experimenta deterioro cognitivo, un procesamiento cognitivo disminuido (más lento) y un tiempo de reacción más lento.

En este concepto de entrenamiento, el objetivo principal se traduce en acelerar las habilidades de toma de decisiones reactivas. Algunos ejemplos:

- **Boxeo**: usando un saco de boxeo o con el entrenador llevando manoplas de boxeo, el paciente con guantes de boxeo, y el entrenador indicando cada golpe, trate algunas de las siguientes ideas de toma de decisiones reactivas:

- Cuando el entrenador dé la señal "derecha", el cliente ejecuta un golpe usando su mano derecha. Cuando el entrenador dé la señal "izquierda", el cliente ejecuta un golpe usando su mano izquierda. Si el entrenador lleva manoplas, establezca un protocolo de golpeo, por ejemplo: cuando el paciente golpee con su mano derecha, cruza para golpear la manopla derecha y viceversa para los golpes del lado izquierdo

- Ponga una cinta de color o una pegatina de color en las manoplas. En las mías, tengo cinta amarilla en la izquierda y verde en la derecha. Así tenemos la opción de dar la señal para golpear *derecha, izquierda, amarillo, o verde.*

- Mejore el ejercicio: "todo lo que indique el entrenador, el cliente debe hacer lo contrario". Por ejemplo, cuando el entrenador indique golpear *derecha*, el paciente golpeará la izquierda. Cuando el entrenador indique golpear *amarillo*, el paciente golpeará *verde*, etc.

En cada caso, el cliente tiene que tomar la decisión de con qué mano golpear. Progresando hacia los contrarios, creará un gran reto ya que el cliente debe *pensar, decidir*, y entonces *reaccionar* con el golpe correcto.

Trate de llevar esta actividad más allá. Algunos ejemplos:

- Enriquezca el entorno propioceptivo haciendo que el cliente se ponga de pie en la colchoneta *airex pad*, con una tabla de equilibrio (*wobble board*), el Bosu, o cualquier superficie algo inestable mientras boxea.

Agregue un desafío cognitivo:

- con cada golpe, haga que el cliente nombre una ciudad que visitó.
- que le digan cómo ir de su actual posición a otra diferente
- que se imaginen que van de vacaciones y que digan cada objeto que pondrían en la maleta que empiece con "C" (p. ej., camisas, camiseta, crema solar, calcetines, cartera, etc)
- **Puntos de agilidad:** los puntos de agilidad vienen en diferentes colores, desde 6-24 puntos por paquete.
- Monte una vía de puntos en el piso y trate de dar una señal a su cliente en varias maneras, p. ej.,
- Rotaciones: Son a menudo un desencadenante de congelamiento de la marcha y esto incrementa el riesgo de caídas. El entrenamiento de rotación es altamente beneficioso.
- Con cada paso, haga que su cliente rote para pisar el siguiente punto. Pueden tomarse su tiempo para hacerlo y en un ritmo cómodo.
- Avance dando una señal en cada paso, p. ej.,
- Pie derecho azul

- Pie izquierdo rojo
- Tratar de cruzar sobre las rotaciones. Que el paciente cruce la pierna izquierda enfrente de la pierna derecha para rotar a la derecha y viceversa en la dirección contrario, p. ej.,
- Señal *pie izquierdo azul*: el punto azul estará al lado derecho del paciente. La pierna izquierda cruza enfrente de la derecha para pisar en el punto azul y viceversa para el otro lado.

Se pueden encontrar más ejemplos en la parte cuatro y en el apartado *book support website*.

Resolución de Problemas: Concepto de Entrenamiento Cognitivo #4:

En una entrevista con mi amigo, Dan Edwardes, se me propuso la idea de *resolución de problemas* como un concepto de entrenamiento. El mérito va a Dan por este concepto. Puede ver nuestra entrevista en el apartado *book support website*.

Dan posee un magnífico centro en Londres, *Chainstore Gym* - siendo además el local de *Parkour Generations*, fundado y creado por Dan.

Tuve la oportunidad de enseñar en el *Chainstore Gym* en varias ocasiones. Cada vez que voy, me impresiona ver a los atletas de Parkour, moviéndose de manera increíble y casi mágica entre los múltiples obstáculos.

La práctica del parkour requiere de participantes, llamados *traceurs*, que ven obstáculos y los superan lo más rápido posible usando solo el cuerpo, sin otros medios. Los movimientos más comunes en la práctica del parkour incluyen correr, esprintar, saltar y trepar por encima, por debajo y alrededor de los obstáculos. Los participantes de parkour mejoran su velocidad, flexibilidad, vigor y resistencia. Muchos *traceurs* practican solos, como parte de una clase o con un entrenador personal individual. El método que uno elija depende de su nivel de habilidad y cuánto de verdad quiere mejorar sus habilidades de parkour. (Ipatenco, 2018)

En cada ocasión que he enseñado el taller de Parkinson en el *Chainstore Gym*, implementamos entrenamiento Parkour y guau... ¡Nos divertimos! Aunque se considere el Parkour como un deporte extremo, podemos fácilmente modificar movimientos para trabajar con personas con Parkinson de todos los niveles de habilidad.

La foto debajo (una foto del *Chainstore Gym*) le dará una idea de qué obstáculos usamos durante nuestro entrenamiento de Parkour.

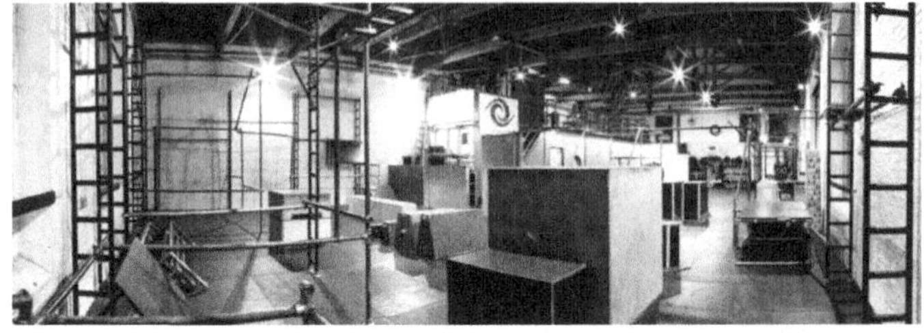

La resolución de problemas en el Parkour se traduce en múltiples técnicas de entrenamiento cognitivo que se implementan simultáneamente, incluyendo técnicas espaciales y de toma de decisiones.

Cuando uno se encuentra un obstáculo, el objetivo es alcanzar el otro lado. Cuando el cliente (o el *traceur*) alcanza cada obstáculo, lo examinará *espacialmente* y entonces *decidirá* cómo llegar al otro lado (por encima, por debajo, alrededor o a través de él). El entrenamiento espacial y de toma de decisiones se activan simultáneamente, y el problema se resuelve cuando se alcanza el otro lado del obstáculo. Es una gran manera para iluminar el cerebro y crear más patrones de disparo en las neuronas.

Vea vídeos de Parkour para el entrenamiento del Parkinson en el *book support website.*

Memoria Funcional: Concepto de Entrenamiento Cognitivo #5:

La **memoria funcional** es una capacidad del sistema cognitivo para mantener información temporalmente y se usa como sinónimo de la memoria a corto plazo. Es importante para el razonamiento y las pautas de toma de decisiones y comportamiento. La memoria funcional es parte de nuestra conciencia, de la que somos conscientes en cualquier momento. Nos proporciona un campo para un gran número de pensamientos, hechos, y teorías que se pueden considerar a la vez. (Memory and Levels of Explanation, n.d.)

Veamos un par de ejemplos que pueden ayudar a mejorar y expandir la memoria funcional.

Ejemplo #1: Lista de Palabras

Este ejemplo de ejercicio viene del mundo de la neurología y a menudo se realiza antes y después de que un sujeto participe en un estudio neurológico de investigación.

El test incluye cuatro pruebas de aprendizaje de 12 palabras no relacionadas, una interferencia con una prueba de aprendizaje de 12 palabras nuevas, y una prueba de recuerdo con retraso, de las 12 palabras iniciales 25-35 minutos más tarde. A los pacientes se les informa que serán sometidos al test después de un retraso. (Laura B. Zahodne, 2011)

En beneficio de nuestra formación y entrenamiento, modificaremos esto ligeramente.

Antes de empezar con el movimiento enfocado, el entrenador recitará una lista de palabras. En el test estándar se usan 12 palabras, sin embargo 12 palabras pueden ser demasiadas para que una persona las memorice.

Sugeriría empezar con 4-6 palabras no relacionadas, p. ej.,

- Árbol
- Perro
- Pepino
- Llave
- Bote
- Café

Pídale al cliente que enumere las palabras. Repita la lista de palabras según sea necesario - cada vez con el cliente recitándole las palabras hasta que lo haga sin equivocarse.

Ahora, haga que el cliente empiece un tipo de movimiento enfocado. Durante el movimiento, pídale al cliente que enumere la lista de palabras.

Cambie el foco cognitivo y pídale al cliente realizar otra tarea durante el movimiento, p. ej.,

- Nombrar cada verdura y fruta que se les ocurra
- Nombrar razas de perros
- Nombrar tipos de árboles o flores

Vuelva a la lista de palabras y haga que el cliente las recite otra vez.

Añada una segunda lista de palabras (interferencia) a la combinación, p. ej.,

- Bosque
- Ardilla
- Tomate
- Martillo
- Motocicleta
- Té

Pídale al cliente que se las repita. Cuando lo haga sin errores, vuelva a la primera lista de palabras y que las diga en voz alta.

Más tarde durante la sesión de entrenamiento, vuelva a la lista de palabras y que el cliente las enumere de nuevo en la medida de su capacidad, preferiblemente al enfocarse en un movimiento. Siempre es interesante ver lo que recordamos más tarde en la sesión.

Este tipo de entrenamiento debería ser individualizado y adecuarse a cada cliente según sus habilidades de memoria funcional.

Ejemplo #2: Memoria Lógica

El primer ejemplo que usaremos en esta sección representa una técnica simple que tiende hacia el entrenamiento y la mejora de la memoria funcional del paciente. En la comunidad de neurología, esta historia, la de Anna Thompson, se suele usar para probar la memoria lógica. La historia se presenta de forma oral. Se les pide a los pacientes que recuerden la historia de forma libre inmediatamente después de habérsela leído y otra vez 25-35 minutos más tarde. (Laura B. Zahodne, 2011)

Aquí está la historia de Anna Thompson. Léasela a su paciente:

"Anna Thompson del sur de Boston, empleada como cocinera en la cafetería de la escuela, denunció en la comisaría de policía que había sido asaltada la noche anterior en la calle del Estado, y que le había robado cincuenta y seis dólares. Tenía cuatro hijos pequeños, no había podido pagar el alquiler y llevaban dos días sin comer. La policía, conmovida por la historia de la mujer, organizó una colecta para ayudarla". (Unknown, n.d.)

Ahora, que su cliente le cuente la historia lo más detalladamente posible.

Después, lea la historia otra vez y que su cliente comience un tipo de movimiento enfocado.

Al enfocarse en el movimiento, pídale a su cliente que recite la historia lo más detalladamente posible. Si se dejan detalles, está bien, pero no los ayude.

La historia de Anna Thompson viene de un examen de memoria lógica. Este examen incluye una colección específica de tests en un orden específico con instrucciones detalladas. Un sistema de puntuación acompaña al examen. Para acceder al examen completo y sistema de puntuación, vaya al apartado *book support website*.

La historia de Anna Thompson es un ejemplo que me gusta dar. Al usar un protocolo de sistema de puntuación en el examen de memoria lógica en el *book support website*, puede volverse creativo y escribir sus propias historias.

Investigación Adicional del Entrenamiento Cerebral: Entrenamiento de Velocidad, Entrenamiento de Razonamiento, Entrenamiento de la Memoria

El estudio ACTIVO fue el primero a larga escala, con un ensayo al azar para examinar los resultados a largo plazo del entrenamiento cognitivo en la prevención del declive en nuestro funcionamiento diario. (Sharon L. Tennstedt, 2015)

En los conceptos de entrenamiento introducidos hasta ahora, nuestro objetivo principal tiende hacia la mejora de las habilidades multitarea y el movimiento y la reducción del riesgo de caídas. Cuanto mayor sea nuestro procesamiento cognitivo, mayor será la probabilidad de mejorar estas áreas.

El estudio ACTIVO muestra que las intervenciones en el entrenamiento de velocidad, entrenamiento de razonamiento, y en el entrenamiento de la memoria, se traducen en mejoras en las actividades del día a día.

Los objetivos de los entrenamientos de intervención en este estudio incluyeron:

Entrenamiento de velocidad enfocado en la búsqueda y la habilidad de procesar cada vez más la información, presentada en sucesivas revisiones en períodos cortos.

El entrenamiento de razonamiento enfocado en mejorar la habilidad para resolver problemas de series y patrones.

El entrenamiento de la memoria enfocado en mejorar la memoria episódica verbal usando una estrategia de enseñanza y práctica.

Los resultados del estudio ACTIVO muestran que cada tipo de entrenamiento surtió su mayor efecto justo después de la intervención y se disiparon algo en el tiempo; sin embargo, estos aumentos en el entrenamiento siguieron resultando estadísticamente significativos en el seguimiento a los 5 años. (Sharon L. Tennstedt, 2015)

Los conceptos de entrenamiento cognitivo se pueden solapar, y la implementación de entrenamiento de velocidad, razonamiento, y de memoria dentro de los conceptos que ya conocemos, pueden ayudar a mejorar los resultados de nuestros pacientes.

Visite el *support website* para acceder al estudio ACTIVO completo.

Resumen del capítulo / lección:

- El CARDIO y ejercicio aeróbico son la mejor manera para producir BDNF.
- El BDNF ayuda a frenar la muerte neuronal y puede ayudar al nacimiento de nuevas neuronas.

- El BDNF puede ayudar a frenar la progresión de la enfermedad y posiblemente retrasar el comienzo de aquellos predispuestos a la misma.

- *Las neuronas que se disparan juntas, permanecerán conectadas.*

- El entrenamiento cognitivo viene en varias formas. Aunque hemos hablado de varios conceptos de entrenamiento cerebral y ejemplos de entrenamiento multitarea, esto es tan solo la punta del iceberg y se pueden encontrar muchos más ejemplos de cada concepto de entrenamiento en la parte cuatro y en el apartado *book support website* en www.thepdbook.org

- Sea creativo y use los conceptos aquí presentados para crear sus propios ejercicios.

- El entrenamiento cognitivo hecho sin movimiento puede ayudar a crear vías neuronales en el cerebro y ayudar a mejorar la cognición.

- El entrenamiento cognitivo *durante* el movimiento enfocado crea más patrones de disparo en las neuronas, ayudando a reducir el riesgo de caídas, mejorar las tareas duales y multitarea, mejorar la cognición, y mejorar el movimiento.

El entrenamiento cognitivo *durante* el movimiento enfocado y emparejado con una activación visual, activación del sistema vestibular, y coordinación ojo-mano, producirá una estimulación cerebral profunda y creará patrones de disparo en las neuronas adicionales.

- Cuanta mayor sea la frecuencia con la que se practiquen estos conceptos de ejercicios, más fuertes y sólidas serán las nuevas vías neuronales.
- Cuando un ejercicio se vuelva demasiado fácil para el paciente, sea creativo y avance con nuevos movimientos y desafíos cognitivos.

Las palabras de un luchador con EP, John Carmichael

Mi nombre es John Carmichael. Soy esposo y padre de una familia ensamblada con cinco hijos y cuatro nietos. Soy un veterano ex combatiente condecorado, galardonado con la Estrella de Bronce por mi servicio en el el Ejército durante la Operación Escudo del Desierto/Tormenta del Desierto. Soy Enfermero Práctico Licenciado en el estado de Alabama, y actualmente trabajo como consejero para estudiantes en la Reid State Technical College en la División de Carreras de Salud. Soy miembro de los Gedeones Internacionales y recientemente empecé un grupo de apoyo de Parkinson llamado *Shaking Up LA* (Baja Alabama) en el área rural de Alabama donde vivo para proporcionar recursos y formación a la población de EP con bajos recursos. Mis intereses incluyen la bicicleta de resistencia y más recientemente, carreras de obstáculos y los *mud runs*. Soy un luchador de EP.

Me lo diagnosticaron con 49 años en marzo de 2016, una edad no típica para el diagnóstico, pero tampoco tan joven. Llegar al diagnóstico llevó unos dieciocho meses, y algunos de mis primeros síntomas se podían explicar por otras alteraciones. Los síntomas relacionados con el equilibrio y temblor, confusión, y debilidad y rigidez se podían atribuir a simples desequilibrios vitamínicos o metabólicos, o con temas más significativos como la esclerosis múltiple o EP. Después de meses con pruebas, mi neurólogo me recetó Sinemet, y noté una reducción de los temblores y otros problemas motores casi instantánea, que señalaban al diagnóstico de EP. Ahora miro atrás, al haberme familiarizado más con los síntomas de EP, y probablemente sufría síntomas menores relacionados con la concentración y la fatiga y la rigidez durante dos o más años antes del diagnóstico.

Mi primera reacción fue en parte de alivio, al saber por fin lo que tenía, y una gran tristeza y shock por lo que debía hacer frente ahora en mi vida. Como enfermero, estaba familiarizado cómo la PD te roba movimientos e independencia en la vida diaria. Pasé varias semanas autocompadeciéndome, sintiéndome enojado y amargado, cuestionándome por qué a mí. Durante ese tiempo, recurrí a mi fe, pasando un gran tiempo informándome sobre la medicación, tratamientos, dietas y ejercicio para controlar y frenar el proceso. Empecé a darme cuenta de que estaba en una lucha, una lucha real por mi vida, mi independencia, y no estaba dispuesto a que esta pesadilla neurológica me definiera.

Por extraño que parezca, la gente a mi alrededor sabía que algo pasaba antes de mi diagnóstico. Mi esposa notó que mis humor era diferente, estaba confuso y desorientado, y la gente con la que trabajaba y mis amigos notaban que "parecía enojado" y más retraído. Mis amigos más íntimos sabían que estaba cambiando y yendo hacia atrás, pero no podían entender por qué. Después de mi diagnóstico, a mucha gente le cuadró muchas cosas. Mi incapacidad para conectar emocionalmente con otros y mi falta de compromiso, de repente tenía sentido. Mi habilidad para lidiar con factores estresantes leves o razonables antes, ahora era extremadamente difícil de manejar. Mis estados de ánimo cambiantes, de triste a contento, enojado o no sentir realmente nada, se volvieron un campo de minas cíclico para mí. Empecé a batallar la EP en mi mente, pero en la misma batalla, creaba daños colaterales con mis relaciones. Simplemente estaba atrapado en mí mismo, y otras personas, las que eran importantes en mi vida, se quedaban en el camino. Fue durante este tiempo cuando tuve que recordar que aunque me habían diagnosticado con la enfermedad, no era el único que estaba pasando por esto; no era el único que perdía algo. Mi esposa estaba perdiendo el esposo con el que se casó, mis amigos perdían al John que conocían. Aquellos más cercanos a mí me veían desvanecerme de lo que había sido, quien habían conocido, y me convertía en alguien con dificultad para relacionarse. Perdían a la persona que amaban, la cual les importaba y escuchaban, siendo una relación con alguien que no se comprometía con los sentimientos para nada, y que sin duda no invertía mucho en los demás.

Físicamente, vieron cambios también, me veían volverme más lento, mi mano derecha temblaba, empezaba a encorvarme, y a tener problemas con las caídas. Mi pierna derecha temblorosa, mi boca hacía movimientos raros, mi expresión facial era plana, y simplemente no quería hacer nada. Como decía antes, mi neurólogo me recetó Sinemet, y más tarde Azilect, animándome a tomar vitamina B12 y suplementos de vitamina D por su beneficio en pacientes con Parkinson. También tomé Aricept para el deterioro cognitivo severo y la pérdida de memoria que sufría. Por supuesto, como muchos a los que les diagnostican EP, tenía periodos OFF con mi medicación. Cuando funcionaba, lo hacía bien, permitiéndome llevar lo que se puede decir una vida "normal". Sin embargo, la mayoría de los días, no duraba de una dosis a otra, y a veces mi dosis de la mañana funcionaba, la del mediodía no parecía funcionar, y entonces la de la noche lo hacía demasiado bien, llevándome a un estado de agitación y demasiada creatividad en mi cerebro, durmiendo menos, y por lo tanto más fatigado, lo que me llevaba a periodos off peores, bla, bla, bla. Si hay algo que sé, es que la EP y la medicación que se usa para tratarla, es notablemente y constantemente inconsistente. Y hay que añadir que la dieta ha de ser alta en fibra, para no tener que reducir la absorción y efectividad de la medicación, así que se pueden imaginar cómo la EP puede estropear su día.

Al darme cuenta de que si no hacía algo, el Parkinson iba a poder conmigo muy rápido, hice dos cosas de inmediato. Empecé a escribir un blog y compré una bicicleta y empecé a montar. Escribir un blog me ha dado la oportunidad de sacarle partido a mi humor, contar mi historia, y sobre todo, tratar de animar a otros a través de cualquier lucha que estén llevando o por la que estén pasando. Escribo desde la perspectiva de un luchador de EP, pero mi blog no es necesariamente sobre Parkinson, aunque es parte de él. Mi blog trata más de reírse de la vida, de nosotros mismos y superar obstáculos. El Parkinson no me define en la escritura, y por eso, soy capaz de lograr algo de curación emocional en la depresión, la ira y los problemas de imagen personal por los que lucho debido a los aspectos físicos de mi enfermedad.

Mencioné que compré una bici. No una bicicleta de turismo cara, solo una bici de montaña estándar de un centro comercial. Supuse que montaría un poco, y vería como ayudaría a mi Parkinson. Sorprendentemente, vi poco beneficio, y empecé a montar un poco más lejos. Al mismo tiempo, me enteré de una carrera benéfica por el cáncer infantil por un amigo que había perdido a su hija en la lucha. Empecé a entrenar para la carrera de 25 millas, que completé con mi hijo y me enganché. Hice buenos amigos que conocen mi lucha y me animan cuando monto en bici. En el camino, me di cuenta de que necesitaba una bici mejor y equipamiento, así que invertí en ambos y ahora puedo montar el doble de lejos que antes. Espero realizar mi primera *century ride* pronto. Fui en bici por el cáncer infantil, los veteranos heridos y por la investigación en el cáncer, y dándome cuenta de que la bicicleta de resistencia es de lejos el mejor ejercicio para mejorar mi equilibrio y controlar los temblores y otros síntomas. La mejora emocional es increíble cuando monto, y soy mucho más flexible.

Tengo un amigo que es una bestia en el mundo *Spartan*, y despertó mi interés en la carrera de obstáculos. Aparqué mi bici por un tiempo para una *mud run* local, y al siguiente mes participé en una *Warrior Dash* para St. Jude Children's, corriendo como un guerrero de St. Jude, con un gran objetivo de recaudar de fondos. Me asombra el magnífico trabajo que hace el hospital, y más todavía los niños en su lucha y sus familias también. Corro por ellos, y me aporta beneficios. Paso mucho tiempo en el gimnasio fortaleciendo mis músculos bilateralmente, mejorando la fuerza por igual, la flexibilidad, la fortaleza, el equilibrio, desarrollando diferentes grupos musculares, y haciendo cardio. Este mismo amigo *espartano*, Christian Banda, sin saberlo me ha estado entrenando por su empeño en prepararse para las Spartan *races* y usando un entrenamiento de intervalos de alta intensidad, también conocido como HIIT. Me enfoco también en la bici estática al estar en el gimnasio como parte de mi rutina. Y de nuevo, mis emociones mejoran después del ejercicio, con una gran satisfacción personal sabiendo que hice un buen trabajo por alguien. Todos ganamos.

Me he convertido además en un defensor del Parkinson en el estado de Alabama. Karl, el autor de este libro, me hizo una entrevista en línea para ayudarme a contar mi historia. Así, en internet empezaron a abrirse puertas que apliqué a mi trabajo en el estado. Mi buen amigo Christian me animó a ser fiel en mis valores, y otra buena amiga, Omotola Thomas me animó en su lucha con el movimiento #parkinstand. Empecé un grupo de apoyo al Parkinson llamado Shaking Up LA (Baja Alabama) para llevar formación y recursos al área rural de Alabama para aquellos con EP. Empecé a recaudar fondos con algunas camisetas inspiradas en la canción "*The Real Slim Shady*" de Eminem. Por detrás de las camisetas pone "*The Real Slim Shaky*" y se inspira en aquellos que luchan para hacer frente al Parkinson, alzar la voz y cambiar las cosas. He conocido a gente increíble, y recurro a ellos para inspirarme y apoyarme. La gente como Jimmy Choi, Cidney y Pat Donahoo, John Humphreys, y muchos, muchos más me han llevado a dar lo mejor de mí en mi pequeña aportación al mundo. En todas partes la gente lucha con algo. Mi mensaje es que no quiero vivir en un mundo que me haga tambalear por el Parkinson, sin embargo quiero agitar el mundo donde vivo pese al Parkinson. Como ve, sea cual sea nuestra lucha, podemos marcar la diferencia y crear un impacto, y eso empieza al mirar la lucha de alguien y marcando la diferencia ahí. Como dice por detrás de la camiseta, como el *Real Slim Shaky*, todo lo que tengo que hacer es "levantarme" y alzar la voz, y #livelikeawarrior cada día.

Capítulo 6: Despertado los Sistemas Nerviosos y el Cerebro/Entradas Sensoriales

Como comenzamos nuestro viaje hacia la mejora del movimiento, empecemos aprendiendo las tremendas ventajas de despertar los sistemas nerviosos y el cerebro. *Este es uno de los tres pilares básicos en nuestra formación y sesiones de entrenamiento* (estos tres son: *entrenamiento cognitivo / reciclaje del cerebro, cardio cada día, y despertar los sistemas nerviosos y el cerebro*).

Con Parkinson o no, todos contamos con un sistema nervioso central, un sistema nervioso periférico, y un cerebro (y otros muchos sistemas en común). Nuestro cerebro se encarga de mantenernos a salvo, pero solo puede hacerlo según las entradas sensoriales que reciba.

Si *no* usa otra estrategia de este libro, *este* es el capítulo que querrá leer varias veces, aprender la formación, internalizarla, e implementarla en los ejercicios de su cliente y sus propio entrenamiento.

A lo largo de este capítulo, introduciremos varios métodos y tecnologías que ayudarán a aumentar las entradas sensoriales a través del sistema nervioso central y periférico hasta el cerebro. ¡Ponga en práctica estas técnicas y vea los grandes cambios que suceden! Empezaremos hablando de los pies.

Apéndice B

A lo largo de este capítulo y el resto del libro, mencionaré y discutiré varias tecnologías y productos que encontramos muy efectivos para ayudar a la gente con EP a manejar los síntomas y mejorar la calidad de vida.

En el Apéndice B encontrará más información detallada sobre cada producto, así como instrucciones de cómo pedirlos.

Estimulación Cutáneo Plantar

La piel plantar (la piel de la planta del pie) es de las pieles más densas en el cuerpo, con pequeños nervios sensoriales y mecanorreceptores. Con el paso de los años, al llevar zapatos y calcetines, algunos de estos nervios se apagan. Se duermen. Cuando nos quitamos los zapatos y calcetines y nos movemos descalzos, muchos de estos nervios empiezan a despertarse, incrementando las entradas sensoriales al cerebro.

Esta enseñanza me viene directamente de mi amiga y una de mis primeras mentoras, la Dra. Emily Splichal. La Dra. Emily es la fundadora de la EBFA (*Evidence Based Fitness Academy*) y creadora de todo el programa de la EBFA. Nuestro primer encuentro fue en septiembre de 2014. La conocí en Manhattan, en una entrevista para mi canal de YouTube. El encuentro duró una hora, y cambió completamente mi vida. Un año después de haber conocido a la Dra. Emily, tuve el honor de viajar y enseñar los Niveles 1 & 2 del curso especialista de *Barefoot Training* por los EEUU e Inglaterra. El compartir esta formación con profesionales de aptitud física y terapeutas físicos ha ayudado a cambiar las vidas de innumerables personas.

La Dra. Emily es también la creadora y fundadora de la Tecnología *Barefoot* Naboso, una compañía que ofrece productos revolucionarios que ayudan a despertar el sistema nervioso central y el cerebro y a mejorar el movimiento. Pronto hablaremos en detalle sobre los beneficios de la Tecnología Naboso.

Abajo, la Dra. Emily nos habla sobre los múltiples beneficios de la estimulación al ir descalzo, especialmente para personas con Parkinson.

El Pie como Entrada Sensorial Dra. Emily Splichal

El pie humano es una estructura compleja fascinante que juega un papel en todas las posturas rectas y el movimiento. Como único contacto entre el cuerpo y la superficie, el pie está continuamente leyendo y ajustándose al terreno con cada paso que damos. Equipado con nervios potentes, se puede considerar la planta del pie como puerta de entrada sensorial al sistema nervioso.

Cuando tenemos en cuenta el movimiento funcional en afecciones crónicas neurológicas como la enfermedad de Parkinson, uno de los conceptos más importantes a considerar es a cuánta estimulación sensorial estamos accediendo durante nuestro movimiento dinámico. ¿Cuánta estimulación sensorial estamos permitiendo que entre en nuestro sistema nervioso a través de los pies? El calzado, la superficie, las enfermedades y la medicación, todos poseen un efecto en cuánta entrada se recibe desde los pies.

Para comprender bien este concepto, veamos más a fondo la especificidad de los nervios en la planta del pie y cómo se pueden estimular.

El Poder de la Planta del Pie

La piel de la planta del pie consiste en nervios especiales llamados mecanorreceptores o receptores táctiles. Estos receptores táctiles son sensibles a diferentes estimulaciones incluyendo la textura, la presión, el estiramiento y la vibración. Durante la locomoción, el contacto de cada pie estimula a estos nervios plantares, que ayudan al sistema nervioso central a controlar mejor el movimiento dinámico.

Existen cuatro mecanorreceptores principales en la planta del pie. Dos de estos mecanorreceptores se clasifican como de adaptación lenta, lo que significa que están constantemente leyendo el entorno y juegan un papel al estar quieto o en la postura estática. En cambio, los otros dos mecanorreceptores son de adaptación rápida, es decir, responden al estímulo y luego se apagan. Son más activos durante el movimiento dinámico y el contacto repetitivo del pie.

El primer mecanorreceptor es el disco de Merkel SAI (adaptación lenta), que es sensible a la discriminación entre dos puntos. El receptor SAI es el mecanorreceptor más superficial del pie y tiene 1mm de agudeza espacial. La mejor analogía para la discriminación entre dos puntos es el braille. Cuando los dedos leen el braille, se estimula el mismo receptor SAI. En el pie, la discriminación entre dos puntos se percibe como textura, y ayuda al cerebro a determinar si una superficie es lisa o rugosa.

El siguiente mecanorreceptor es el SAII (adaptación lenta) o corpúsculos de Ruffini, que son sensibles al estiramiento de la piel. Cuando nuestro pie está en una superficie rugosa, esto permite a la piel estirarse para ser estimulada, creando un equilibrio más preciso y control postural.

Los dos siguientes mecanorreceptores son el FAI y FAII (adaptación rápida) o los corpúsculos de Meissner y corpúsculos de Pacini, ambos sensibles a la vibración. La vibración es un estímulo potente en el pie durante el movimiento dinámico, así como el estímulo sensorial creado por las fuerzas de impacto. Cada vez que nuestro pie choca contra el terreno, experimentamos fuerzas de reacción, que se perciben como vibración. Nuestro sistema nervioso usa la vibración no solo para saber lo duro que estamos golpeando el terreno, sino también para mantener el equilibrio al caminar.

Cada uno de estos nervios plantares se usa para asistir en la coordinación de movimiento; sin embargo, con la edad y la enfermedad se empieza perder sensibilidad en nuestros pies. Los estudios demostraron que el pico de sensibilidad de nuestro pie es a los 40 años, y para cuando tenemos 70, necesitamos el doble de estimulación para crear la misma respuesta. Si se le añade una enfermedad o deficiencia, puede provocar una mayor desconexión entre nuestros pies y cerebro. ¿El resultado? Mayor inestabilidad y mayor riesgo de caídas.

Si es inevitable algo de desconexión de nuestros pies, ¿cómo podemos optimizar la sensibilidad a varios estímulos para controlar mejor el equilibrio y la postura?

Aumentar la Estimulación del Nervio Plantar

El primer paso para aumentar la estimulación del nervio plantar es pensar sobre nuestro calzado y quizás descalzarnos al hacer ejercicio. Con el pie dentro de un calcetín o zapato, existe un efecto amortiguador en todas las entradas sensoriales que entran por el pie. Básicamente, en realidad está entrando muy poco estímulo al sistema nervioso por nuestros pies al llevar zapatos. Esto contribuye a la inestabilidad, una pérdida del equilibrio y mayor riesgo de caídas.

Para aumentar la estimulación sensorial de pie, queremos hacer ejercicios descalzos tanto como sea posible. Queremos permitir a la piel de la planta del pie que se estimule y se integre en el control postural y movimiento. Esto cobra más importancia todavía en el caso de neuropatías y otras alteraciones del nervio que afectan los pies.

Las superficies en las que permanecemos de pie también juegan un papel en cuánta estimulación sensorial está entrando por el mismo. Las superficies blandas y colchonetas tienen en realidad un efecto negativo en la estimulación sensorial y crean la misma desconexión que los zapatos. Al hacer ejercicio y entrenar el equilibrio,

queremos enfocarnos en superficies más duras en lugar de blandas. Una de las mejores para entrenar sería un piso de madera.

Para aumentar más aún la estimulación en el pie, podemos integrar la textura. Las plantillas y colchonetas de la Tecnología Naboso son las primeras (y con solo discriminación entre dos puntos) en mejorar el equilibrio en aquellos que padecen enfermedad de Parkinson. Tanto las Plantillas como las Colchonetas Naboso, poseen un diseño textural muy específico, con una forma, altura y distancia entre cada textura que coincide con el mecanorreceptor SAI Disco de Merkel.

La investigación ha demostrado que el uso de suelas texturadas pueden contrarrestar un poco la desconexión sensorial inherente al uso de zapatos. La almohadilla en los zapatos es una de las formas típicas en las que la gente pierde estimulación sensorial crítica del terreno. Se ha demostrado que las Suelas Texturadas Naboso han restituido la estimulación plantar crítica y su uso se ha asociado a un menor balanceo medio lateral, una longitud de la zancada mejorada y simetría de la zancada, y una reducción del riesgo de caídas.

Otra técnica para aumentar la estimulación en la planta del pie es la vibración. Todas las plataformas vibratorias de cuerpo completo resultan una gran forma de estimular el sistema nervioso, imitar las fuerzas de impacto y activar el sistema nervioso. Solo con integrar 10 minutos al día una vibración de cuerpo completo, se va a provocar un efecto profundo en el crecimiento del nervio, sensibilidad del nervio del pie y equilibrio.

Conforme nos adentramos en el resto del programa de la rehabilitación del Parkinson, recuerde el pie como la base del movimiento humano y estimulación sensorial. Lleve a cabo estos simples consejos para la vida diaria de un paciente con Parkinson y confíe que la reconexión con los pies será bien recibida.

Propiocepción, el cerebro, y sistemas nerviosos

¡Gracias, Dra. Emily! Ni que decir tiene que la implementación de estimulación cutáneo plantar y el movimiento descalzo es tan importante. Conforme envejecemos, tendemos a perder nuestro equilibrio más a menudo. Esto nos lleva a un mayor número de caídas, caderas, piernas, costillas, muñecas rotas, y contusiones. Todo esto nos lleva a menos movimiento, mas lesiones, mayor atrofia muscular, más ingresos en el hospital, más complicaciones como neumonía, y tristemente, mayor número de muertes - principalmente porque perdimos la conciencia propioceptiva al llevar zapatos y calcetines todo el tiempo a lo largo de la vida y apagamos tantísimos de estos pequeños nervios sensitivos.

Añada a la mezcla las complicaciones de la enfermedad del Parkinson, y el riesgo de todos estos problemas aumentará considerablemente. Menos propiocepción equivale a menos información al cerebro y un movimiento más mermado.

Recuerde que una de las principales causas de muerte en la población con EP son las complicaciones respiratorias. Uno pierde el equilibrio, se cae, se rompe una cadera, va al hospital, agarra neumonía, y… bueno, ya saben qué sucede.

Cuando uno está descalzo, la conciencia propioceptiva aumenta. Viendo el trabajo del profesor de Harvard, el Dr. John Ratey, en su libro titulado *"Go Wild"* - el entrenamiento descalzo o llevando zapatillas minimalistas (que también permiten mayor entrada de propiocepción comparado con las zapatillas tradicionales), es el comienzo

de una mejora del movimiento. Y existen beneficios adicionales.

Digamos que usted está corriendo o haciendo senderismo. Como lleva calzado minimalista (o va por un sendero descalzo), su biomecánica cambia y se emplea todo un grupo de músculos y nervios para pisar piedras, raíces de árboles, curvas en los caminos, acelerar, y reducir la marcha. Sus pies, dedos, pantorrillas, cuádriceps, músculos isquiotibiales, glúteos y sus abdominales se activan y empiezan a calentar de manera diferente. (John J. Ratey, 2014)

Otro beneficio de caminar o las sendas o áreas verdes, es el efecto positivo en el sistema inmune. Los árboles y otras plantas emanan montones de fitoquímicos que se abren camino hasta el sistema olfatorio, encontrando una vía directa al cerebro. Muchas fitoncidas producen grandes efectos en el cerebro, incluyendo una disminución de las hormonas del estrés, regulación del dolor, y reducir la ansiedad. Algunas de estas herramientas poderosas reguladores en nuestro sistema inmune se llaman células NK (*natural killer)*. Armas en primera línea de defensa contra infecciones como la gripe o los resfriados comunes. (John J. Ratey, 2014)

Una investigación japonesa demostró que se produjo una mayor respuesta inmune en el tiempo. Se sometió a estudio a un grupo de hombres de negocio japoneses y se demostró un 40% de incremento de las células NK después de un paseo por el bosque; y en el seguimiento un mes más tarde, se vio que sus células NK todavía estaban un 15% más altas que la referencia. (John J. Ratey, 2014)

Aproveche los beneficios de la estimulación al ir descalzo a lo largo del día

Sabemos que el movimiento descalzo es la mejor manera para incrementar la entrada sensorial en el cerebro, pero no va a ir a la tienda, al trabajo, a pasear en lugares públicos descalzo, ¿verdad? Pues bien, puede conseguir los beneficios de la estimulación al ir descalzo por muchas horas al día con las Suelas Texturadas Naboso. Para saber más, vea los vídeos, y pida sus suelas desde el apartado *book support* (www.thepdbook.org). Vea la pestaña desplegable. Encontrará mucha información en la web. Poner estas suelas en su calzado (descalzo) es un punto de inflexión para todas las personas con las que trabajamos y que las probaron – y hemos trabajado con cientos de personas en todo el mundo.

Prosigamos, echemos un vistazo a otras tecnologías y métodos que pueden aumentar su entrada sensorial, y despertar al sistema nervioso y al cerebro.

Estimulación Cutáneo Palmar

Las yemas de los dedos y la piel palmar (la piel de las palmas de las manos) están densamente pobladas de pequeños nervios sensoriales y mecanorreceptores. ¿Alguna vez se han sentido inestables al caminar y han tenido que tocar la pared o un objeto para recuperar el equilibrio, solo usando las yemas de los dedos? ¿Ayudó? – imagino que sí y he aquí el porqué; como la piel plantar, la estimulación de las yemas de los dedos y las palmas de las manos envían entradas sensoriales adicionales e información a través de los sistemas nerviosos periférico y central, e inmediatamente al cerebro. Esta entrada aumentada en el cerebro ayuda a mejorar la conciencia propioceptiva, lo que hace que el cerebro envíe una respuesta instantánea de vuelta por los sistemas nervioso periférico y central, haciendo que uno se estabilice mejor.

Las entradas sensoriales por el simple hecho de tocar con la yema de los dedos o las palmas durante un movimiento puede ayudar a mejorar el equilibrio y la estabilidad.

Dos de mis herramientas favoritas para despertar los nervios en las palmas son la *Hypersphere vibrating ball,* fabricado por *Hyperice,* y el *Anchor Point Training Neuro-Handle* - impulsado por *Naboso.*

La pelota de vibración *Hypersphere* de 5 pulgadas es un producto de alta duración con una batería recargable que dura mucho entre carga y carga. Ofrece tres velocidades – la más alta es bastante intensa y útil en algunas circunstancias. La pelota *Hypersphere* ha dado resultados muy beneficiosos y efectivos en varias formas.

Para una persona que sufre un temblor en reposo de la mano (o de las manos), lo primero es sujetar la pelota en baja velocidad por 5-15 minutos, demostrándose que reduce temporalmente o elimina los temblores. La duración de la reducción del temblor varía según la persona y en nuestra experiencia, puede durar desde 10 minutos hasta 3 horas.

Muchos de nuestros asistentes y clientes adquirieron su propia *Hypersphere* y la usaron antes de realizar actividades que requerían habilidades motoras finas tales como escribir, abrocharse una camiseta, textear, teclear, usar un tenedor, una cuchara, un cuchillo, etc. La reducción temporal de los temblores ayuda a llevar a cabo estas tareas mejor.

Más tarde en la parte dos, hablaremos de las otras ventajas al usar la *Hypersphere*, incluyendo; una mejora en la flexibilidad, disminución de la distonía cervical, abdominal y otras formas, una reducción de la dolorosa contracción del pie (otra forma de distonía) que pueden padecer muchos con EP, y más.

El *Anchor Point Training Neuro-Handle* se parece más a un banda que podría encontrar al final de una banda de entrenamiento en suspensión. Sin embargo, esta banda usa la superficie texturada Naboso alrededor del área de agarre. En nuestras sesiones de entrenamiento, usamos esta banda cada vez que podemos con el objetivo de incrementar las entradas sensoriales al cerebro.

Vibración de Cuerpo Completo

La vibración de cuerpo completo (WBV) ha demostrado ser una técnica efectiva para ayudar a mejorar el equilibrio, la estabilidad, y la marcha en personas con EP. Se ha demostrado que herramientas como el *Power Plate* aportan grandes beneficios a gran variedad de personas.

La vibración de cuerpo completo en la *Power Plate* funciona así; después de subirse a la *Power Plate*, se programa la máquina para crear un nivel de vibración consistente y controlado. Esto se traduce en una ola armónica conforme se mueve la plataforma de arriba abajo, de delante a atrás, y de lado a lado.

Sentirá una sensación desestabilizadora en su cuerpo y al moverse el dispositivo, sus músculos reaccionarán estabilizando el cuerpo. La plataforma produce entre 25-50 vibraciones por segundo, en amplitudes precisas controladas, lo que desencadena contracciones musculares reflexivas. (Powell, 2014)

¡Aunque puede sentirse raro al principio, se acostumbra rápidamente a la sensación! Las personas con EP casi siempre sienten una sensación de estar "conectados" al usarla de nuevo. Los efectos positivos que sienten se pueden trasladar a la vida diaria, incluyendo el equilibrio, la estabilidad y la marcha.

La investigación clínica indica que la vibración de cuerpo completo mejora la marcha en personas con EP (Silvia Marazzi, 2020), además de las otras ventajas en el equilibrio, la estabilidad y la movilidad en individuos con EP. (Sharareh Sharififar, 2014)

Los beneficios de la *Power Plate* han sido reconocidos por la profesión médica, con estudios que demostraron los grandes beneficios en la salud que se pueden conseguir (Powell, 2014):

1. Fuerza y potencia muscular mejorada
2. Flexibilidad y amplitud de movimiento mejorada
3. Menor dolor y molestias con una recuperación más rápida
4. Mayor densidad mineral ósea y prevención de la pérdida de densidad mineral ósea debido a la edad

5. Circulación y funciones cardiovasculares y cardiorrespiratorias mejoradas
6. Equilibrio, movilidad y fuerza mejorada en la población mayor e inactiva (Powell, 2014)

Para mayor información de la *Power Plate*, visite el *book support* en la web.

No quisiera pasar por alto que existen otras tecnologías vibratorias disponibles. Soy consciente de algunas de las compañías, pero ninguna de las que conozco (hasta la fecha) son tan buenas como los productos *Hyperice* o *Power Plate*. Puede investigar por su cuenta y probar varios productos. En resumen – la terapia de vibración es una técnica de intervención efectiva para casi todos y se debería considerar como parte de las estrategias del manejo de la enfermedad.

Conciencia Corporal y los Sentidos

Otra de nuestras herramientas favoritas para aumentar la entrada sensorial y mejorar la conciencia propioceptiva es la barra *ActivMotion*. En las próximas páginas, veremos la aportación de Derek Mikulski, fundador de la barra *ActivMotion*.

Por Derek Mikulski

Aquellos que padecen EP sufren una alteración en la comunicación entre el Sistema Nervioso Central (cerebro y médula espinal) y sus músculos en funcionamiento. Como resultado, la conciencia corporal y equilibrio general disminuye, bajando la capacidad funcional y la calidad de vida general. Antes de abarcar los enfoques específicos para combatir estos efectos de la EP, tengamos un entendimiento básico de lo que es la conciencia corporal y el equilibrio, y como estas habilidades innatas nos ayudan a funcionar en el mundo real.

Párese a pensar: ¿alguna vez estaba realizando una tarea en la casa ya caída la tarde cuando se fue la electricidad, dejándolo a ciegas? Lo más probable es que hasta cierto punto lo haya vivido; entonces, la pregunta sería, ¿cómo se las arregló para completar la tarea o encontrar una linterna, a pesar de que no podía ver nada?

Un gran número de conceptos psicológicos increíbles entran en juego para ayudar a resaltar la idea de conciencia corporal y equilibrio.

En el ejemplo, para recuperar el sentido de posición del cuerpo en el espacio, lo normal es que primero tenga que usar sus manos para orientarse, tocar las paredes y otros objetos que le ayuden a reorientar su cuerpo. Cuando se va haciendo camino en la casa para agarrar una linterna, va sintiendo diferentes superficies y texturas en sus pies, indicando que está entrando a una habitación diferente en la casa. Lo siguiente es que empiece a usar su sentido auditivo para escuchar a sus hijos, una mascota, carros fuera, o cualquier otro ruido que le oriente. Sin duda, usó sus sistemas propioceptivos y vestibulares diciéndoles dónde estaba espacialmente, incluso sin poder ver nada.

Para destacar brevemente estos dos sistemas, pruebe esto:

Estire ambos brazos por encima de su cabeza hasta que sus manos estén fuera de su vista y dirija sus dedos índices el uno hacia el otro. Ahora sin mirar, intente tocar la punta de sus dedos índices por encima de la cabeza. ¿No pudo? Está bien – la mayoría de la gente no puede hacerlo en el primer intento. Inténtelo de nuevo.

¿Cómo supo (más o menos) dónde estaban sus brazos, manos y dedos en esta demostración, aunque no podían verlos? Ya se lo puede imaginar... ¡Propiocepción! En este caso, los pequeños receptores sensoriales (conocidos como propioceptores) en su piel, músculos y cápsulas articulares se comunicaron con su cerebro para decirle donde estaban sus extremidades, ¡a pesar de no poder verlas! Y su sistema vestibular, en su oído interno, le ayudó a mantenerse recto y estable, siendo consciente de cualquier desviación postural.

En resumen, la conciencia corporal es su sentido general intuitivo de la posición de su cuerpo en el espacio, basado en toda la información que llega a su cuerpo a través de la visión, el tacto, el oído y los sistemas propioceptivos y vestibulares. Esta información la procesa el cerebro y médula espinal, enviando señales a los músculos para que se muevan.

Pues bien, aquellos que sufren EP frecuentemente tienen no uno, sino tres grandes factores de riesgo en relación a la pérdida la capacidad de movimiento funcional. El primero ya lo discutimos; la EP como enfermedad altera la comunicación entre el cerebro y la médula espinal y el resto del cuerpo, impactando de manera significativa la habilidad de moverse, permanecer en equilibrio, y llevar una alta calidad de vida.

El segundo factor de riesgo a menudo se ignora: la edad. Incluso sin EP, nuestro sistema sensorial interno y conciencia corporal disminuyen su función al envejecer. Además, nuestros músculos y huesos se atrofian (se vuelven más pequeños). Esto probablemente no es sorprendente, sabiendo que hay una correlación entre las lesiones de caídas y la edad. Puesto que la mayoría de las personas que sufran EP son mayores de 50, el fallo de estos sistemas descritos arriba puede ocurrir a un ritmo mayor.

El tercer factor de riesgo es mucho más controlable. ¡La falta de movimiento es lo que constituye el factor de riesgo número tres! No moverse (no ejercicio o actividad física) a lo largo de la vida es tan malo, si no incluso peor, que el envejecimiento físico en su equilibrio interno del cuerpo y sistemas de salud. El viejo dicho, "si no lo usa, lo pierde" es totalmente cierto en este caso. Sin movimiento, perdemos conciencia corporal, equilibrio, y fuerza muscular; tres piezas esenciales en el rompecabezas de calidad de vida que se necesitan entrenar regularmente para mantener a raya los síntomas de EP.

Aquí vienen las buenas noticias. A través de una correcta prescripción de ejercicios, podemos ayudar a retrasar de manera significativa el comienzo de síntomas que resultan de la EP, la edad, y la vida sedentaria. En este caso, el movimiento es la medicina.

Entrenar la Conciencia Corporal y el Equilibrio a través del Movimiento

Ahora que comprendemos mejor cómo conciencia corporal, equilibrio y movimiento se relacionan con la EP (y la mayoría de tipos de demencia, en efecto), veamos las maneras en las que podemos entrenar el cuerpo para combatir la pérdida de estos tres sistemas, mantener el cerebro y el cuerpo participando activamente, y aumentar la calidad de vida.

Tenga en cuenta que la información que se ofrece en los siguientes párrafos solo abarca una parte de un programa integral de aptitud física para aquellos con EP. Aunque nos enfoquemos en crear conexiones cerebro-cuerpo, tenga en mente que se deben considerar también los ejercicios para simple fuerza muscular, salud cardiovascular, flexibilidad e hipertrofia (crecimiento) muscular y ósea.

Para los ejercicios en esta sección, vamos a elegir la barra *ActivMotion* por la sencilla razón de que pone un increíble énfasis funcional en todos los sistemas mencionados anteriormente (vista, tacto, oído, propiocepción, vestibular, movimiento).

Las barras *ActivMotion* son huecas por dentro y están parcialmente llenas de bolas de rodamiento que se desplazan suavemente por dentro. En pocas palabras, el resultado final es la "inestabilidad sostenida en las manos" frente a la inestabilidad debajo de los pies, en el caso de estar de pie en una plataforma de equilibrio.

El desplazamiento de las bolas de rodamiento permite a los usuarios sentir y escuchar los desequilibrios cuando tratan de mantener la barra estable; la barra *ActivMotion* se convierte en un "nivel" o "guía", proporcionando una evaluación constante del equilibrio postural. Al sentir y escuchar los rodamientos de las bolas desde el centro, los usuarios reaccionan reestabilizándose.

Asimismo, la barra *ActivMotion* tiene una ventanita por la se ve claramente donde se desplazan las bolas. La instrucción aquí es simple; mantener las tres bolas coloreadas del centro dentro de la vista de la ventana para mantenerse en equilibrio. Girar la barra 180 grados, y eliminará la ventana (y la opción de ver el desplazamiento de las bolas) para un estímulo diferente.

En un estudio actual llevado a cabo por el *Human Movement and Innovation Lab* de la Universidad de Michigan, los investigadores están encontrando que las barras *ActivMotion* hacen que los músculos del torso y extremidades trabajen hasta un 200% más que al usar herramientas como balones medicinales con peso y barras de ejercicio.

Lo que hace a estas herramientas tan increíblemente útiles para aquellos que realizan ejercicios de EP, es el hacer participar algunos de los sentidos del cuerpo y los mecanismos de respuesta (sentir, escuchar, ver) a un nivel más profundo, combinado con los retos propioceptivos y vestibulares que las barras *ActivMotion* proporcionan. Y con tan solo dos kilos, la cantidad de resistencia es prácticamente segura para casi todo el mundo.

IMAGEN Anatomía de la Barra ActivMotion

Al usar la barra *ActivMotion*, el objetivo durante algunos ejercicios será estabilizar la barra y mantenerla paralela mientras las bolas de rodamiento se desplazan. Puede notar que su cliente se frustra al principio; suelen decir "¡las malditas bolas de rodamiento siempre se mueven!"

Es importante lidiar pronto este posible punto de frustración y decirle a los clientes que no tiene que salir perfecto. El movimiento constante de las bolas de rodamiento es algo bueno; nos fuerza a estar enfocados y conectados con el estado mental, constantemente reaccionando al estímulo que sentimos, oímos y vemos. Con el tiempo, nuestra habilidad para mantener la barra nivelada aumentará ya que la conciencia corporal lo hará también.

Durante otros ejercicios, en lugar de mantener la barra nivelada, inclinaremos, ladearemos o desplazaremos la barra de lado a lado a propósito. Esto hará que todas las bolas de rodamiento se muevan por gravedad de un extremo a otro.

Cuando las bolas de rodamiento "se paran" al final, nos vemos forzados a estabilizarnos y buscar un punto de refuerzo. También podremos encontrar un ritmo o flujo con el "sonido" o al "sentir" el desplazamiento de las bolas al inclinar la barra a cada lado, empleando la mente y el cerebro en un patrón que proporciona un gran beneficio al cerebro y al tejido muscular.

Ejercicio #1 - Caminar por la Cuerda Floja

Su cliente debería empezar de pie sujetando la barra *ActivMotion* boca bajo en las marcas blancas de la mano. Haga que su cliente flexione los codos, llevando la barra hacia el pecho con los codos relajados abajo a los lados y los omóplatos activos. La barra *ActivMotion* permanecerá en esa posición durante todo el ejercicio.

En posición vertical, pídale a su cliente que camine en línea recta, conectando el talón y los dedos como si estuviera caminando por la cuerda floja.

Anime a que su cliente trate de mantener la barra *ActivMotion* paralela al piso y "quieta" conforme se desplazan las bolas de rodamiento. También que traten de mantener tres de las bolas blancas a la vista a través de la ventana. Si resulta difícil que su cliente vea las bolas de rodamiento con la barra posicionada en su pecho, pídale que extienda sus brazos enfrente de su cuerpo y que la mantenga estática conforme va caminando por la cuerda floja.

Haga que su cliente se mueva de manera lenta y metódica, notando todos los desplazamientos sutiles y alteraciones dentro de la barra, y reaccionando en consonancia para estabilizarla. Tras 5-10 pasos adelante, que se mueva hacia atrás de la misma manera (talón-dedos).

Ejercicio #2 - Ejercicio de Pasar por Encima

Ponga un rodillo de espuma, un bloque de yoga u otro objeto blando colocado en el piso enfrente de su cliente. La altura del objeto variará según su nivel de aptitud física. Empiece con algo entre 8-10 cm de alto, y a partir de ahí progrese. Su cliente debería empezar de pie sujetando la barra *ActivMotion* boca bajo en las marcas blancas de la mano. Haga que flexione los codos, llevando la barra hacia el pecho con los codos relajados abajo a los lados y los omóplatos activos. La barra *ActivMotion* permanecerá en esa posición durante todo el ejercicio. En posición vertical, pídale a su cliente que simplemente pase por encima del objeto, tratando de mantener la barra *ActivMotion* lo más estable posible. Que se dé media vuelta y lo repita con la otra pierna. Anímelo a mantener la barra *ActivMotion* paralela al piso y “quieta” mientras las bolas de rodamiento se desplazan. También que trate de mantener tres de las bolas blancas a la vista a través de la ventana. Si le resulta difícil verlas con la barra posicionada en su pecho, pídale que extienda sus brazos enfrente de su cuerpo y que la mantenga estática en esa posición mientras realiza el ejercicio de pasar por encima.

Ejercicio #3 - Inclinaciones a los Lados

Su cliente de pie, sujetando la barra *ActivMotion* en las marcas blancas de la mano. Con los pies aproximadamente separados de la anchura de los hombros, dele una señal para levantar la barra por encima de la cabeza.

Nota: Si su cliente tiene alguna lesión o limitación en las regiones de los hombros, torácica, o de la columna vertebral lumbar, que vuelva a la posición de la barra en el pecho en lugar de por encima de la cabeza.

En una manera rítmica, dele una señal a su cliente para que se mueva desde la cintura y se incline de lado a lado sin parar en el centro. Las bolas de rodamiento dentro de la barra irán de un lado a otro de la barra. Cuando las bolas se paren en un extremo, la fuerza creada activará significativamente los músculos del torso. El compás de este movimiento debería ser lento y controlado al principio.

Ejercicio #4 - Una sola Pierna o Postura Gradual con la Barra

Su cliente de pie, sujetando la barra *ActivMotion* en las marcas blancas de la mano.

Para la serie de una sola pierna, su cliente girará hacia delante, la columna con una alineación neutral y levantando una pierna del piso por detrás de ellos con extensión de la cadera. Manteniendo esta posición girada con una sola pierna, el cliente llevará uno de los extremos de la barra hasta su cuerpo, dejando caer el otro extremo hacia el piso para que las bolas de rodamiento se muevan hacia abajo por gravedad.

La fuerza creada cuando las bolas de rodamiento se paran es lo que "tirará" del centro de gravedad de su cliente en dirección a donde van las bolas de rodamiento. Así se va a producir un fantástico desafío de equilibrio funcional.

Repita este patrón basculante de lado a lado mientras se mantiene el equilibrio de una pierna en posición girada. Asegúrese de cambiar de pierna y repetir el otro lado.

Con aquellos que no puedan mantener el equilibrio con una pierna, se puede variar el ejercicio. Simplemente mantener una posición gradual girada con los dedos en contacto con el piso de la pierna de atrás.

La barra *ActivMotion* es un instrumento valioso para desafiar y construir sistemas fisiológicos que rigen la conciencia corporal, el equilibrio y la estabilidad. Combinado con otros aspectos dentro de un programa integral de aptitud física, podemos esperar que los clientes con EP consigan mayor independencia, ganen fuerza, y retrasen el comienzo de los síntomas de EP para así mantener una más alta calidad de vida.

Entradas Sensoriales y Vendaje Neuromuscular (Kinesiotaping)

El vendaje neuromuscular (*kinesiotaping*) es un instrumento potente de entrada sensorial que encontramos muy efectivo. A los asistentes y clientes en los talleres en vivo les encanta también. Como ya sabemos, las personas con EP tienden a desarrollar una postura hacia delante, lo que lleva a un movimiento menos óptimo y mayor riesgo de caídas. Mi marca favorita de vendaje neuromuscular es el *RockTape*. Pega bien y de las que usé es la que más dura.

En las siguientes páginas, aprenderemos más sobre el *kinesiotaping* y por qué es beneficioso y efectivo para numerosas cuestiones.

Por Steven Capobianco D.C., DACRB; Steven Agocs, D.C.

El *kinesiotaping* o vendaje terapéutico elástico ha existido por más de 30 años, pero no ha recibido mucha atención hasta recientemente. La única razón, en mi opinión, es que algunos deportistas de alto calibre lo lucieron durante los Juegos Olímpicos. Siempre me interesa ver lo que llama la atención a la gente. Para que pueda comprender mejor este tipo de vendaje, es importante entender la diferencia que existe con el vendaje atlético tradicional (vendaje de algodón). En primer lugar, el *kinesiotaping* se estira a lo largo de toda su longitud en un patrón unidireccional, lo que permite moldearlo por el cuerpo y permite a las articulaciones un mayor rango de movilidad. El vendaje tradicional atlético se ha usado para limitar el movimiento y proteger la articulación de un rango de movimiento específico. La mayoría del *kinesiotaping* se fabrica de una combinación de algodón y nylon (dándole una calidad de estiramiento) con un adhesivo acrílico, sin látex, que puede permanecer en el cuerpo múltiples días, con una media entre 3-5. La dimensión normal suele ser 5 m x 5 cm, pero puede encontrar otras entre 2,5-10 cm de ancho para que cubran adecuadamente regiones más pequeñas y grandes del cuerpo.

El *RockTape*, mi marca favorita de *kinesiotaping*, propone dos efectos que llevan a resultados clínicos que disfrutan muchas personas en todo el mundo. El primero es que mejora mecánicamente (descomprime) la piel de los tejidos subyacentes a los que se aplique. Esta descompresión de los tejidos tiene dos efectos principales en el cuerpo. El primero, es que alivia la presión de las terminaciones nerviosas en los tejidos que son responsables de la nocicepción (dolor), aliviando el dolor; y en segundo lugar, la acción de mejora mecánica de la venda permite una mejor circulación en el área y desde el área vendada. Esto reduce la congestión en el lugar de la lesión/tensión y probablemente contribuye al rendimiento y los efectos de recuperación vistos en atletas que usan *kinesiotaping* durante el entrenamiento y las competiciones. (Life, n.d.) El segundo mecanismo del efecto es que la venda proporciona una estimulación sensorial de los nervios en la piel y tejidos subyacentes. Usando una analogía con una computadora, estimulando las teclas, por así decirlo, alojadas en nuestra piel, podemos comunicarnos mejor con la unidad central de procesamiento (CPU) o el cerebro. Esta conversación mejorada entre el tejido con molestia (p. ej., una lesión en la rodilla o un músculo inactivo) y el cerebro, puede aliviar a la persona con dolor y mejorar el equilibrio/propiocepción (conciencia de dónde uno está en el espacio) y control motor (sincronización y ritmo de la acción muscular). Con una mejor información vía receptores sensoriales, llevará a mejores decisiones, respuesta motora y funcionamiento del cerebro. Este efecto neurológico del *kinesiotaping* es responsable de muchos de los beneficios que notan aquellos que lo usan.

Prácticamente, el *kinesiotaping* demostró mitigar el dolor, manejar la inflamación aguda/crónica y proporcionar una mejora de la propiocepción. Esta sección se enfoca en comunicar el papel de este tipo de vendaje para mejorar la conciencia posicional/propiocepción. Empezar y terminar un movimiento con una postura deficiente resultará en una falta de rendimiento óptimo, así como posibles lesiones o dolor subsecuente. El problema es que muchas personas, especialmente aquellas con déficits neurológicos, no son conscientes de su disfunción postural y de movimiento. Aquí es donde el trabajo de Ray Birdwhistell, al demostrar el papel de la orientación kinestésica, se puede traducir en cambios de comportamiento muchas veces más rápidos que las indicaciones acústicas y visuales. Así pues, la moraleja de esta historia es usar el estímulo por contacto para crear el mayor beneficio posible para lograr cambios duraderos y prolongados en el cerebro y su función.

El *kinesiotaping* se puede usar de la misma manera para corregir la postura porque da orientación kinestésica al cuerpo, y se puede utilizar también para producir un retroefecto usando la tensión, tanto si se nota como si no, para promover una mejor postura. Es cada vez más aparente que la aplicación de vendaje en el cuerpo humano es de hecho más significativo en un lugar "comprometido". Lo que significa que el vendaje se vuelve más efectivo en aquellos comprometidos, ya sea por dolor, fatiga u otra condición. Capecci et al encontraron que la combinación de postura corregida activa y la estimulación táctil usando *kinesiotaping* produjeron un efecto favorable en el equilibrio, la prueba cronometrada de "levántese y ande", y grado de inclinación del tronco (Capecci M, 2014). Estaría completamente de acuerdo con la conclusión de este estudio, indicando que una combinación de las intervenciones, en este caso *kinesiotaping* y movimiento correctivo, es lo más efectivo.

El Parkinson suele asociarse con ciertos patrones posturales que se vieron que limitaban la habilidad funcional. Tradicionalmente, los que lidian con déficits posturales se les reeduca con ejercicios/estiramientos y/o refuerzos, ninguno de los cuales posee buena elasticidad. Para lograr cambios duraderos y prolongados en el cerebro, se ha sugerido que una estimulación de umbral bajo de larga duración es lo más efectivo. El *kinesiotaping* hace exactamente eso, proporcionando un estímulo por varios días. La pérdida de postura óptima representa un problema estructural que puede afectar la estabilidad, la movilidad de las articulaciones, y funciones musculares eficientes, comprometiendo el movimiento humano. El *kinesiotaping* proporciona una estímulo kinestésico novedoso que aumenta nuestra percepción de la zona vendada del cuerpo.

¡Gracias, Dr. Capobianco y Dr. Agocs! En la parte cuatro del libro, gracias a nuestros expertos aprenderemos más sobre las aplicaciones del vendaje.

Consideraciones importantes para profesionales del movimiento

- El vendaje postural es una técnica efectiva especialmente para ayudar a mejorar las entradas sensoriales, mejorar la postura y el movimiento, y reducir el riesgo de caídas.

- Aunque no vamos a ver las aplicaciones del vendaje hasta la parte cuatro, me gustaría destacar un par de puntos importantes en esta sección. Lo repetiremos de nuevo en la parte cuatro:

- **Entrenadores personales, en particular:** tengan en cuenta *el alcance de su práctica*. Donde yo vivo (en los EEUU), no se les permite a los entrenadores tratar el *dolor* ya que está fuera de su ámbito de práctica. Aunque muchas jurisdicciones permiten el vendaje como indicación externa, asegúrese qué le permite hacer su gimnasio o su centro y qué se considera que está dentro de su ámbito de práctica.

- La gente con una postura hacia delante se ha adaptado a esta posición y se ha acostumbrado a cómo se siente al moverse así. Como mencioné en mi entrevista con el neurólogo, Dr. Alfonso Fasano, cuando se trabaja hacia la mejora de la postura en una persona con EP, es de vital importancia realizar pequeñas e incrementadas mejoras posturales. Ponerse de pie derecho demasiado rápido tiende a incrementar las posibilidades de caerse hacia atrás (generalmente la peor de las caídas).

Resumen del capítulo

Aprendimos sobre varias técnicas y herramientas de entradas sensoriales en este capítulo. He aquí algunas consideraciones importantes adicionales:

- Cada persona con Parkinson está afectada de manera única por la enfermedad
- Aunque cada instrumento y técnica se ha mostrado altamente efectiva para la gran mayoría de la gente, no todas las personas se beneficiarán de cada técnica.
- En raras ocasiones, al usar algunas de estos instrumentos o técnicas, una sobreestimulación y malestar general puede ocurrir, y su paciente o cliente puede sentirse peor. Si esto sucede, suspenda lo que está haciendo
- Pregúntele a su cliente frecuentemente para supervisar cómo se encuentra
- Asimismo, aunque las mejoras pueden ser evidentes en ciertas situaciones, si su paciente se siente muy incómodo, no fuerce la técnica. Tome un descanso, pruebe otra vez, y vea qué sucede. Si el malestar persiste, suspenda la técnica.

Las palabras de un luchador con EP, Ian Frizell

Me llamo Ian Frizell, tengo 56 años, estoy casado (por segunda vez) con dos hijos mayores de mi primer matrimonio. Originalmente me formé en la hostelería y catering, y mi primer trabajo fue en un hotel en Wirral como barman y servicio a la inglesa. Después de 4 años, decidí que una carrera en la industria de la hostelería y el catering no era para mí. Entonces trabajé como vendedor de una compañía de periféricos de computadoras por un corto tiempo, seguido de un año como taxista en Birkenhead. Mientras trabajaba como taxista, me apunté a un curso de formación de programador informático. Esto llevó a una carrera de 25 años en la industria de la informática, la mayoría de la cual pasé como Consultor Informático autónomo.

Mi primer síntoma de EP probablemente fue cuando perdí mi sentido del olfato (por 1995, con 34 años) seguido de un resfriado severo y sinusitis - inicialmente culpé a la sinusitis de ello y pensé que mi sentido del olfato volvería, pero nunca lo hizo. He sufrido ansiedad la mayor parte de mi vida adulta, así que es difícil saber si era o no una primera señal de Parkinson. En 1996, mientras trabajaba con un contrato en Amsterdam, noté que empezaba oler cosas que no estaban ahí, y tenía un temblor leve en las dos manos. Para cuando mi contrato había terminado, tenía algo de temblor en mi pierna derecha, así que fui al médico, que me derivó al departamento de neurología del hospital de Southampton. Después de que me examinaran, me dijeron que "definitivamente no es Parkinson, y no pensamos que sea MS (esclerosis múltiple)". Su diagnóstico fue Temblor Esencial Benigno que, según me explicó el médico, significaba que tenía un temblor pero no sabían por qué. Naturalmente, no estaba conforme con lo que consideré que había sido una ausencia de diagnóstico, así que busqué información en línea acerca de la Enfermedad de Parkinson y Esclerosis Múltiple - Quería saber por qué los neurólogos no los habían considerado y por qué se opusieron al diagnóstico. Cuando estaba investigando sobre estas condiciones, me encontré que muchos diagnosticados con Parkinson y MS, resultó ser una intoxicación de mercurio por los empastes dentales. Tenía muchas prótesis dentales en mi boca y muchos empastes de amalgama se me reemplazaron antes de perder mi sentido del olfato. Empecé a buscar los síntomas de la intoxicación por mercurio, y me quedé perplejo al ver que tenía todos los síntomas. Consulté con un dentista especializado en la extracción de amalgama, y estaba de acuerdo en que mostraba los síntomas "clásicos" de intoxicación por mercurio. Me quitaron todos los metales y los sustituyeron por empastes de composite y coronas de porcelana. El temblor en los manos se redujo notablemente, y el temblor en mi pierna derecha desapareció por completo.

Saltemos a 2009.

Decidí dejar la Industria de la Informática en 2009 y enfocarme en un par de proyectos de renovaciones de viviendas. Me mudé a Norfolk, al este de Inglaterra, y compré una casita adosada (en abril de 2011) que necesitaba una reforma completa. Tan pronto como empecé a trabajar en la reforma, caí enfermo. Me habían puesto un puente dental equipado con prótesis dentales. Dos meses después de aquello, el temblor en los manos aumentó y el de la pierna derecha volvió. Esto me llevó a la consulta del médico de nuevo, que me derivó al departamento de neurología en el Hospital de Norfolk y Norwich, donde el neurólogo me dijo "si tuviera que apostar, diría que tiene Parkinson". Y tenía razón. Oficialmente a la edad de 50 años me lo diagnosticaron, y todavía sigo convencido de que el desencadenante a la EP fueron las prótesis dentales.

Estuve en fase de negación durante mucho tiempo. Consulté a un médica privada especializada en nutrición. Me examinó por mi sensibilidad a las prótesis dentales (entre otras cosas) y me dijo que mis resultados de sensibilidad al mercurio eran los más altos que jamás había visto. Seguí una dieta estricta sugerida por ella, y mi salud general mejoró bastante - Fui capaz de suspender una toma de antibiótico diaria que había tomado por más de 5 años para el acné adulto (mal diagnosticado - resultó ser dermatitis seborreica, otro síntoma de Parkinson) y otra pastilla que había tomado por tiempo similar para el reflujo gástrico. Sin embargo, mis síntomas de Parkinson siguieron empeorando. Creo que finalmente acepté que padecía enfermedad de Parkinson en 2013, poco antes de que me casara con mi segunda esposa. Le dije que debería salir corriendo, porque no se merecía cargar con un inválido a su edad. Por suerte, ignoró mi consejo.

En este punto, mi síntoma principal era el temblor en mis brazos y piernas - al menos era el síntoma que más me molestaba. Me acomplejaba, y me hacía evitar el contacto con otras personas. Otros síntomas significativos eran la extrema fatiga (luchaba contra el sueño durante el día) y una completa falta de motivación, pues se suponía que tenía que trabajar en la reforma de mi casa, pero era totalmente incapaz de levantarme y ponerme en marcha.

Mi neurólogo me había recetado agonistas de la dopamina, que al principio decidí no tomar por haber escuchado acerca de sus desagradables efectos secundarios. Mi temblor rápidamente empeoró hasta el punto de tener dificultad para alimentarme yo mismo. Desesperado, empecé a tomar los agonistas de la dopamina. Desafortunadamente, las pastillas no me hicieron nada de efecto, y me daban nauseas, así que las suspendí. Mi neurólogo entonces me prescribió Levodopa/carbidopa y de nuevo no surtieron ningún efecto salvo el hacerme sentir mal. El próximo fue trihexifenidilo - sin ningún efecto positivo, y dándome un efecto secundario de bajo ánimo, lo cual persiste hasta hoy. Dos cosas sucedieron por esas fechas: Descubrí que el cannabis calmaba mi temblor, y mi neurólogo me sugirió derivarme a una cirugía de estimulación cerebral profunda (ECP). El cannabis me ayudó a soportar mi EP mientras esperaba un período de 12 meses para someterme a la operación.

La ECP me ha cambiado la vida, mi temblor está prácticamente bajo control, y me ha devuelto algo de vida. Aunque es un arma de doble filo - La gente ve que no tiemblo más y piensa que ya estoy curado. No se dan cuenta ni comprenden que la enfermedad de Parkinson todavía está ahí, que sigue progresando y que va más allá de los temblores. Muchos de los síntomas invisibles de la EP son igual de debilitantes (y a veces incluso más) que los visibles. Además, la ECP tiene efectos adversos serios, afectando mi estado de ánimo, equilibrio y marcha, la disquinesia, la distonía, y la voz. Mi humor y motivación se han visto afectados en ocasiones, igual que la voz, el equilibrio y cuando camino, y tengo disquinesia en el lado derecho (que no tenía antes de la cirugía). A pesar de todo, considero que la operación valió la pena, simplemente por la reducción de mis temblores.

Todavía no tomo ninguna medicación recetada para mi Parkinson. Sigo con el cannabis cuando mi ECP necesita apoyo, o si necesito ayuda para dormirme.

La EP me ha cambiado la vida por completo. Me ha robado la habilidad de trabajar, me ha despojado de mi capacidad para obtener ingresos y autoestima. Solía ser más bien activo, jugaba squash y bádminton 3 o 4 veces por semana, y practicaba esquí alpino un par de veces al año. Ya no gozo de la energía que se requiere para tales enérgicas actividades físicas, y los cambios en mi sentido del equilibrio hacen imposible el esquí alpino. Mi equilibrio no está tan mal haciendo que me caiga, pero me afecta a la hora de caminar, lo cual supone un mayor esfuerzo de lo que solía ser. Mi ejercicio diario lo logro caminando nuestra perra dos veces al día - ¡Ella no acepta ninguna excusa! Uno de los síntomas de EP más debilitantes es invisible - una falta de motivación, por el cual tengo cosas que hacer (y quiero hacer), pero simplemente no puedo levantarme y hacerlo. Es frustrante para mí, y para mi esposa.

El Parkinson ha debilitado mi autoestima, así que me las arreglo con lo que me queda de ella para hacer blogs y videoblogs sobre temas relacionados con el Parkinson. Todos los días publico sobre la recuperación de ECP, y semanalmente un videoblog relacionado, siendo mi compromiso con estos medios lo que me permite superar la falta de motivación.

¿Una lección de todo esto? Imagino que sería no castigarse porque uno no sea capaz de hacer las cosas que podía hacer antes de que apareciera el Parkinson. ¡Haga lo que pueda y nunca se rinda!

Capítulo 7: Entrenamiento Neuropsicomotor y Beneficios del Ejercicio

El entrenamiento neuropsicomotor es un término que se nos ocurrió a mi hijo y a mí (por nuestra cuenta) solo para darnos cuenta que *neuropsicomotor* es una palabra ya en uso, principalmente en la conexión entre niños y niños preescolares para caracterizar la relación entre el desarrollo neuropsicomotor y procesamiento auditivo. (Guedes-Granzotti1, 2018). No pasa nada porque el término, *neuropsicomotor* describe muy bien lo que aprendió en el capítulo anterior sobre la neuroplasticidad y el reciclaje de esta estructura extraordinaria tan compleja conocida como cerebro.

Al principio del libro, mencionamos que en el cuerpo humano todo está conectado. Su cerebro, esqueleto, sistemas nerviosos, sistema muscular, sistema límbico, visual y vestibular, y que cada sistema está conectado a todos los demás. Cada sistema es un intérprete en esta orquesta que constituye nuestro cuerpo, nuestra humanidad, y nos permite pensar, movernos, sentir emociones, tomar decisiones, y existir.

La Figura 7a ilustra cómo todos los sistemas están conectados y juegan papeles vitales en la calidad de movimiento y de vida que vivimos.

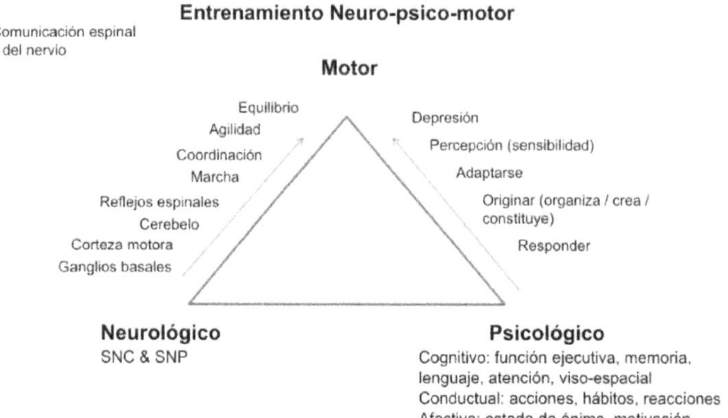

Figura 7a

En el diagrama, *psicológico* se refiere a la función cerebral. Incluye cognitivo (función ejecutiva, memoria, lenguaje, atención, y función viso-espacial), conductual (acciones, hábitos y reacciones) y afectivo (motivación y estado de ánimo). El *cerebro* conjuntamente con los *sistemas nervioso central y periférico* trabaja en armonía para alimentar y ejecutar nuestras *habilidades motoras y de movimiento*.

Profesionales del movimiento (y para todos): Si no era consciente antes de todas las conexiones entre los sistemas, no hizo nada mal. Solo puede entrenar a sus clientes de la manera que sabe entrenarlos, conociendo lo que sabe en un momento dado. La curva de aprendizaje es algo constante para mí. Siempre busco aprender lo máximo posible y, literalmente cada día aprendo algo que me permite ser un mejor entrenador. A veces, una simple información me lleva a probar algo nuevo o diferente en nuestros entrenamientos, lo que a menudo se traduce en mejoras significativas del movimiento para el cliente.

Antes de entrar en discusión acerca de los beneficios del ejercicio, le ruego que tenga en cuenta unas cuantas cosas que le ayudará a la hora de prestar ayuda a los demás:

- Mantenga una mente abierta a la nueva información, técnicas y estrategias. Trate de no quedarse estancado en esa rutina en la que uno piensa que sabe todo lo que necesita saber. Se lo prometo – no sabe todo lo que necesita saber, ni yo tampoco

- Siempre busque aprender lo máximo que pueda. Puede esperar sentado para escuchar cómo las nuevas cosas llegan, o usted puede indagar. Imagino que usted es de los que indaga. ¿Por qué? Porque está leyendo este libro. Fin

- Busque profesionales con mayor experiencia que usted o un campo del que usted quiera aprender. Pregúnteles si puede acompañarlos para aprender y pasar tiempo con ellos mientras trabajan con sus pacientes o clientes (siempre que al paciente no le importe y su privacidad no se vea comprometida o violada de alguna manera)

- Use su conocimiento y habilidad para ser creativo y experimente. Habrá errores garrafales aquí y allá, pero que eso no le detenga. Adáptese según la habilidad del cliente. Siga probando cosas nuevas. Será bueno para el paciente y para usted

- Mantenga una buena comunicación con su cliente durante las sesiones. Si no le cuenta cómo se siente por un ejercicio en particular, pregúntele cómo se siente. Este *feedback* es fundamental y lo querrá siempre para garantizar la seguridad cuando se enfrente a un ejercicio

Beneficios del Ejercicio

Estado de ánimo y emocional

Amigos, empezaré con una historia sobre cómo aprender una simple estrategia ayudó a mi amiga Ángeles a pasar de sentirse completamente derrotada a completamente optimista y con esperanza y sin que nada la parara, en cuestión de minutos.

Era miércoles, 18 de abril, de 2018 y acababa de dar una presentación de 90 minutos en un simposio en Monterrey, México, a un gran número de asistentes. Lo siguiente en el programa era un entrenamiento de 45 minutos, que iba a dirigir.

Me fui corriendo del escenario a una habitación vacía para quitarme el traje y la corbata y ponerme la ropa de entrenamiento, y al mismo tiempo decidiendo qué tipo de ejercicio debía conducir. Era mi primera vez en México y aunque todo el mundo me había dado una calurosa bienvenida, estaba nervioso y quería brindar técnicas eficaces en esta sesión corta de entrenamiento. No había opción para la decepción.

Volví a la sala de conferencias donde unas 55 personas esperaban y estaban listas para empezar la sesión. En el último momento, decidí hacer el ejercicio que llamo *"El Piso es nuestro Amigo"*. Mentalmente cruzaba los dedos esperando que les gustara y que se beneficiaran de la sesión. *"El Piso es nuestro Amigo"* está diseñado para ayudar a una persona a volver a un punto de seguridad en el caso de caída. También incluye un número de patrones fundamentales de movimiento que ayudan a ganar fuerza y un movimiento más óptimo. Verá más sobre esto en la parte cuatro.

Empecé la sesión con todos acostados en el piso boca arriba. No es raro escuchar que una persona con Parkinson tenga dificultad o sea incapaz de darse la vuelta. Imagínese despertarse por la mañana y que su primer reto sea *darse la vuelta en la cama*. No es una buena manera de empezar el día.

Así pues, con 55 personas boca arriba y nuestro primer movimiento que suponía una estrategia concreta para impulsar el cuerpo y darse la vuelta (con los ojos mirando al techo) hasta mirar hacia abajo. Luego - usamos otra estrategia específica para impulsarse y darse la vuelta hacia arriba. Entonces, giramos en la dirección opuesta, de boca arriba a boca abajo y luego de vuelta a la posición inicial.

Continuamos practicando esta técnica durante unos minutos, y conforme iba caminando y ayudando a la gente, me di cuenta de una señora que estaba realizando el movimiento muy bien, pero estaba llorando. Le pregunté si se encontraba bien y me dijo, *sí sí - todo bien.*

Durante mi presentación antes del ejercicio, vi a Ángeles sentada en el público. No parecía muy feliz, pero no podía precisar cómo se sentía.

Saltemos a esa misma noche, al volver al hotel vi una notificación en Facebook, con un nuevo comentario en una publicación que había subido durante el ejercicio. El comentario era de Ángeles. Decía así: *No quería asistir al taller porque estaba sin esperanza y abatida. Había asistido a tantos y ninguno me había ayudado. Hoy mi esposo me arrastró para ir, y por primera vez en 5 años, ¡me di la vuelta por mí misma! De estar abatida y sin esperanza alguna, pasé a ser una luchadora y sentirme imparable, todo en cuestión de 5 minutos.*

Pues bien, amigos – Me senté en la habitación del hotel y lloré por un buen rato. Me llevó un tiempo hacerme a la idea de que Ángeles, que me enteré que había estado postrada en la cama por un año entero antes del taller – ¡pasó de sentirse sin esperanza y abatida, a NO TENER LÍMITES únicamente porque se dio la vuelta por sí misma! ¿Pueden imaginarse cómo se pudo sentir? … ¿darse la vuelta sin ayuda por la primera vez en 5 años?

Ángeles me atribuye algo con lo que no sé si me siento cómodo (pero me alegra al mismo tiempo) – haberle devuelto su vida. ¿De verdad? No le di más que una estrategia para darse la vuelta por sí misma. Una técnica aprendida del Dr. Perry Nickelston. Todo lo que hice fue modificarla ligeramente hacia una estrategia funcional para ayudarla a darse la vuelta.

¡Presenté la técnica y Ángeles hizo todo el trabajo e hizo que sucediera! Tengo un montón de historias de este tipo donde lo que parece una pequeña herramienta o técnica causa mejoras inconmensurables en el movimiento y cambios en la mentalidad por completo.

En julio de 2018, viajé a San Luis Potosí, México y trabajé cinco días en una maravillosa clínica de fisioterapia, propiedad de mis amigos Dany y Jess. Llenaron mi calendario con citas para trabajar con personas con EP. Para ser más concreto, cada persona venía a la clínica y nos dejaba grabarla y evaluar su marcha.

Con cada paciente, empezamos fuera y haciendo que caminara con su calzado normal. Monté un camino prediseñado para hacerlo. Al caminar hacia mí, grababa una vista posterior de la marcha. Al final de cada paseo, teníamos una persona de apoyo en el punto de giro en caso de que necesitara asistencia para hacer la rotación. Cuando volvían al punto de inicio, grababa una vista anterior de la marcha.

Después íbamos a la clínica donde tenía cámaras instaladas para hacer grabaciones simultáneas laterales al caminar por la cinta – todavía con su calzado normal.

Sin contarles qué hacíamos o esperábamos, les dábamos instrucciones a los pacientes para que se quitaran los zapatos y calcetines. Pusimos suelas texturadas *Naboso* en sus calzados, y les dijimos que se pusieran los zapatos, pero sin calcetines. Después, empezamos todo de nuevo, yendo fuera para pasear por el mismo camino que antes, y después volver a la cinta.

Aquí es donde se pone interesante. Con casi cada paciente, vimos una mejora instantánea en la marcha incluyendo una mejorada longitud de la zancada y simetría, postura, posición de la cabeza, balanceo recíproco de los brazos, y velocidad. Las rotaciones mejoraron, así como también su nivel de confianza a la hora de moverse. La mayoría de los pacientes se sintieron seguros, más estables y firmes. Algunos empezaron a correr. ¡Un señor salió corriendo y no paró! Corrió hasta el final de la manzana, hizo un giro y lo perdimos. Unos diez minutos más tarde, apareció en la clínica por otra calle y dirección totalmente diferente. ¡No había corrido por años! Se nos saltaron las lágrimas al verle llorando. Llorando de felicidad.

Tengo otra historia. Es una muy bonita y de los favoritas.

A finales de semana en San Luis Potosí, enseñé un día entero en un taller en un increíble centro de aptitud física. La asistencia era de unas 50 personas, la mayoría de las cuales ya había conocido en algún momento durante la semana al analizar su marcha. Fue en este taller donde conocí a María Celinda, una luchadora de EP de unos 40 años que había estado viviendo con Parkinson por unos 15 años.

Había un área justo fuera de la habitación del seminario perfecta para pasear. Como la reeducación de la marcha es parte de nuestro programa del taller en vivo (y algo que verá en detalle en la parte cuatro), realizamos ejercicios de entrenamiento de la marcha en este espacio abierto, primero con su calzado normal y luego, con las suelas *Naboso*.

Con el calzado normal, María Celinda era incapaz de caminar sin ayuda usando un andador u otra persona. Después de poner las suelas texturadas en sus zapatos, era como si se tratara de magia. María casi inmediatamente empezó a caminar sin ayuda - y eso era solo el comienzo. No solo caminó sin asistencia – casi caminaba con una marcha normal, del talón a los dedos, zancada simétrica, postura mejorada, y balanceando sus brazos.

Pero la historia todavía mejora más. Pronto, ¡empezó a correr! De hecho, ya era hora para volver al seminario y continuar con el programa, ¡pero no iba a pedirle que dejara de correr! Corrió y corrió - ¡Su zancada al correr mejoró, sus brazos se balanceaban perfectamente, y sonreía! Al final, corrió hacia un grupo de nosotros, en un mar de lágrimas, y nos explicó el renovado sentido de esperanza y optimismo que sentía. Solía correr, ¡y lo hacía por primera vez en 15 años!

Ni que decir tiene, a todos se nos saltaban las lágrimas al presenciar algo tan bonito, tan increíble y que te cambiaba la vida.

Más aún – seis semanas más tarde al llegar al aeropuerto de San Francisco, miré mi teléfono y vi un mensaje de María Celinda con un vídeo adjunto. Tiene un doctorado en química, enseñaba en una universidad y no había trabajado por un tiempo.

En su vídeo se la veía con su bata blanca en el laboratorio de química mientras caminaba y llevaba una taza de café caliente. ¡María VOLVÍA AL TRABAJO! ESO es algo para pensar. Imagínese cómo debe haberse sentido.

Así pues, amigos – ¿ya ven por qué escribo estado de ánimo y emocional al principio de este capítulo? Algo tan simple (o quizás no tanto) como recuperar la habilidad para darse la vuelta, caminar sin ayuda o empezar a correr de nuevo, ¡tiene el potencial de cambiar la vida de una persona! He aquí otra razón por la que siempre estoy aprendiendo y enseñando y tratando de ayudar. Una pequeña técnica o estrategia tiene el potencial de marcar una GRAN diferencia! Cuando nos movemos mejor, nos sentimos mejor y nuestro estado de ánimo mejora. Es un ciclo donde el movimiento y las emociones se retroalimentan.

Vayamos un paso más allá. Siempre hay un efecto dominó cuando alguien aprende o recobra una nueva destreza o habilidad. Ángeles ahora podía darse la vuelta por sí misma, relevando a su esposo o cualquiera que la ayudara antes. María Celinda camina sin ayuda y corre de nuevo, aliviando a sus cuidadores en gran medida. Los cuidadores juegan un papel crucial y a menudo no se les reconoce como debería. Cuando una persona con EP recobra una habilidad, el cuidador disfruta también de un descanso. ¡Es parte del efecto dominó y es enorme!

Categorías de ejercicios y modalidades y sus beneficios

La fuerza, el cardio, y la flexibilidad se suelen conocer como *categorías de ejercicios*. Cuando examinamos estas categorías y beneficios de las varias modalidades en ellas, también miramos numerosas otras categorías, técnicas, herramientas, movimientos funcionales, y sus beneficios, que incluyen: estabilidad, agilidad, marcha, multitarea, yoga, estabilidad de los reflejos, estabilidad anticipatoria, postura, entrenamiento reactivo, coordinación ojo-mano, cruzar la línea media, movilidad, patrones de movimiento fundamentales, patrones de respiración básicos, conciencia plena, baile, música, arte, clases grupales de aptitud física, movimiento general y funcionalidad.

Equilibrio / Estabilidad

En general, el entrenamiento regular de la estabilidad del equilibrio estático y dinámico se transfiere a actividades del día a día, ayudando a mejorar el movimiento y reducir las caídas y el riesgo de caídas. También se ha demostrado que reduce el miedo y aumenta la confianza en cuanto al movimiento.

Agilidad

El entrenamiento de la agilidad es altamente efectivo a la hora de ayudar al movimiento y a la recuperación de caídas. Integrar una variedad de estrategias de entrenamiento de agilidad aporta beneficios que se pueden transferir a las actividades cotidianas.

Tareas duales & Multitarea

Aunque el entrenamiento de las tareas duales y multitarea es una de modalidades que más retos presenta, se pueden obtener beneficios significativos. Las tareas duales incrementan el riesgo de caídas y lleva a más caídas. El entrenamiento frecuente y regular en el gimnasio ayuda a transferir las actividades multitarea fuera del gimnasio y reducir el riesgo de caídas.

Entrenamiento del equilibrio basado en la perturbación (PBT)

Cualquier tipo de perturbación en el entrenamiento del equilibrio representa un desafío único. Tanto si se lleva a cabo encima o fuera de la cinta, este entrenamiento va a representar un desafío en cuanto al equilibrio y el movimiento, y aportará beneficios a la vida cotidiana.

Estiramientos y entrenamiento de la flexibilidad

La rigidez es un síntoma motor común que puede causar problemas posturales, dolor, y una multitud de desafíos al moverse. Las personas con EP encuentran que el entrenamiento de la flexibilidad puede ser beneficioso para conseguir algo de alivio temporal de la rigidez, mejora postural y de la marcha, y bienestar. Algunos nunca experimentan rigidez, pero todavía encuentran que el estiramiento y el entrenamiento de la flexibilidad son útiles.

Fuerza y Patrones de Movimiento Fundamentales

Cuanto más fuerte, mejor. No hay duda de ello. ¿Pero qué tipo de fuerza? Existen multitud de modalidades de entrenamiento de fuerza, p. ej., máquinas de pesas, pesas, entrenamiento de suspensión (TRX), bandas de resistencia, entrenamiento *bodyweight*, etc. Con el objetivo de llevar los beneficios de la fuerza a actividades cotidianas, también usamos una técnica importante conocida como patrones de movimiento fundamentales. En la parte cuatro, veremos técnicas fundamentales como patrones para rodar, ponerse a cuatro patas, gatear, levantarse para ponerse de rodillas, ponerse de pie desde el piso, y tumbarse en él. En estos movimientos se implican multitud de patrones de disparo fascial y muscular, que ayudan enormemente a desarrollar una fuerza funcional, especialmente en caso de caída o cuando el paciente necesita hacerse camino hasta un lugar seguro.

Postura

La postura óptima ayuda a la marcha y al movimiento, y generalmente reduce el riesgo de caídas. Otros beneficios incluyen menor desgaste en las articulaciones y la columna, reducción del dolor, un mejor funcionamiento de los órganos internos, y una capacidad respiratoria mejorada.

Entrenamiento de la Marcha

A la mayoría de la gente no se le enseña cómo caminar de forma óptima. Por ejemplo, si un paciente con EP experimenta un balanceo de los brazos disminuido, puede que nunca se dé cuenta. Una evaluación de la marcha permite al entrenador observar cualquier problema en la misma. El entrenamiento de la marcha formará al cliente en la biomecánica de la marcha y las indicaciones específicas le ayudarán a trabajar para restaurar una marcha óptima.

Vestibular

Se ha demostrado que la evaluación vestibular, el reajuste, y el entrenamiento ayudan a mejorar el movimiento, la marcha, y la coordinación ojo-mano.

Coordinación ojo-mano / Visual

Se ha demostrado que una evaluación visual, reajuste, además del entrenamiento de coordinación ojo-mano, puede ayudar a mejorar la percepción de profundidad temporalmente. Resultará así más fácil tirar y agarrar una pelota u otro objeto durante las sesiones de entreno. Ayudará a distinguir mejor cuán lejos está un objeto al aproximarse (silla, sillón, bordillo, escalón, umbral, etc).

Entrenamiento reactivo

Cuanto más rápido reaccionemos al objeto o la situación, mejor. El entrenamiento para reflejos más rápidos solo ayudará a reducir el riesgo de caídas. El entrenamiento reactivo y el entrenamiento del equilibrio basado en la perturbación ofrece a los especialistas del movimiento la oportunidad de ser creativos e implementar numerosas técnicas para ayudar al paciente a mejorar su tiempo de reacción.

Estabilidad Anticipatoria

Con la opción de realizar un movimiento como un salto o brinco, tenemos la oportunidad de prepararnos. Quizás es durante la sesión de entrenamiento y saltamos por una escalera de agilidad. Miramos el escalón al que vamos a saltar y evaluamos la energía que nos llevará saltar el escalón e ir a la distancia requerida. Antes de llevar a cabo el salto, pensamos en el aterrizaje. Entonces, saltamos y aterrizamos con éxito. *Anticipamos* el aterrizaje y el control y la estabilidad que va a tomar. A esto se le llama estabilidad anticipatoria.

Estabilidad de los reflejos

¿Alguna vez ha caminado en algún lugar y se ha tropezado con un hoyo que no vio? ¿O un bache, bordillo o escalón que no vio? Para estabilizarnos, y permanecer rectos y seguir moviéndonos, sus reflejos deben dispararse lo suficientemente rápido para evitar una caída. A esto se le llama estabilidad de los reflejos.

Cruzar la línea media

Cuando llevamos a cabo movimientos en los que los brazos o piernas están implicados sobre la línea media del cuerpo, los dos hemisferios cerebrales se encienden y funcionan a la vez mejor. Es una manera potente de hacer que los dos hemisferios trabajen juntos y crear nuevas vías neuronales.

Cuantas más vías neuronales creamos, más posibilidades de mejorar el movimiento y reducir el riesgo de caídas.

Patrones de Respiración Básicos

Como aprendimos en la parte uno, los problemas respiratorios preocupan mucho a las personas con EP. El ejercicio fundamental o respiración en tres dimensiones ayuda a expandir la caja torácica y aumentar la capacidad y eficiencia pulmonar. La respiración profunda abre los lóbulos, llenando los pulmones de sangre y oxígeno (lo que mejora la circulación), y ayudando a reducir el riesgo de complicaciones como la neumonía.

Música / Ritmo

Tanto si alguien sufre EP o no, el ritmo y la música tiene efectos muy potentes en el cerebro. Con un metrónomo o tocando música al *caminar al ritmo de la música*, puede ayudar a crear una zancada más simétrica y rítmica. Aunque los expertos siguen estudiando la conexión música-cerebro, se sabe bien que la música puede ayudar al aprendizaje y la memoria. Trate de darle a su cerebro un entreno escuchando nueva música en lugar de la que suele escuchar.

Batería

La batería, ya sea usando un set, con las manos o de mesa, emplea el cerebro entero y convierte en un gran entreno del cerebro. Al tocar la batería, y especialmente usando ambas manos y pies, los dos hemisferios del cerebro se activan, las conexiones neuronales entre ambos lados se fortalecen, y se desarrolla más coordinación.

Baile

Cuando bailamos, ¡nos movemos! Muchos factores entran en juego cuando se baila como patrones de cruzamiento del cuerpo, rotaciones, habilidades cognitivas (saber cuál es el próximo movimiento y donde pisar después) y seguir el ritmo de la canción. Además, aumenta el ritmo cardíaco lo que hace que generemos BDNF.

Grupos de aptitud física

Las sesiones de aptitud física en grupos de Parkinson pueden ser altamente beneficiosas por muchas razones. Por ejemplo, si a una persona con EP le gusta socializar pero se cohíbe por los temblores o una caída en pública, puede que gradualmente empiece a aislarse de la sociedad. Esto lleva a una depresión y un menor estilo de vida activo. Los grupos de aptitud física ofrecen algo como *zona de seguridad*. Los asistentes comparten algo en común – ¡La enfermedad de Parkinson! En nuestra experiencia, las clases grupales son una forma maravillosa de hacer que la gente con EP salga de casa y se meta en el gimnasio a entrenar – ¡todo mientras hacen amigos y SE DIVIERTEN!

Yoga

El yoga puede resultar muy útil en muchos sentidos. Además de las reducciones temporales en los síntomas motores que muchos notan, se pueden incluir otros beneficios como la oportunidad de socializar (en una clase grupal de yoga) además de relajarse, y experimentar conciencia plena dependiendo del tipo de clase de yoga.

Arte

Para muchas personas, el arte es una terapia y tiene existen muchas formas de arte. Un amigo en Inglaterra hace alfarería y cerámica. Cuando tornea el barro en la forma deseada, sus temblores bilaterales desaparecen por completo. Otro amigo usa un torno para el precioso trabajo de madera que crea, disminuyendo sus temblores significativamente. Pintar, dibujar, tejer, y otros espacios creativos pueden aportar efectos temporales positivos en los síntomas.

Vibración

En la parte cuatro, demostraremos muchas maneras en las que la vibración resulta útil, incluyendo la reducción temporal o alivio de:

- Temblores
- síndrome dc las piernas inquietas
- distonía cervical
- distonía abdominal
- distonía del pie
- calambres menstruales
- estreñimiento
- liberación miofascial de músculos hiperactivos

Habilidades Motoras Finas

Además de la vibración, practicar y ejercitar las habilidades motoras finas es útil a la hora de mejorar numerosas tareas, tales como: escribir, textear, usar cubiertos/comer, beber de una taza, abrocharse botones, cerrar la cremallera, aplicarse maquillaje, etc.

Conciencia plena *(mindfulness)*

Me llevó un buen tiempo meterme de lleno en este tema y buscarle la utilidad. Ahora, después de aprender cómo practicar la conciencia plena de manera efectiva (para mí mismo), siento que es una técnica de relajación infrautilizada. De hecho, como se ha demostrado que beneficia a las personas con EP, yo mismo dirijo clases de relajación de conciencia plena. En la parte cuatro encontrará más información.

Resumen del capítulo

Se investiga constantemente y se examinan un montón de maneras en las que el ejercicio es beneficioso. Cada vez salen más y más datos. En este capítulo, nos hemos puesto al día con muchas categorías y modalidades importantes.

Para más fuentes y datos en la información descrita en este capítulo, vea por favor el Apéndice B.

Las palabras de una luchadora con Parkinson, María de los Ángeles Sánchez Aguilar

Hola, mi nombre es María de los Ángeles Sánchez Aguilar. Tengo 42 años y soy una profesora de ciencias biológicas. Estoy casada, soy montañista, corredora profesional y madre de una preciosa de hija de 7 años.

Hace seis años mientras enseñaba yoga, al tratar de levantarme de la silla estaba completamente paralizada con un dolor agudo intenso que empezaba en la parte inferior de mi cerebro y recorría todo mi cuerpo hasta el coxis. Esto me causó un gran dolor y estuve sin poder moverme por una hora. Sin saberlo en ese momento, este fue mi primer síntoma de la enfermedad de Parkinson. En el hospital me diagnosticaron mal y estuve tratándome 5 años por una hernia de disco. Entonces mi mano empezó a temblar sin motivo aparente, andaba con torpeza y lentamente. No podía moverme sin sentir dolor. Los corticoides y la medicación antiinflamatoria no hacían efecto. El dolor siempre estaba presente y la terapia de rehabilitación ayudaba poco.

Después de consultar con un endocrino, un cirujano ortopédico, un ginecólogo, un algólogo, un proloterapeuta, un acupuntor, un otorrinolaringólogo y más especialistas, me derivaron a un neurólogo que me informó el 17 de agosto de 2017 que mi diagnóstico era Parkinson juvenil. Cuando le pregunté lo que era, me dijo: “No tiene cura, es degenerativo, perderá muchas funciones y movilidad”. Salí de la clínica. Mi esposo me estaba esperando y le dije que era

Parkinson y que no tenía cura. Volvimos a casa. Durante el viaje no dije nada. Solo pensaba … ¿qué sucederá con mi hija, mi esposo, mi trabajo, y conmigo? No lloré, y le dije a mi esposo que buscaríamos una segunda opinión. En octubre, por segunda vez, se confirmó el diagnóstico de Parkinson juvenil. Miré los pies y los zapatos que estaban al lado de mi hija. Emocionalmente, me vine abajo y se me saltaron las lágrimas. Le dije a mi hija "*siempre caminaremos juntas*". Por dentro, devastada, me sentía sola y perdida. Aun teniendo todo el apoyo de mi esposo y familia, me sentía triste y completamente abatida.

El Parkinson afectó seriamente a mi familia, mi trabajo y vida social. Perdí mi sentido del olfato y habilidades motoras finas. El dolor no desapareció. Caminaba lentamente y con torpeza. Mis temblores no se detuvieron, y mi visión se vio afectada. Cada día debía tener cuidado para no caerme. Mi voz estaba perdida, se volvió monótona y con un volumen más bajo. La gente no podía oírme. Mucha gente me miraba como si fuera una rara por mi condición. Son algunos de los retos a los que he tenido que hacer frente al padecer Parkinson.

En febrero de 2018 fui a la Asociación de Parkinson de Monterrey (ANEP) y me hice miembro. Un mes más tarde recibí una invitación para el simposio en el Día del Parkinson en la escuela médica de la Universidad Autónoma de Nuevo León. Se iba a celebrar el 18 de abril de 2018 con ponentes de los Estados Unidos y México. Entre ellos, Karl Sterling llamó mi atención, pero me negué a asistir porque pensé que él diría lo que todos: "No hay cura, es degenerativo, bla, bla…"

Sin embargo, mi esposo me llevó al simposio casi por la fuerza. Llegamos y el lugar estaba lleno de asistentes. Nos pusimos de pie al lado del traductor, pues no hablo inglés. Karl empezó a hablar sobre el poder las emociones positivas y negativas y llamó mi atención por completo. Informaba acerca de estrategias de manejo del Parkinson muy importantes que ningún neurólogo me había dicho antes. En ese momento, empecé a entender la importancia del manejo de las emociones, especialmente con la enfermedad de Parkinson. Aprendí que las emociones negativas pueden causar que tu cuerpo reaccione negativamente, exacerbando los síntomas, y disminuyendo la fuerza y la movilidad. Aprendí tanto en esta conferencia.

Cuando empecé el taller después de la presentación de Karl, él preguntó quién presentaba retos al moverse y a quién le gustaría mejorar. Varios levantaron la mano y varios doctores se apuntaron para ayudarnos a realizar los ejercicios con seguridad. Al principio, Karl nos dijo que nos acostáramos en el piso boca arriba. Darse la vuelta sería el primer ejercicio. Siguiendo las instrucciones de Karl, por primera vez en 5 años, me dí la vuelta por mí misma, sin ninguna ayuda. Me sentía liberada y lloré de alegría. Me sentía esperanzada de poder mover mi cuerpo sin ayuda. Ese día aprendí muchas otras técnicas. Aquí fue cuando mi vida empezó a cambiar. Karl Sterling prometió que volvería con su taller completo.

El 30 y 31 de mayo de 2018 se organizó y celebró el primer taller de Entrenamiento de Regeneración del Parkinson para pacientes con Parkinson y fisioterapeutas, por la Asociación ANEP. Con Karl Sterling enseñando en el taller, aprendí muchas técnicas para continuar progresando al moverme. Para entonces, empecé a notar cambios significativos en mi cuerpo, me movía de manera menos lenta y torpe, necesitando menos ayuda para realizar tareas. Karl Sterling me prometió que volvería con nuevas tecnologías para apoyarnos. Con una gran emoción, no veía el momento para que volviera.

Karl volvió a Monterrey con su segundo taller de Entrenamiento de Regeneración del Parkinson el 25 de julio de 2018, trayendo suelas para ayudar a mejorar el equilibrio y caminar mejor. Puedo decirles que empezaron a suceder cosas increíbles, y lo recuerdo como si fuera ayer. Para entonces, me movía mucho mejor y empecé a correr un poquito. En un mes, se produjeron más cambios en mi cuerpo con los ejercicio que Karl nos enseñó. Mi familia y colegas observaron grandes cambios en mi movimiento y en mí durante ese tiempo.

En el taller de julio, Karl me propuso que probara la suelas para correr y ver si me iban bien. Tenía miedo, pero ¡mi gran deseo era volver a correr como lo había hecho antes! Así, puse las suelas en mis zapatillas y caminé un poco para probarlas. ¡Inmediatamente le dije a Karl que quería correr! Lo hice con Karl corriendo detrás de mí por si me caía. ¡Fue maravilloso! Corría y mi brazo izquierdo se movía con normalidad. Mi corazón se llenó de alegría.

Ahora corría por primera vez después de 17 años sin hacerlo. Mi última maratón de 80 km fue en 2001. Poder correr otra vez fue tan increíble y maravilloso, que desde entonces no he parado de hacerlo.

Mi mentalidad cambió tanto, y mi vida ha dado un giro de 180 grados, gracias a las técnicas y las tecnologías que Karl Sterling comparte con todos nosotros. Estoy muy feliz y ahora, afronto mi enfermedad de una manera positiva. La gente me dice que soy otra persona y me he transformado totalmente. Mi toma de medicamentos inicial eran 2 pastillas por día de levodopa y 1 pastilla de selegilina. Ahora, mi doctor me ha reducido la medicación a una pastilla de levodopa y mitad de selegilina. Empecé también a montar en bici y debo decir que mi neurólogo está más que sorprendido por mi progreso, gracias a los ejercicios, las técnicas y las tecnologías compartidas por mi querido Karl Sterling en su taller de Entrenamiento de Regeneración del Parkinson.

No se sienta solo o sola si se le diagnostica enfermedad de Parkinson. Muchas personas ahí fuera tratan de ayudarnos a mejorar nuestra calidad de vida - la gente como Karl Sterling lo hace por vocación, porque es un ser humano maravilloso y generoso, con un corazón lleno de amor y empatía por todos nosotros. También quiero pedirles que no dejen de ejercitarse; puesto que me ha transformado por completo y mi vida pasó de un color oscuro a un arco iris lleno de alegría, esperanza y amor por la vida. El ejercicio es fundamental en el retraso de los síntomas de nuestra enfermedad y puede incluso ayudar a regenerar nuestro cerebro. Espero que mi experiencia pueda ayudar a otros a cambiar su vida, tal y como el taller de Entrenamiento de Regeneración del Parkinson cambió la mía. Sin lugar a dudas, es el mejor taller al que he asistido jamás.

Capítulo 8

Empezar el Ejercicio y Ceñirse a él

Ponerse en marcha a la hora de hacer ejercicio es la clave del éxito y es MÁS de la mitad de la batalla. Hablo por propia experiencia, lo sé *todo* sobre posponer entrenos y no empezar. Lo hice más de lo que me gustaría admitir, pero está claro: si uno no empieza, nunca conseguirá resultados. Añada a esta mezcla las complicaciones del Parkinson, y la voluntad para entrenar y ponerse en marcha puede resultar ser un verdadero un reto.

En este capítulo, hablarán tres de los más increíbles especialistas del movimiento. Cada uno tiene un enfoque dirigido a poner en práctica el ejercicio en la vida de sus clientes. Conforme vaya leyendo este capítulo, no dude en poner el libro a un lado y probar cada ejercicio que lea. ¡Puede que descubra ejercicios que fácilmente puede hacer y que le *gustará* hacer!

Cómo las Estrategias del Cambio de Comportamiento pueden llegar a ser un Punto de Inflexión para pacientes o clientes con EP

por Friederike Aprea

3 estrategias prácticas que puede probar de inmediato

Como discutimos en este libro, el ejercicio en general puede ayudar a las personas con EP a mejorar su calidad de vida. Lo mismo se aplica a los ejercicios correctivos para mejorar la postura. Según estudios recientes, la postura puede influir en nuestra salud física y mental. Una postura de la cabeza hacia adelante a largo plazo puede llevar no solo a dolor de cuello y espalda, sino también desencadenar una depresión. Desafortunadamente, la depresión por sí misma puede incrementar una postura de la cabeza hacia adelante todavía más. Es un círculo vicioso, especialmente considerando que la depresión es el síntoma número uno no motor de la enfermedad de Parkinson y que los pacientes que la sufren también tienen una tendencia a inclinarse hacia delante como mecanismo de protección.

¿Qué tiene que ver todo esto con el cambio de comportamiento? Como entrenador, uso los principios de cambio de comportamiento para aumentar el cumplimiento del programa. Los programas de ejercicios correctivos solo resultarán exitosos si los clientes los realizan con frecuencia por un período largo para marcar así una diferencia. Mucha gente no se puede permitir ver a un entrenador 3 o 5 veces por semana, así que confío en ellos para que hagan su 'tarea' y logren resultados óptimos. Sin embargo, a la mayoría de los clientes no les entusiasma la idea de seguir un programa de ejercicios en casa y a menudo surgen excusas de por qué no pueden realizar los ejercicios prescritos. La más común es la falta de tiempo. La segunda, es que los clientes no recuerdan qué se suponía que debían hacer y cómo. Y el tercer obstáculo es la baja autoeficacia cuando se trata del ejercicio, p. ej., la propia convicción de uno en ser capaz de realizar una tarea determinada.

Aquí es donde entra en juego mi 'caja de herramientas de cambio de comportamiento'. Cuando me dicen que es la falta de tiempo, les doy un programa que pueden completar en 5-10 minutos, e incluso menos. Todo el mundo puede hacerlo. Aparte de eso, decidimos un momento concreto del día para hacer los ejercicios. Idealmente, debe ser el mismo momento cada día para crear un hábito. También se puede encuadrar con otra tarea diaria, como la hora de tomar la medicación, lo que a menudo se aplica a clientes con enfermedad de Parkinson. A partir de aquí, elijo movimientos muy simples para empezar, como el ejercicio de Brugger para mejorar la postura.

Usando movimientos fáciles no solo minimizará el riesgo de lesión, sino que también mejorará la confianza de los clientes para realizar el programa de ejercicios. Para alguien que el ejercicio sea algo nuevo, empezaremos solo con 1-2 ejercicios en casa. Este enfoque ayuda a la gente a empezar y cambiar la creencia de lo que se puede asociar con el concepto de 'ejercicio', p. ej., que es agotador, que requiere mucho tiempo, que es solo para los jóvenes, solo para la gente en forma, sana, etc. Una vez se toma este paso y el ejercicio se vuelve un hábito, podemos incrementar la frecuencia, la duración, y la dificultad del programa.

Plan de acción para clientes #1: Incluso si siempre pensó que '*el ejercicio no es para mí*' , tan solo elija un ejercicio y trate de incorporarlo en su rutina diaria. Cíñase a él al menos 21 días y puede puede que vea como se vuelve algo natural, como cepillarse los dientes o ducharse. Si tiene cualquier problema de postura o cuello, puede elegir uno de los ejercicios de abajo:

webexercises
Posición inicial
De pie recto con las manos a los lados
Movimiento
Empiece flexionando los codos 90° mientras rota sus hombros externamente. Tire de sus hombros hacia atrás y abajo mientras retrae suavemente la cabeza hacia atrás. Vuelva lentamente a la posición inicial y realice las repeticiones recomendadas
Posición inicial
Acostado mirando al piso. Los brazos deben extenderse a la altura de los hombros con las manos en posición de reloj a las 12 y a las 2. Ponga las manos en forma de un puño suave con el pulgar hacia arriba. Se puede poner un cojín o una toalla enrollada debajo de la frente para mayor comodidad
Movimiento
Active los músculos del torso. Levante las manos y los brazos hacia el techo y apriete los omóplatos. Los músculos del cuello deben permanecer relajados. Aguante 5 segundos. Vuelva a la posición inicial y realice el set de repeticiones recomendado

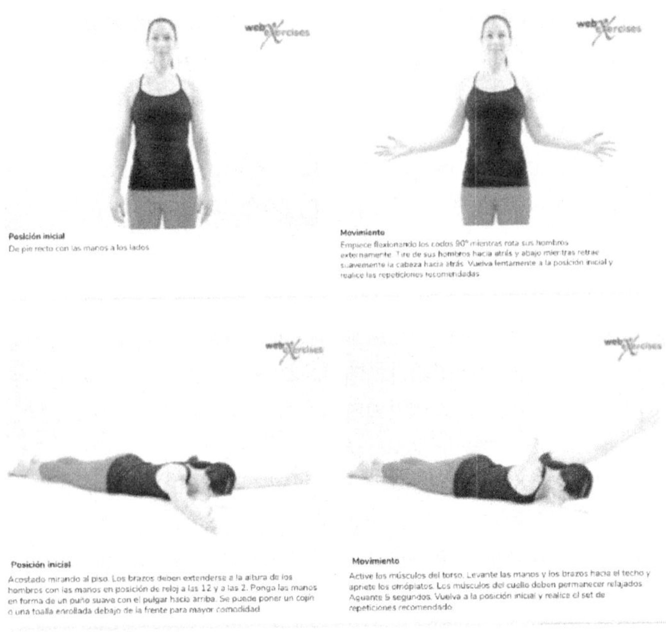

Como mencioné antes, otro gran obstáculo para el cumplimiento de un programa es que los pacientes o clientes suelen estar abrumados acerca de cómo deben ejecutar los ejercicios. Debo admitir que cada vez que fui a terapia física por mi cuenta y me dieron una lista de ejercicios, solía olvidarme de la mitad cuando estaba en el carro. Al igual que en el apartado *support website* que viene con este libro, personalmente les doy a mis clientes los impresos o ejercicios en vídeo que no dejan lugar a duda en cómo, con qué frecuencia o cuando se hacen los ejercicios. Idealmente, les proporciono un calendario adjunto con el folleto del ejercicio y a menudo con una app para recoger su *feedback*. Esto no solo lo hace fácil para mí ayudarlos, sino que también hace que se comprometan más, siendo más gratificante para ellos. Los clientes suelen informar que la medición de las repeticiones en papel o virtual les da un objetivo y es como tachar cosas de una lista. A partir de la investigación del cambio de comportamiento, sabemos que la gente que regularmente monitorea su progreso y escribe un *feedback*, disfrutará de mejores resultados del programa que la gente que no los registra.

Plan de acción para clientes #2: pregunte a su entrenador / profesional de salud por instrucciones del ejercicio detalladas, idealmente incluyendo fotos o vídeos. Cada vez que haga ejercicio, documéntelo y sea lo más preciso posible, p. ej., anote las repeticiones exactas, las series o el tiempo para realizar los movimientos. Se lo prometo, es muy gratificante mirar esta 'medición' y ayuda a crear un sentimiento de logro.

Otro principio del cambio de comportamiento muy importante es la *formación*. Cuanto más entienda el cliente o paciente el 'por qué' detrás de cada ejercicio, con mayor probabilidad su motivación pasará de ser extrínseca (externa) a intrínseca (interna). Por eso tomo el tiempo que sea necesario para explicar los beneficios potenciales del ejercicio, desde lo físico a lo mental. Por ejemplo: si sabe que un determinado estiramiento no solo le ayudará a mejorar la postura, sino también a respirar, a su estado de ánimo e incluso su longevidad, será más probable que lo haga.

Plan de acción para clientes #3: Trate de investigar acerca de los beneficios del ejercicio de manera general y específicamente sobre los ejercicios que elija para los próximos 21 días. Piense sobre estos beneficios cada vez que realiza su programa. Puede ayudarle a cambiar ese diálogo interno de 'Tengo que hacer esto' a 'Lo que hago es bueno para mí'.

En conclusión, es probable que las estrategias de cambio de comportamiento aumenten el cumplimiento de los programas de ejercicios, lo que tendrá un impacto directo en su postura y salud general.

Al mismo tiempo, existe un beneficio incluso mayor para cualquier persona con EP, que se puede lograr a través del cumplimiento efectivo de un programa de ejercicios. Con ejercicios simples que se pueden completar por su cuenta, podemos ayudarlos a que vuelvan a tener el control. Enfocándonos en estos pequeños y fáciles cambios de estilo de vida, los ayudaremos a mejorar su bienestar.

Aunque suene trivial, una noticia tan abrumadora como el diagnóstico de enfermedad de Parkinson puede poner tu vida patas arriba. Enfocarse en las cosas que uno puede controlar es muy beneficioso. Controlar lo 'controlable' empodera más que estar preocupado por todas las variables incontrolables que acompañan a cualquier enfermedad.

Ejercicios *'Snack'*:

Ponerse en forma con tandas de ejercicio a medida

por Russ Parker

Muchos son conscientes de los beneficios del ejercicio, pero encuentran barreras cuando empiezan e implementan un programa de ejercicios efectivo. Estas barreras se suelen percibir como "atolladeros" que acaban en la no realización de ejercicio alguno. Algunas de estas barreras son:

- Formación – La falta de conocimiento en qué ejercicios incluir, cómo realizarlos bien y cómo estructurar un programa para cumplir objetivos de aptitud física.
- No disponer de tiempo suficiente, problemas con el calendario – La percepción de que nunca existe suficiente tiempo al día, a una hora determinada, para cuadrar cualquier ejercicio que aportará importantes beneficios de salud.
- Demasiado cansado, no sentirse bien, falta de motivación – Cuando uno no se siente 100%, la idea de tener que motivarse uno mismo para hacer ejercicio puede ser desalentador. Existen momentos en los que uno verdaderamente está enfermo o agotado y ha de descansar. Aunque también existe una falsa idea de que un poco de fatiga, un poco de rigidez o una pequeña molestia no te permite hacer ejercicio.
- No es práctico – el tener que acceder al gimnasio y al material. El tener que viajar, cambiarse de ropa y tomar una ducha consume tiempo y puede resultar engorroso para una persona con un trastorno del movimiento como la enfermedad de Parkinson.

Al usar la metodología "ejercicios *snack*", puede simplificar la tarea de ejercicio diario, y ayudar a superar las ya mencionadas barreras. Los ejercicios *snack* son un método de estructurar ejercicios en cortas tandas a través del día usando ejercicios que son simples, seguros, convenientes y que requieren poco o nada de material. Esta estructuración permite cuadrar ejercicios de manera fácil en el calendario y no requiere gimnasio. Las personas que son capaces de realizar ejercicio con regularidad a lo largo de la semana también pueden implementar esta metodología, pero en ocasiones encuentran situaciones donde resulta difícil encuadrar un amplio entrenamiento en sus calendarios.

Los beneficios en la salud y el manejo de los síntomas de alteración de movimiento se pueden conseguir en un período relativamente corto de 20 minutos, pero también tan corto como 20 segundos. Se puede lograr con una gran variedad de modalidades de ejercicios como:

- Cardio
- Equilibrio
- Flexibilidad/Movilidad
- Entrenamiento de la fuerza
- Velocidad, Agilidad, Entrenamiento Cognitivo/multitarea
- Cuerpo-Mente

Algunos de los escenarios donde puede hacer hueco a los ejercicios *snack*:

  - En la casa, el trabajo, esperando una cita, o al esperar el inicio de una actividad, etc
  - Cuando va en camino - En el avión, transporte público, en el carro
  - De vacaciones, actividades de ocio, en el parque/playa, reuniones sociales, de compras

- Intercalados en su rutina diaria o meter una tarea diario en un ejercicio

Los ejercicios se pueden ejecutar simplemente con su peso utilizando cualquier estructura existente, material u objetos cotidianos a su disposición. Algunos ejemplos:

- Sillas, escaleras, paredes, entradas, piso y encimeras para proporcionar diferentes niveles de dificultad, estabilidad y como obstáculos

- Bandas de resistencia, pesas, pelotas y otros equipos de aptitud física pequeños/convenientes

- Cintas – Use cinta en el piso y paredes para objetivos físicos o visuales en el equilibrio, agilidad, velocidad y otros ejercicios

- Pelotas – Para resistencia, agilidad y actividades atléticas

- Toallas – Las toallas se pueden enrollar de varias formas para potenciar movimientos rápidos y potentes que haga que su corazón empiece a bombear. Se pueden usar en un suelo liso (madera) o una pared y deslizar sus manos o pies adelante y atrás en la superficie como un ejercicio de fuerza o para ejercitar su corazón

- Discos deslizantes – Para deslizarse en una moqueta

- Recipientes, botellas, latas, mochilas/maletas – se pueden usar como pesas. Las botellas u otros recipientes se pueden llenar con agua o arena, y se pueden agitar rápidamente para elevar su ritmo cardíaco

Algunos ejemplos de ejercicios *snack*:

- Músculos del torso/espalda baja/glúteos – Pruebe los ejercicios de progresiones de planchas, abdominales y de rotaciones. Se pueden realizar en el piso, sentado, o simplemente de pie ajustando su peso corporal. El ejercicio *Bird Dog* es genial para la estabilidad abdominal y de la cadera. El ejercicio *Press Pallof* usando una banda de resistencia es un ejercicio versátil de los músculos abdominales.

- La flexibilidad – Pruebe un estiramiento de los tendones cuando esté sentado. En la ducha, al estirar el brazo para lavarse la espalda por detrás del cuello al hombro, tire del codo con la otra mano para realizar un estiramiento del hombro.

- Calentamiento/movilidad – Los masajes de fricción en zonas óseas alrededor de las articulaciones incrementan el flujo sanguíneo y mejoran la movilidad. Los movimientos enérgicos y dinámicos se pueden hacer desde una silla o de pie. Una encimera, una puerta, una pared o la espalda de una silla se pueden usar para conseguir estabilidad.

- Los ejercicios de los dedos y las manos se pueden realizar en cualquier lugar (p. ej., en el asiento del avión) y son buenos para la destreza.

- Postura de la espalda alta, los hombros y el cuello – Los ejercicios de cobra y bajar la barbilla (*chin tuck*) se puede hacer sentados, de pie o en el piso.

- Equilibrio - Se pueden hacer progresiones de pie y de equilibrio en cualquier momento y lugar.

Practique estar de pie con una sola pierna. Sujétese a algo para estabilizarse si lo requiere.

- Brazos/pectoral – Pruebe variaciones de flexiones. Puede estrujar una pelota con las dos manos activar los músculos pectorales
- Piernas – Las sentadillas, zancadas, puentes, *steps* en escaleras, elevación de caderas se pueden realizar solo con su peso corporal.
- Agilidad – Muévase alrededor de una silla o un objeto hacia delante, atrás y lateralmente. Vaya tan rápido como pueda siempre estando seguro. Realice una pequeña rutina de baile.
- Juegue a tirar algo – Tire una pelota contra la pared y agárrela. Añada una tarea multitarea al dar un paso adelante y atrás en una línea. Entonces añada una tarea cognitiva (deletrear palabras hacia atrás, contar de siete en siete, etc)
- Cardio – Mover rápidamente los brazos, caminar a buen ritmo, correr, golpear, correr en su sitio, marchar rápidamente en su sitio, saltar a la cuerda, subir y bajar escaleras.
- Flexiones – flexiones repetitivas en la pared, piso o escalones. Si no le gusta correr, no necesita necesariamente una cinta o bicicleta para lograr algo de cardio.

Algunas actividades diarias como grandes ejercicios funcionales:

- Echarse champú - Al lavarse el pelo, haga un ejercicio de destreza manual. Masajee el cuero cabelludo en varias formas. De adelante a atrás, en círculos, alternando las manos, una sola mano, en el sentido de las agujas del reloj, al revés, etc.

- Ver la televisión desde el piso - Sistemáticamente tendrá que cambiar la posición, empleando varios grupos musculares para hacerlo. Busque también otras cosas que hacer en el piso.

- Darse la vuelta en el piso - Darse la vuelta es un gran ejercicio y es importante para la movilidad en la cama. ¡Hágalo con sus hijos y nietos!

- Levantarse de una silla y del piso. En vez de hacerlo solo una vez, hágalo una vez más y múltiples veces. Si tiene dificultad, levántese desde un lugar más alto (el brazo del sofá en lugar de la silla) o tenga un objeto para agarrar o empujar para asistirse. Para hacerlo más complicado, trate de empujarlo con una mano, y después sin manos.

- Llevar una maleta - Esto mejora su estabilidad del núcleo (músculos del torso). Cuando camine, lleve su mochila, maletín, libro de bolsillo, bolsa, maleta, etc., en una mano. Asegúrese de mantener una postura recta. Use sus músculos del núcleo para evitar que el peso de la bolsa haga que su cuerpo se incline hacia un lado. Cambie de manos periódicamente para trabajar ambos lados.

- Hacer que las actividades cotidianas y tareas sean más exigentes - Use un hacha y una sierra en lugar de motosierra para cortar ramas de los árboles - Use su mano no dominante para algunas tareas.

- Caminar y subir escaleras – En su rutina diaria, busque oportunidades para realizar un paseo extra o subir escaleras.

El ejercicio regular le ayudará a moverse mejor y aumentará su calidad de vida. No obstante, para cosechar estos éxitos, entienda que no es un enfoque de todo o nada. Si no puede hacer sus 30 minutos o 2 horas de entrenamiento, todavía puede lograr algo de trabajo productivo en cuestión de segundos o minutos con los ejercicios *snack*. Para las personas nuevas al ejercicio, estas tandas estimularán su deseo de hacer más ejercicio.

El Juego del Parkinson

por Jackie Wu

JUGAR es un concepto interesante. Es increíblemente útil, aunque no se practique normalmente. Se suele ver como una actividad infantil, o específica de una actividad deportiva. Debe haber algún tipo de competición para que los adultos JUEGUEN. Pero lo que pasa, es que JUGAR es muy importante para el desarrollo humano, desde el punto de vista más básico y primitivo.

Para conseguir una visión más objetiva del JUEGO, echemos un vistazo al reino animal. Los animales JUEGAN desde que empiezan a controlar sus miembros. Siguen participando en cosas que les atraen, p. ej., cosas que les llama la atención y que representan un estímulo positivo. De hecho, si tuvo la suerte de tener una mascota, sabrá que se puede medir la salud de un animal por su deseo de JUGAR.

Los humanos somos iguales. Los bebés aprenden a darse la vuelta, gatear, sentarse, y caminar por las cosas que les atraen. Alimentar la curiosidad es una gran forma de motivarse. Seguirán JUGANDO de varias maneras, alimentando su curiosidad de una forma divertida. JUGAR les da un premio positivo (¡hola dopamina!) por ser curiosos, lo que les anima a seguir JUGando. Como bonus extra, la curiosidad aumenta la producción de células T, lo que significa que el sistema inmune se fortalece solo por la curiosidad y la exploración de la mente. Asimismo, la curiosidad puede aumentar el aprendizaje y la memoria. Aprender a JUGAR por uno mismo y estar interesado, fascinado o entretenido por casi todo es una gran forma de aumentar la habilidad de la curiosidad. Explore todo.

¡Pruébelo! Agarre un lápiz/bolígrafo. ¿Qué cosas tan diferentes puede hacer con un lápiz o bolígrafo? Explore cada una de sus partes y pruebe sus ideas. Vea si se le pueden ocurrir al menos 10 cosas que hacer. Agarre un papel y escríbalas.

Observe: Si tiene Parkinson, ¿mejoró su escritura entre #1 y #10? ¿Notó un sentido de control más sereno, incluso si fue ligero? Es tan solo un pequeño ejemplo de cómo uno puede mejorar sus síntomas con el JUEGO mental. Puede hacer esto en cualquier lugar, con cualquier cosa, incluso con sus manos y dedos al esperar en una cola o sentado en el carro.

El JUEGO estimula el cuerpo y el cerebro de una manera en que ninguna otra actividad puede hacerlo. Es la manera más rápida de aprendizaje, y la más atractiva. Es divertido y se puede realizar en casi cualquier situación. Personalmente, ¡me molesta cómo la sociedad ha desautorizado a los adultos a JUGAR cuando resulta tan bueno para ellos!

Con la reciente confirmación de que la neuroplasticidad del cerebro es un hecho, más que tan solo una teoría, espero que el JUEGO se acepte ampliamente por los especialistas cuerpo-mente (terapeutas, profesionales médicos y de salud, etc) como una herramienta útil para ayudar a los pacientes. Y una vez que se haga popular, espero que el ser humano se de cuenta de que JUGAR a cualquier edad es extremadamente beneficioso para vivir una vida plena, estimulante y saludable.

En la población con Parkinson, se sabe que la depresión es el síntoma no motor #1, y que, aislarse de la interacción social es común. Es como la cuestión del huevo y la gallina – ¿qué fue primero, la depresión o el aislamiento? Puede ser un círculo vicioso que se retroalimenta. Para poder romper ese círculo, debe hacer algo sostenible, debe ser estimulante, interesante y que proporcione un refuerzo positivo a la persona. Casualmente, estas son las cualidades del JUEGO. Uno puede JUGAR solo, lo que puede ayudar a la depresión en general, y ayudar a ser más abierto a la hora de JUGAR con otros. Sin embargo, para mucha gente, resulta muy difícil conseguir esa motivación inicial para romper el círculo (ley de energía potencial vs. cinética), así que una buena solución es JUGAR con un amigo. Cuando el sello de JUGAR se rompe, resultará más fácil continuar con el JUEGO, ya sea con uno amigo o por sí mismo.

JUGAR con un amigo da compañía y energía positiva. Es por eso que tenemos amigos. Proporciona también responsabilidad, lo que es realmente útil para aquellos que están hundidos y necesitan un amigo para sacarlos de su bajón de depresión.

Cuando JUEGA en grupo, especialmente un grupo de personas con algo en común, uno tiene la sensación de pertenecer a una comunidad. Una comunidad crea un pozo infinito de amor, aceptación y juego para todos. Cuando hay una comunidad, la gente automáticamente se implica y participa, porque hay un gran sentido de ser y propósito. Ya no lo hacen por ellos mismos. Lo hacen por la comunidad. Interactuar con esa comunidad en el JUEGO hace toda la experiencia todavía mejor para el cerebro. Lo mantiene atado en las mejoras físicas y mentales con las emociones, autoestima y sensación de logro.

Observe: Recuerde aquella vez en la que hizo una actividad divertida por sí mismo, que la podía haber hecho con alguien, pero no lo hizo. Pudo ser un sendero, arte, artesanía, deporte, o algo así. Piense en cómo se sintió. Quizás tuvo algo de diversión pacífica. Quizás fue algo meditativo. Puede que le fuera bien un poco de tiempo solo. Ahora, recuerde específicamente cuando pasó algo de tiempo divertido con un amigo haciendo la misma (o similar) actividad interactiva. Piense cuán diferente se sintió realizando tal actividad con ese amigo. Existe un tipo de energía diferente que puede obtener de la interacción con otra persona. Ese tipo de energía es lo que saca de ese bajón y le mantiene en buenos ánimos, incluso si solo es temporal. ¡Recuerde que una serie de frecuentes temporales puede tener un efecto duradero!

Por cierto, si en este momento quiere avisar a un amigo para quedar más tarde, hágalo. Los marcapáginas existen por algo. ¡Este libro seguirá ahí cuando vuelva!

El componente reactivo de JUGAR (más con otros que con uno mismo por el nivel de previsibilidad) permite al cerebro tener que prestar atención para ser capaz de reaccionar y adaptarse al estímulo que se le presenta. Es una forma segura de presentar el "peligro" o incertidumbre, que es otra manera rápida en la que el cerebro aprende. La frase "cuánto mayor sea el contenido, más se aprende" se usa en el mundo del entrenamiento físico pero puede se puede usar de manera limitada al aplicarse en una perspectiva terapéutica.

Lo que quiero decir con esto es que, si una persona está bajo una gran cantidad de amenaza (como en el cerebro, que no se siente seguro por varias razones, incluyendo el Parkinson), y si pone demasiada amenaza al cuerpo/cerebro, el sistema nervioso simpático entrará en modo Defensa o Huída. Sin embargo, cuando se presentan pequeñas amenazas bajo circunstancias controladas, el cerebro logra la sensación de seguridad, permitiendo un mayor grado de aprendizaje de estas pequeñas amenazas.

Debería mencionar que una "amenaza" no es necesariamente algo malo. Es un tipo de estímulo que desafía los sentimientos de seguridad, suscitando una respuesta automática. Si alguien está bajo constante amenaza, por ejemplo una persona con Parkinson con síntomas de inestabilidad en los miembros, el proporcionar una amenaza extra (como caminar por la cuerda floja) puede ser demasiado. Un grado de seguridad o control se necesita acompañar a este grado de amenaza, como: caminar por una línea pintada en el piso. Esto representa un nivel más apropiado de amenaza y un reto más razonable.

Sé que suena contraproducente presentar más amenazas o retos a alguien que ya constantemente los sufre, pero encontrar ese "punto ideal" es crucial a la hora de que el cerebro acepte movimientos.

Pruébelo: Si usted es una Persona con Parkinson (PcP), camine por un pasillo primero para ver cómo se siente. JUEGUE a la "Papa Caliente" con un globo (una pelota puede ser demasiado pesada y requerir mucha reacción, podría resultar demasiada "amenaza", ¡pero lo puede ir trabajando!). Consiga un globo o una toallita de papel/pañuelo arrugado - algo ligero. Tírelo en el aire y manténgalo en el aire sin agarrarlo o sostenerlo. Vea cuántas veces consecutivas puede hacerlo en 5 minutos (no necesita contarlo si no quiere).

Observe: Camine por el pasillo de nuevo y vea cómo se siente después de JUGAR a la Papa Caliente por 5 minutos. ¡También observe cuánto sonrió y quizás rió mientras JUGABA con algo tan simple! Por cierto, JUGAR a la Papa Caliente con más personas (¡y más globos!) es algo divertido. ¡Trate de juntar a algunos amigos con los que jugar!

JUGAR es un "punto óptimo" para cualquiera. Es una actividad segura y se pueden cambiar los grados de dificultad, pudiéndose hacer cada día sin que se necesite recuperación de la fatiga muscular. Puede parar y empezar en cualquier momento, y puede cambiarlo en cualquier manera que vea conveniente. De hecho, ¡cuanta mayor creatividad haya en el JUEGO, más maneras para decidir cómo variarlo, y mayor estimulación cerebral se consigue! Si JUEGA, sobre todo juegos neuroespecíficos, se puede cansar, entrar sueño, dar sed o hambre (signos parasimpáticos) lo que significa que su cerebro acepta los retos dados, y necesita un poco de descanso para completar la formación de esas vías neuronales. Así, este tipo específico de JUEGOS diarios puede resultar excelente para las PcP.

Pruébelo: Si usted es una PcP, camine por el pasillo, escriba su nombre en un trozo de papel, o coma algo con una cuchara/tenedor y vea cómo se siente. Luego JUEGUE a las simples "palmaditas" con un amigo. Si no tiene un amigo a mano, ponga una "X" gigante en un trozo de papel y haga como que las esquinas de arriba la "X" son la Mano Izquierda/Derecha de su amigo. En el capítulo correspondiente del la web *book support* (www.thepdbook.org), encontrará una X grande para descargar, imprimir y usar. Pruebe estas variaciones en el orden de dificultad. Pare cuando se vuelva un poco difícil o *antes* de que se canse (lo que quiere decir, ¡no se extralimite!):

Versión simple: (4-golpes) Palmada, Izquierda a Izquierda, Palmada, Derecha a Derecha, etc, hasta que alguien rompa el orden.

Versión intermedia (8-golpes) Palmada, Izquierda a Izquierda, Palmada, Derecha a Derecha, Palmada, Doble Chocar los Cinco Arriba (ambas manos pegadas a ambas manos del compañero arriba), Palmada, Doble Chocar los Cinco Abajo (ambas manos pegadas a ambas manos del compañero abajo), y seguir repitiendo.

Versión avanzada: (8-golpes) Palmada, Izquierda a Izquierda, Palmada, Derecha a Derecha, Palmada, Ambas Manos Pegadas a las Manos del Compañero, Cruzar los Brazos y Tocar los Hombros (Mano Izquierda a Hombro Derecho, Mano Derecha a Hombro Izquierdo al mismo tiempo), tocar con las manos las caderas a los lados (Mano Izquierda a Cadera Izquierda y Mano Derecha a Cadera Derecha al mismo tiempo), y repetir.

Versión Superavanzada: (8-golpes x 4 tandas) Se recomienda empezar LENTAMENTE y con una serie (La Serie 2 se recomienda como una ronda de práctica) repetitiva hasta que lo tengas. Entonces añadir otras series conforme se vaya volviendo más fácil. Añada otras partes del cuerpo que desee (como los Tobillos, Orejas, Codos, Dedos Gordos, etc).

Serie 1: Palmada, Izquierda a Izquierda, Derecha a Derecha, Palmada, Cruzar los brazos Izquierdo sobre Derecho en MEJILLAS opuestas (mano Izquierda a la mejilla Derecha, mano Derecha a la mejilla Izquierda al mismo tiempo), descruzar los brazos y tocarse las Mejillas del mismo Lado a la vez, entonces cruzar los brazos Derecho sobre Izquierdo y tocarse las mejillas Opuestas de nuevo

Serie 2: Palmada, Izquierda a Izquierda, Derecha a Derecha, Palmada, Cruzar los brazos Izquierdo sobre Derecho en HOMBROS opuestos (mano Izquierda a hombro Derecho, mano Derecha a hombro Izquierdo a la vez), descruzar los brazos y tocarse los hombros del Mismo Lado a la vez, entonces cruzar los brazos Derecho sobre Izquierdo y tocarse los hombros Opuestos otra vez

Serie 3: Palmada, Izquierda a Izquierda, Derecha a Derecha, Palmada, Cruzar los brazos Izquierdo sobre Derecho en CADERAS opuestas (mano Izquierda a cadera Derecha, mano Derecha a cadera Izquierda a la vez), descruzar los brazos y tocarse las caderas del Mismo Lado a la vez, entonces cruzar los brazos Derecho sobre Izquierdo y tocarse las caderas Opuestas otra vez

Serie 4: Palmada, Izquierda a Izquierda, Derecha a Derecha, Palmada, Cruzar los brazos Izquierdo sobre Derecho en RODILLA opuesta (mano Izquierda a rodilla Derecha, mano Derecha a rodilla Izquierda a la vez), descruzar los brazos y tocarse las rodillas del Mismo Lado a la vez, entonces cruzar los brazos Derecho sobre Izquierdo y tocarse las rodillas Opuestas otra vez

Observe: ¡Si es una PcP, observe como camina, escribe o usa los utensilios tras JUGAR a las palmadas!

Además, encontramos canciones que pueden ir con cada uno de los juegos de palmadas y puede cantar con ellas, ¡o pueden inventarse las letras también! Cantar hará los juegos más divertidos y mejores para su cerebro, aunque si resulta muy difícil, simplemente juegue a las palmadas sin las canciones y todavía seguirá siendo divertido.

Si miramos a la bien referenciada Pirámide de Maslow (las cinco "necesidades" fundamentales del ser humano para tener una existencia plena y que se puede encontrar en el apartado *book support*), aparte de las necesidades fisiológicas, el JUEGO parece satisfacer 4 de las otras necesidades.

Seguridad: JUGAR representa una actividad física y mental en un ambiente seguro.

Afiliación: JUGAR con amigos tiene en cuenta la comunidad.

Reconocimiento: JUGAR supone que los participantes tengan la sensación de haber logrado algo

Autorrealización: JUGAR alienta la creatividad, la aceptación de la realidad, la resolución de problemas, la falta de prejuicios y la curiosidad.

Así que siempre y cuando se asegure de que tiene la base fisiológica cubierta (en las cuales se enfocarán las personas que también contribuyeron en el libro), simplemente añada algo de JUEGO en vida diaria para reducir los síntomas del Parkinson que sufre, y así mejorar su calidad de vida.

Pruébelo: JUEGUE al menos 5 minutos al día. Empiece quizá con una ronda de 5 minutos de JUEGO. Vaya subiéndolo hasta 3 veces al día, 5-30 minutos por ronda. ¡Haga el JUEGO una actividad normal de su día a día, tal y como son las comidas y cepillarse los dientes!

Las palabras de un luchador con EP, Rodolfo Díaz Cruz

Mi nombre es Rodolfo Díaz Cruz, nací el 20 de enero de 1945 en un municipio llamado Cedral, en San Luis Potosí. Viví allí hasta la edad de 9 años. Entonces, toda mi familia se mudó a la ciudad de Monterrey, Nuevo León, donde terminé mis estudios de primaria, secundaria, instituto, y obtuve un grado en Derecho - terminando estos estudios en 1968 a la edad de 23 años. Antes de acabar mi grado, en enero de 1968 entré a formar parte de una compañía norteamericana llamada *Retail Credit Company*, trabajando como supervisor de la zona norte. Esta compañía se dedicaba a la investigación de préstamos y personas aseguradas. En 1974, decidí trabajar por mi cuenta en la misma sucursal de la compañía que mencioné. Llevé a cabo esta actividad durante 20 años, y en 1994 cambié mi actividad para dedicarme a la recuperación de cartera vencida y recuperaciones judiciales y extrajudiciales. Terminé mi trabajo en 2018, cerrando mi oficina y dedicándome a la defensa contra la enfermedad que me ataca hoy día, el Parkinson.

Desde mi juventud, me ha interesado la práctica deportiva, sobre todo el béisbol, sóftbol, voleibol, un poco de boxeo, y especialmente el fútbol y el frontenis, que fue donde realmente destaqué en niveles regionales y del estado. Puedo decir que los primeros 60 años de mi vida gocé de gran salud, pues durante todo ese tiempo solo ingresé en el hospital dos veces, por accidentes deportivos.

A la edad de 45, dejé la competición nacional de frontenis, pero seguí practicando este deporte a un nivel recreativo, jugando también al sóftbol y voleibol de la misma manera.

El Parkinson Aparece

Un día, en marzo de 2008, me desperté y estiré los brazos, y noté que mi mano derecha temblaba. Sucedió por unos 10 segundos y luego se fue, así que no le di importancia. 7 u 8 días más tarde volvió a ocurrir. Unos días más tarde, en una reunión familiar se lo dije a mi hermana y ella inmediatamente me dijo, "¿fuiste a ver al médico?" Como empezó a repetirse varias veces más, se lo dije otra vez y ella insistió en que fuera al médico.

Un día, en mayo de 2008, le dije a mi hermana que había pedido cita con el neurólogo para el día siguiente. Dada la situación, no tenía elección sino ir a la cita con el neurólogo, que tras 2 o 3 consultas y algunos estudios, me diagnosticó Parkinson. Me explicó cómo era la enfermedad, como contrarrestar la progresión de la misma y el uso apropiado de la medicación.

Desde 2008 hasta la fecha, mi mayor defensa ante la enfermedad ha sido la práctica deportiva. Creo que por 10 años me ayudó mucho, pues la progresión fue lenta. Desafortunadamente, ahora siento que la progresión ha sido mayor. Experimento síntomas que antes no tenía, como sueños violentos, movimiento de la mandíbula involuntario, temblor en la pierna derecha, insomnio, estreñimiento, y miedo y ansiedad en el carro. Recientemente fui a la consulta de la neuróloga, la Dra. Ingrid Estrada. Me aumentó la dosis de la medicación, modificando el calendario para la toma de la misma, y me prescribió unas vitaminas que me han ayudado durante el sueño. También me ayuda a controlar el miedo y la ansiedad cuando manejo, y siento una mejoría leve.

Actualmente hago ejercicio en la bicicleta estática, y un poco de natación, porque considero necesario seguir defendiéndome contra la progresión de esta enfermedad. También trato de controlar mi carácter y evitar situaciones que me alteren. En pocas palabras, deseo una paz interior tanto como sea posible. Sobre todo, confío en que Dios nos ayude a soportar esta carga y nos ayude a ser autosuficientes tanto como sea posible para evitar ser una carga para la familia.

Atentamente,

Rodolfo Diaz Cruz

Parte Tres:

Evaluaciones

Capítulo 9: Evaluaciones (parte 1)

"Si no está evaluando, está suponiendo". Piense en estas palabras un instante. ¿No tiene todo el sentido? Y sin embargo, a menudo vemos entrenadores de aptitud física, fisios y profesionales del movimiento mandando ejercicios a un cliente o paciente, sin llevar a cabo ningún tipo de evaluación.

"Si no está evaluando, está suponiendo" son las palabras de mi querido amigo y mentor, el Dr. Brent Brookbush. Conozco a Brent desde hace muchos años y tuve la suerte y el honor de enseñar en el Instituto Brookbush de las Ciencias de Movimiento Humano por tres años. Qué experiencia tan maravillosa. No dude en chequear su página web e inscribirse en su insituto en: www.brookbushinstitute.com

En nuestros talleres en vivo, preguntamos "*¿Cuántos de ustedes realizan evaluaciones con sus clientes?*" Tristemente, un bajo porcentaje de profesionales de aptitud física realizan algún tipo de evaluación. De hecho, recuerdo un taller en concreto en Maine en 2017. Después de formular esta pregunta, una señora dijo, "*Depende, si parecen en forma no veo la necesidad de evaluar*". Todo lo que puedo decir es que esto es una receta para un posible desastre. Cuando uno asume que uno es de "una cierta manera" (en este caso, que parecen "en forma"), usted les está haciendo un flaco favor. ¿Cómo puede identificar los puntos débiles y disfunciones sin realizar ningún tipo de evaluación? Sin los datos de las evaluaciones, probablemente va a cargar más la disfunción e incrementar el riesgo de lesión.

Pues bien, ahora consideremos trabajar con personas con la enfermedad de Parkinson y otras alteraciones del movimiento, donde el riesgo de caerse es mucho mayor. Las evaluaciones son una parte vital de lo que debemos hacer para desarrollar el programa de ejercicios más efectivo y reducir el potencial de caídas y lesiones.

¿Qué evaluaciones debería realizar?

Si usted es un terapeuta físico, especialista de movimiento, o entrenador de aptitud física, probablemente ya dispone de un multitud de evaluaciones en su arsenal. En efecto, viajando por todo el mundo me entero de nuevas evaluaciones todo el tiempo, muchas de las cuales verá en este capítulo. Me impresiona cuántas técnicas de evaluación existen. La esencia al final es que "*Las personas con Parkinson son personas, también*" - y como es en el caso de cada nuevo paciente o cliente, las evaluaciones son un componente vital a la hora de desarrollar un programa de ejercicios adecuado.

Tenga estos pensamientos en mente al trabajar con una persona con EP:

- El Parkinson no define a una persona. No es "quienes son". "*Viven con EP, no son EP*"
- Puede que padezcan o hayan padecido otros problemas de salud
- Pueden tener problemas de movimiento no relacionados con la EP
- Use evaluaciones que ya conoce, asegurándose que sean apropiadas para su cliente

- Considere usar algunas evaluaciones de este libro para obtener datos más específicos y obtener mejores resultados en su cliente/paciente

Orden de evaluaciones

El orden de evaluaciones importa en cierta medida. Por ejemplo, no realizaría el Test de Banco Step de 3 minutos antes de medir la presión arterial y la frecuencia cardíaca en reposo. Este puede parecer evidente para la mayoría de la gente, pero una vez realicé el test fuera de servicio, y me di cuenta de que no iba a obtener una medición precisa de estos valores. Tuve que repetir los tests otro día. Esto fue una pérdida de tiempo valioso, tanto para mi cliente como para mí. Si usa un monitor de composición corporal como Tanita FitScan, seguro que querrá seguir un orden específico con sus otras evaluaciones. Uso Tanita FitScan y me encanta, pero asegúrese de seguir las instrucciones cuidadosamente cuando use un dispositivo de este tipo. Si no, obtendrá información sesgada.

Sigamos y hablemos de algunas evaluaciones. Vamos a seguir un orden concreto según nuestra preferencia a la hora de implementarlas, empezando con el PAR-Q.

PAR-Q (*Physical Activity Readiness Questionnaire*)

Este cuestionario estándar se usa ampliamente por la industria de la aptitud física. Aunque el PAR-Q no es una evaluación del movimiento, es un importante test para usar. Los datos de un PAR-Q estandarizado le dará información, pero yo he desarrollado mi propia versión del PAR-Q que incluye unas 40 preguntas. Antes de mi primer encuentro con el cliente, les envío este cuestionario más extenso (una versión para descargar está disponible en el apartado *book support website*). Esta versión más extendida va a darme mucha información de antemano sobre la persona a la que voy a conocer. Ser consciente de dicha información nos permitirá maximizar nuestro tiempo juntos y lograr más durante la primera sesión.

Implementar Evaluaciones Apropiadas para su Cliente/Paciente

Siempre realice evaluaciones que sean apropiadas para su cliente. No cada cliente puede llevar a cabo cada evaluación. Por ejemplo, si no pueden caminar, usted no realizará una evaluación de la marcha.

Nunca Le Diga a su Cliente/Paciente lo que Espera de Antemano con cada Evaluación

Posiblemente no pueda recalcar lo importante que es esto. Usted quiere obtener datos precisos con cada evaluación. Si le dice a un cliente lo que está buscando, este tratará de hacer que todo parezca bien. Use indicaciones apropiadas para implementar cada evaluación, y es entonces cuando debe explicar los resultados.

Presión Arterial (PA) y Frecuencia Cardíaca en Reposo (FCR)

Su objetivo será obtener datos precisos de PA y FCR, pero muchos factores pueden alterarlos. Por ejemplo, si su cliente está nervioso o ansioso a la llegada. Quizás tuvieron que caminar una distancia o subir un tramo de escaleras. Cuando me encuentro con un cliente la primera vez, lo primero que hago son las lecturas de PA y FCR, pero no sin antes sentarnos y relajarnos un poco. Entretanto, tomamos unos minutos para hablar sobre el PAR-Q. Es un buen momento para romper el hielo y poder hablar sobre los retos físicos o de movimientos a los que puedan hacer frente.

Una vez terminada esta charla y el cliente haya tenido la oportunidad de relajarse, llevo a cabo la lectura del FCR y PA.

Nota importante para especialistas del movimiento:

- SIEMPRE pido permiso antes de tocar a mi cliente, siempre.

FCR: colocar dos dedos en la arteria radial, localizada en el lado del pulgar de la muñeca. Cuando sienta el pulso de su cliente, cuente el número de latidos en 15 segundos. Multiplique este número por cuatro para calcular los latidos por minuto. O BIEN tome el pulso por un minuto entero (lo que yo prefiero hacer). Siempre elijo el brazo derecho a menos que haya algo que no me permita hacerlo.

PA: Un manguito estándar para la presión arterial vale para casi todo el mundo. Ocasionalmente, puede que necesite uno más grande o pequeño para obtener una lectura precisa. Siga las instrucciones del aparato que use cuando haga el procedimiento. Algunos dispositivos dan a elegir entre una única lectura o una media entre tres lecturas, al apretar un botón. Yo elijo el de la media entre tres lecturas. De nuevo, uso el brazo derecho, a menos que no se pueda. Un ejemplo de no poder usarlo sería si alguien llevara un escayola, o si tuvieran una fístula en el brazo (usada para diálisis). Nunca haga una lectura en un brazo con esta fístula. Al crear presión sobre las venas se ocasionar una trombosis.

La Evaluación "Cuénteme su Día a Día"

Esta es una evaluación *Original de Karl Sterling.* En el cuestionario PAR-Q mencionado antes, encontrará esta pregunta: "*¿Cuáles son sus mayores desafíos (con el movimiento) cada día, p. ej.: caminar, girarse, levantarse desde una posición sentada, darse la vuelta en la cama, levantarse de la cama, ir por escaleras, escribir, textear, masticar, tragar, etc.?* A la hora de diseñar un programa óptimo para poder mejorar la calidad de vida, es esencial aprender cuáles son los desafíos a los que se enfrentan. Lo llamo la evaluación "*Cuénteme su Día a Día*". Pretendo que me lleven por su día a día desde que se despiertan y que me describan los retos que encuentran.

Imagínese que su primer reto del día sea darse la vuelta en la cama. En innumerables talleres por todo el mundo, esto resulta un problema para mucha gente, pero aquí están las buenas noticias: por ahora, hemos logrado un 100% de éxito en hacer que giren por sí mismos. Es cuestión de impulsar el cuerpo de una cierta forma, que muy pronto aprenderá.

¿Y qué pasa con poder caminar? Es el mayor movimiento funcional para la mayoría de nosotros. Teniendo en cuenta que el riesgo de caerse es mucho mayor en una persona con Parkinson, queremos trabajar en las técnicas de entrenamiento de la marcha y mejorarla lo máximo posible. Teniendo esto en mente, el análisis de la marcha será la primera evaluación del movimiento que haremos. Las técnicas de entrenamiento de la marcha se verán en un próximo capítulo. Por ahora, hablemos de la evaluación de la marcha.

Evaluación de la Marcha: Paso 1

El análisis de la marcha es fascinante, y se puede desglosar en una serie de componentes muy complejos. Sin embargo, en lo que nos atañe en evaluar a una persona con Parkinson, nos enfocaremos en unos aspectos particulares de la marcha. Estas áreas incluyen:

- Longitud de la zancada
- Simetría de la zancada
- Velocidad
- ¿La zancada es rítmica o se arrastran los pies?
- ¿Se arrastran uno o los dos pies?
- Balanceo de brazo recíproco (incluyendo la observación del tronco y la rotación de la cadera durante la marcha)
- ¿Balancea un brazo más que otro?
- ¿Cómo es la postura?
- ¿Cuál es la posición de la cabeza?
- ¿Dónde se están enfocando los ojos?
- ¿Caminan en línea recta o se desvían?
- Cuando se dan media vuelta o vuelve a la posición inicial, ¿cómo se ve la rotación?

Para la parte inicial de esta evaluación, su cliente debe llevar su calzado normal. Encuentre una zona donde puede observar a su cliente desde una vista anterior y posterior. Una zona donde puedan caminar al menos 25 pasos también ayuda (cuanta mayor sea la distancia, mejor). Esto les permitirá entrar en un flujo de movimiento, lo que a usted le ayudará a analizar la marcha de forma más efectiva.

Mención especial:

- ¡LA SEGURIDAD es lo PRIMERO! Las rotaciones a menudo desencadenan el congelamiento de la marcha, lo que incrementa el riesgo de caída. Asegúrese de que su cliente puede girar y volver a la posición inicial. Si estos giros son un problema, que otra persona se sitúe al otro lado o que haya un objeto donde agarrarse si los giros representan una dificultad.
- Haga indicaciones a su cliente para *caminar de forma natural*, como si nadie le viera y como si no tuvieran que impresionarle o parecer bien
- Normalmente no uso cintas para la evaluación de la marcha con personas que tienen alteraciones de movimiento. Aunque algunos se muevan bien en una cinta, otros tendrán una mayor dificultad. Los seres humanos no nacieron para caminar sobre cintas. Estamos diseñados a movernos por una superficie, no con una superficie en movimiento bajo nuestros pies. Las cintas suelen crear movimientos poco naturales y pueden representar un problema para muchos.
- Mi única excepción para usar una cinta es en el caso de que deseemos obtener una vista lateral del cliente. Esto puede resultar útil a la hora demostrar una vista más completa del balanceo recíproco de los brazos, la postura, y nos muestra si el cliente se mueve por las 5 fases de la marcha de forma óptima. Hablaremos de las fases de la marcha en una sección posterior en el libro.

Asegúrese de que su cliente camine lo suficiente, para obtener así mayor información. Tome las notas necesarias y anote lo que vea basado en la lista anterior.

Una vez obtenidos los datos suficientes, haga que se sienten y descansen poco.

Evaluación de la Marcha: Paso 2: Añadir una Señal de Alerta al Sistema Nervioso y al Cerebro

En el capítulo anterior, aprendimos acerca de los beneficios de la estimulación cutánea plantar. Para el siguiente paso en la evaluación de la marcha, es hora de despertar a los nervios plantares, el sistema nervioso y el cerebro. Esto lo conseguiremos colocando un par de suelas texturadas Naboso en el calzado del cliente.

Las suelas Naboso se pueden ajustar perfectamente al calzado del cliente. Una vez colocadas con el lado texturado hacia arriba, haga que su cliente se ponga los zapatos, pero SIN calcetines. Es imprescindible que no lleven calcetines. Estarán descalzos llevando el calzado. Las excepciones para no llevar calcetines serían únicamente en caso de haber heridas abiertas en los pies. En este caso, pueden llevar calcetines finos.

Lo próximo, que su cliente camine un poco y se haga una idea de qué se siente al llevar las suelas.

En este momento, usted debe estar listo para implementar el siguiente paso en la evaluación de la marcha.

Para asegurar una recogida de datos útiles, NO le diga a su cliente lo que espera ver. Si usted le dice que las suelas probablemente mejorarán su movimiento, tratarán de caminar de manera poco natural, o tratarán de impresionarle. Lo que usted quiere observar es un patrón de marcha natural sin que haya expectativas de ningún tipo.

Mención especial para profesionales del movimiento: si no dispone de las suelas texturadas Naboso, haga que su cliente se quite los zapatos y calcetines y camine descalzo por unos minutos. Cualquier tipo de superficie estimulará los nervios plantares y despertará al sistema nervioso y al cerebro. Si dispusiera de césped, es una gran superficie que usar. Si existe una zona donde sea seguro caminar, la hierba es una buena superficie de elección. Además es a las afueras y la ciencia nos dice que caminar descalzo a las afueras es muy beneficioso por muchas razones (hablaremos sobre esto más tarde).

Asimismo, recomiendo encarecidamente encargar unos cuantos pares de suelas Naboso. Sus clientes y pacientes se lo agradecerán. Para encargarlas, vaya al apartado *book support website* y vaya a la pestaña Naboso.

Evaluación de la Marcha: Paso 3 Reevaluación

Ahora, vuelva a la misma zona donde observó y recogió los datos de la marcha. Use su cámara y dígale a su cliente que ande por el mismo camino que antes, incluyendo el mismo punto de inicio, giro, y puntos de parada. En la medida que sea posible, sujete su cámara desde la misma distancia y ángulo que en la primera grabación. La comparación de los vídeos uno al lado de otro será mejor.

De nuevo, observe y compruebe las diferencias:

- Longitud de la zancada
- Simetría de la zancada
- Velocidad
- ¿La zancada es rítmica o se arrastran los pies?
- ¿Se arrastran uno o los dos pies?
- Balanceo de brazo recíproco (incluyendo la observación del tronco y la rotación de la cadera durante la marcha)
- ¿Balancea un brazo más que otro?
- ¿Cómo es la postura?
- ¿Cuál es la posición de la cabeza?
- ¿Dónde se están enfocando los ojos?
- ¿Caminan en línea recta o se desvían?
- Cuando se dan media vuelta o vuelve a la posición inicial, ¿cómo se ve la rotación?

¿Qué observó? ¿Cómo se veía la marcha con la suela en los zapatos? Lo que puedo imaginarme es que apreció algún tipo de mejora o quizá varias mejoras en las áreas arriba descritas. Tome notas detalladas de sus observaciones. Lo que vea es especialmente importante, pero lo que su cliente SIENTA lo es aún más.

Pues ahora, antes de revelar lo que observó, pregúntele a su cliente cómo se sintió. Con gran probabilidad, escuchará algo como: Me sentí más seguro, con mayor seguridad, más estable, con más equilibrio, más en control, etc.

El próximo paso será hablar con su cliente sobre sus observaciones, lo que observó y cómo se sintió su cliente. ¿Cómo es su estado emocional y mental después de usar las suelas comparado con el uso de calzado normal al caminar?

Como repetimos antes, en al menos 90% de la población con EP vimos mejoras en la marcha al usar las suelas texturadas Naboso. Y lo que es todavía más emocionante es cuando vemos un estado mental y/o emocional positivo como resultado de un mejor movimiento. La sensación de desesperanza y depresión a menudo acompaña al Parkinson. A veces, solo se necesita una pequeña herramienta o técnica para mejorar el movimiento. Con esta mejora, normalmente viene un estado positivo y emocional más positivo. Lo vemos todo el tiempo en todo el mundo durante nuestros talleres en vivo. Caminar mejor, sentirse más positivo, y lograr esa sensación de esperanza de que puede vivir una mejor calidad de vida.

Incluso tenemos historias de personas que empezaron a correr por primera vez en 15 años o más después de colocar y llevar las suelas. También vemos a cuidadores, parejas, familiares, y cónyuges que rompen a llorar porque no han visto a la persona moverse tan bien en años. Es un efecto dominó y es enorme.

Esto es tan solo el comienzo, amigos. Ahora han observado la marcha con su cliente o paciente. Han tomado notas y vieron cómo caminan con su calzado normal vs. con las suelas texturadas. Posteriormente en el libro, nos adentraremos en las estrategias de entrenamiento de la marcha. Por ahora, seguiremos adelante y aprenderemos otras evaluaciones.

Las palabras de una luchadora con EP, Angela McHardy

Existe un grupo en Escocia, *Del Amitri*, que canta la canción 'Driving with the Brakes On'. Este título resuena durante mi viaje en la enfermedad de Parkinson (EP). La EP se describe como una 'condición neurológica degenerativa, causada por niveles deficientes de dopamina, afectando el funcionamiento físico, cognitivo y emocional'. Se siente como la canción (es decir, 'manejar con los frenos'). Deseas hacer cosas normales: pasear, hablar, pensar; pero algo te frena. Nada es espontáneo. Sin embargo, esta es una historia de cómo quitar el pie del freno a través del ejercicio – una historia de resistencia y esperanza.

Me llamo Angela McHardy y antes del diagnóstico hace cuatro años, tenía un esposo, dos hijos y un buen trabajo en la Enseñanza. Vivo en un lugar llamado West Kilbride. Mi esposo y yo tuvimos nuestros problemas a lo largo de estos 18 años, pero supimos superarlos. La vida pasaba rápidamente. Corría, disfrutaba del gimnasio y de otras actividades. Era cinturón negro en karate y competía a nivel nacional. Sin embargo, fastidiosamente mi pierna comenzó a presentar un temblor que se desarrolló durante unos meses. Aparecía cada vez que me despertaba y a lo largo del día. Me puse muy mal. Acabé estando de baja en el trabajo por un mes. En ese momento, mi padre se encontraba en una fase final de EP. En cuestión de dos semanas, viajé 200 millas a casa de mis padres en el norte de Escocia. La vida era estresante, usando mi analogía del carro de nuevo, las cosas parecían estancarse un poco. Fui a ver a mi doctor varias veces con mi temblor, mi hombro dolorido, mi falta de equilibrio, y me sentía muy mal.

Los profesionales decidieron qué iba mal. El estrés, la sobrecarga de trabajo, las hormonas, los discos de la columna… Se le echó la culpa a todo.

Tres veces pregunté, "*¿Es esto EP?*". Me contestaron que no, aunque sabía que se equivocaban. Transcurridos tres años, mi querido Dr. Tyagi, que es mi neurólogo habitual, me diagnosticó EP. Mi esposo estaba a mi lado. Nunca me imaginé que haría frente a esto yo misma. En el transcurso de nueve meses, perdí a mi padre, me diagnosticaron EP, y descubrí que mi esposo tenía una amante, justo cuando estaba en mi peor momento. La vida en múltiples traumas. Sentía que el freno estaba bien apretado.

Mi familia y mis amigos me salvaron, ¡pero lo que me dio una gran esperanza fue el yoga! (aunque podría haber sido cualquier tipo de ejercicio). Era el momento de tomar el control y no dejar que la enfermedad o las acciones de los demás me definieran. ¡Necesitaba volver a tomar el mando!

Me pongo en mi esterilla de yoga y siento como la EP se derrite. ¡Mi profesora de yoga me ha entrenado para ser instructora de yoga también! Tener que abandonar mi carrera fue otra gran pérdida, pero he construido mi propio negocio de yoga, 'Upala-haven Yoga', en el que practico con varios clientes. La gente se sorprende cuando digo que soy una instructora de yoga con EP, pero vienen a las clases y parece que les encanta. Algunas posturas no puedo realizar por mi condición, pero técnicamente soy 'instructora', así que puedo enseñarlas, incluso sin poder demostrarlas.

El ejercicio debería ser tan obligatorio como la medicación para alguien que padece EP. El yoga es una posible intervención. El yoga no es meramente una actividad física. Es un estilo de vida, que puede ayudar a sanar. El movimiento, la nutrición, la hidratación y el bienestar emocional resulta una mezcla efectiva.

Nutricionalmente, encontré que hacer énfasis en la salud intestinal concuerda con la investigación en su impacto en condiciones como la EP. Mi inspiración y deseo de implementar el ejercicio en el corazón de cualquier protocolo que he tratado para 'frenar los síntomas' viene de la asistencia a uno de los cursos de Karl en Londres. Si no hubiera calado tan hondo su enfoque y su conocimiento sobre lo que yo 'pensaba' que funcionaba, honestamente pienso que las cosas serían muy diferentes hoy. Eso no significa que no haya habido períodos bajos. ¡Por supuesto que sí! El estrés de perder a mi madre de repente casi me trajo de vuelta al Sr. Parkie (al que le encanta su poquito de estrés). Fue la perseverancia con el ejercicio (yoga) y con una mentalidad realmente positiva, lo que me hizo resurgir. Como Michael J. Fox dice… "Aceptación no significa lo mismo que resignación. Significa comprender que algo es como es y que existen maneras de afrontarlo".

Capítulo 10: Evaluaciones (parte 2)

Evaluación del Riesgo de Caídas (Mini-BESTest, Escala de Equilibrio de Berg, TUG Test, Prueba de Caminata de 6 Minutos)

Dado que la población con EP presenta un riesgo dos veces mayor (o superior) de caerse que sus coetáneos, seguro que querrá beneficiarse de algunas evaluaciones estandarizadas. Todas las evaluaciones en esta sección se encuentran dentro del ámbito de la práctica de entrenadores personales para valorar el riesgo de caída del cliente. Esto ayudará al entrenador a desarrollar un programa óptimo para su cliente en base a los datos de evaluación.

Otra ventaja del empleo de estas evaluaciones es que están reconocidas globalmente en el mundo médico. Cada evaluación viene con instrucciones específicas de como aplicarla junto con un sistema de puntuación para valorar la actuación. Esto hace que estos tests sean reproducibles (aunque el error humano es siempre un factor y por tanto dos evaluadores no examinarán por igual).

El poder compartir estas puntuaciones de evaluación permite a otros en diferentes campos (p. ej., terapeutas físicos, neurólogos, etc) tener una idea del riesgo de caídas del paciente antes de tener un encuentro con ellos.

Se incluye en este capítulo una breve descripción de estas evaluaciones.

Para implementar adecuadamente estas evaluaciones, vaya al apartado *book support* de la web donde encontrará formularios para descargar con instrucciones y hojas de

calificaciones, además de demostraciones en vídeo para todas las evaluaciones.

Mención especial: Siempre siga las pautas para proteger la confidencialidad y privacidad de información del paciente y sus datos médicos (en Estados Unidos, HIPAA). Asegúrese de que el cliente o paciente firme el permiso antes de compartir datos de evaluación con otros en el campo de la medicina o de la aptitud física.

Mini-BESTest

Esta es una versión corta del BESTest (Sistema de Evaluación del Equilibrio). Es un test de 14 puntos con una puntuación máxima de 28. Este test incluye lo siguiente:

ANTICIPATORIO:

DE SENTARSE A ESTAR DE PIE

Objetivo: El paciente puede levantarse de una silla sin usar las manos y es capaz de estabilizarse de forma independiente.

ALZARSE EN LOS DEDOS DE LOS PIES

Objetivo: El paciente puede alzarse apoyado en los dedos de los pies y estabilizarse durante 3 segundos alcanzando la altura máxima.

DE PIE SOBRE UNA SOLA PIERNA

Objetivo: El paciente permanece de pie sobre una sola pierna tanto tiempo como pueda, mirando al frente.

CONTROL POSTURAL REACTIVO

CORRECCIÓN COMPENSATORIA CON UN PASO ADELANTE

De pie, colocando los pies a la misma separación que los hombros, los brazos a los lados, el paciente se inclina hacia delante contra las manos del examinador más allá de sus límites. Cuando el examinador lo suelte, el paciente hace lo que necesite, incluyendo dar un paso al frente para evitar una caída.

Objetivo: El paciente da un solo paso, grande y se recupera de forma independiente (se permite un segundo paso de realineación).

CORRECCIÓN COMPENSATORIA CON UN PASO HACIA ATRÁS

De pie, colocando los pies a la misma separación que los hombros, los brazos a los lados, el paciente se inclina hacia atrás contra las manos del examinador más allá de sus límites. Cuando el examinador lo suelte, el paciente hace lo que necesite, incluyendo dar un paso para evitar una caída.

Objetivo: El paciente se recupera de forma independiente, dando un solo paso y grande.

CORRECCIÓN COMPENSATORIA CON UN PASO HACIA ATRÁS

El paciente de pie, con los pies juntos y los brazos a los lados. El paciente se inclina hacia las manos del examinador más allá de sus límites laterales. Cuando el examinador lo suelte, el paciente hace lo que necesite, incluyendo dar un paso para evitar una caída. Repetir el test en lado opuesto.

Objetivo: El paciente se recupera de forma independiente (en ambas direcciones) con un paso (un paso cruzado o lateral está bien)

ORIENTACIÓN SENSORIAL

POSTURA (PIES JUNTOS); OJOS ABIERTOS, SUPERFICIE FIRME

El paciente coloca las manos en las caderas y pone los pies juntos hasta que casi se toquen.

Objetivo: Mirando al frente, el paciente permanece lo más estable y firme posible hasta que el examinador le diga que pare.

POSTURA (PIES JUNTOS); OJOS CERRADOS, SUPERFICIE DE GOMA ESPUMA

El paciente se sube en la superficie de goma espuma, pone las manos en las caderas y los pies junto hasta que casi se toquen. El examinador empieza a contar cuando el paciente cierra los ojos.

Objetivo: El paciente permanece lo más estable y firme posible hasta que el examinador le diga que pare.

INCLINADO - OJOS CERRADOS

El paciente se sube a una superficie inclinada y está de pie con los dedos de los pies apuntando hacia arriba. El paciente coloca los pies a la misma separación que los hombros y los brazos a los lados hacia abajo. El examinador empieza a contar cuando el paciente cierra los ojos.

Objetivo: El paciente permanece de pie de forma independiente durante 30 segundos y se alinea con la gravedad.

MARCHA DINÁMICA:

CAMBIO EN LA VELOCIDAD DE LA MARCHA

El paciente empieza a andar a su velocidad normal. Cuando el examinador dé la indicación de caminar *rápido*, el paciente camina tan rápido como pueda. Cuando el examinador dé la indicación de *lento*, el paciente camina muy lentamente.

Objetivo: El paciente es capaz de cambiar claramente la velocidad de la marcha sin desequilibrio.

CAMINAR CON GIROS DE CABEZA - HORIZONTAL

El paciente empieza a andar a su velocidad normal. Cuando el examinador diga *derecha*, el paciente gira la cabeza y mira hacia la derecha. Cuando el examinador diga *izquierda*, el paciente gira la cabeza y mira hacia la izquierda. El paciente tratará de caminar en línea recta durante este ejercicio.

Objetivo: El paciente es capaz de llevar a cabo giros de cabeza sin cambios en la velocidad de la marcha, demostrando un buen equilibrio.

CAMINAR CON GIROS DE PIVOTE

El paciente empieza a andar a su velocidad normal. Cuando el examinador dé la indicación de de *girar y parar*, el paciente gira tan rápido como pueda, y mirando a la dirección opuesta, y se detiene. Después del giro, los pies del paciente deben estar juntos.

Objetivo: El paciente gira con los pies juntos y RÁPIDO (menos de tres pasos) y con buen equilibrio.

PASO POR ENCIMA DE OBSTÁCULOS

El paciente empieza a andar a su velocidad normal. Cuando lleguen al obstáculo, lo pasan por encima, no alrededor del mismo, y siguen caminando.

Objetivo: El paciente es capaz de pasar por encima del obstáculo con un mínimo cambio de la velocidad de la marcha y con buen equilibrio.

TIMED UP & GO (TUG TEST) CON DOBLE TAREA [CAMINATA DE 3 METROS]

Se coloca un trozo de cinta tres metros enfrente de una silla. Cuando el examinador diga *AHORA*, el paciente se levanta de la silla y caminará a su velocidad normal hasta donde llegue la cinta. Entonces, se da media vuelta y vuelve a sentarse en la silla. Cuando se haga el TUG con doble tarea, el examinador dará una indicación al paciente para contar hacia atrás de tres en tres empezando en ___. Cuando el examinador diga *AHORA*, el paciente se levanta de la silla, camina a su velocidad normal hasta llegar al final de la cinta en el piso, se gira, y camina de vuelta a la silla. El paciente debe seguir contando hacia atrás todo el tiempo.

Objetivo: El paciente es capaz de no mostrar un cambio muy notorio en el hecho de sentarse, levantarse o caminar mientras cuenta hacia atrás, comparado con el TUG test sin doble tarea.

Escala de Equilibrio de Berg

Este test está compuesta de 14 tareas predeterminadas y está diseñado para examinar la habilidad de una persona de equilibrarse de manera segura (Physio-Pedia, n.d.)

Herramientas que se necesitan:

- Una regla
- Una pasarela para 15 pasos
- Cronómetro, reloj de pulsera o dispositivo con cronómetro
- Dos sillas estándar (una con reposabrazos y otra sin reposabrazos)
- Un escalón o taburete

DE SEDESTACIÓN A BIPEDESTACIÓN

Al paciente se le da una indicación para levantarse desde una posición sentada tratando de no usar sus manos para apoyarse.

Objetivo: El paciente es capaz de levantarse sin usar las manos y estabilizarse de forma independiente.

BIPEDESTACIÓN SIN AYUDA

Al paciente se le pide que permanezca de pie por dos minutos sin apoyarse en nada.

Objetivo: El paciente es capaz de permanecer de pie de forma segura durante 2 minutos.

SEDESTACIÓN SIN APOYAR LA ESPALDA, PERO CON LOS PIES SOBRE EL PISO O SOBRE UN TABURETE

Al paciente se le pide que se siente en un taburete o silla con los brazos doblados durante 2 minutos.

Objetivo: El paciente es capaz de sentarse de manera segura y estable durante 2 minutos.

DE BIPEDESTACIÓN A SEDESTACIÓN

Al paciente se le pide que se siente en una silla desde una posición de pie.

Objetivo: El paciente se sienta de manera segura con un mínimo uso de las manos.

TRANSFERENCIAS

Prepare las sillas para una transferencia en pivot. Pida al paciente de pasar primero a un asiento con apoyabrazos y a continuación a otro asiento sin apoyabrazos. Se pueden usar dos sillas (una con y otra sin apoyabrazos) o una cama y una silla.

Objetivo: El paciente es capaz de transferir de manera segura con un mínimo uso de las manos.

BIPEDESTACIÓN SIN AYUDA CON LOS OJOS CERRADOS

Al paciente se le pide que cierre los ojos y permanezca de pie durante 10 segundos.

Objetivo: El paciente es capaz de permanecer de pie durante 10 segundos de manera segura.

PERMANECER DE PIE SIN AGARRARSE CON LOS PIES JUNTOS

El paciente junta los pies y permanece de pie sin agarrarse a nada.

Objetivo: El paciente es capaz de permanecer de pie con los pies juntos de manera segura e independiente durante 1 minuto.

LLEVAR EL BRAZO EXTENDIDO HACIA DELANTE EN BIPEDESTACIÓN

Se le pide al paciente que levante el brazo a 90º, estirando los dedos y llevándolos hacia delante todo lo que se pueda.

Objetivo: El paciente puede inclinarse hacia delante de manera cómoda 25 cm.

EN BIPEDESTACIÓN, RECOGER UN OBJETO DEL PISO

Al paciente se le pide que recoja un objeto (zapato/zapatilla/objeto ligero) situado delante de los pies.

Objetivo: El paciente es capaz de recoger el objeto de manera segura y fácil.

EN BIPEDESTACIÓN, GIRARSE PARA MIRAR ATRÁS

Al paciente se le pide que gire y mire atrás por encima de su hombro izquierdo. Se repite lo mismo a la derecha.

Objetivo: El paciente mira hacia atrás hacia ambos lados y desplaza bien el peso.

GIRAR 360 GRADOS

Al paciente se le pide que dé una vuelta completa de 360 grados. Pausa. Y a continuación se repite el mismo giro completo hacia el otro lado.

Objetivo: El paciente es capaz de girar 360 grados de una manera segura en cada dirección en 4 segundos o menos.

SUBIR ALTERNANTE LOS PIES A UN ESCALÓN O TABURETE EN BIPEDESTACIÓN SIN AGARRARSE

Al paciente se le pide que sitúe cada pie alternativamente sobre un escalón/taburete. Se repite la operación 4 veces para cada pie.

Objetivo: El paciente es capaz de permanecer de pie de manera independiente y segura y puede completar 8 escalones en 20 segundos o menos.

BIPEDESTACIÓN CON LOS PIES EN TÁNDEM

Al paciente se le pide que sitúe un pie delante del otro. Si piensa que no va a poder colocarlo justo delante, intente dar un paso hacia delante de manera que el talón del pie se sitúe por delante del zapato del otro pie.

Objetivo: El paciente es capaz de colocar el pie en tándem independientemente y sostenerlo durante 30 segundos.

BIPEDESTACIÓN SOBRE UN PIE

Al paciente se le pide que se apoye sobre un pie sin agarrarse todo el tiempo que pueda.

Objetivo: El paciente es capaz de levantar la pierna independientemente y sostenerla durante 10 segundos o más.

PUNTUACIÓN: Este test usa una escala ordinal de cinco puntos, con un rango de 0-4. "0" indica el nivel más bajo de función y "4" el nivel más alto de función. La Puntuación Total Máxima Posible = 56 (Berg K, 1992)

Interpretación de la Escala de Equilibrio de Berg:

41-56 = El paciente puede caminar de manera independiente

21-40 = El paciente puede caminar con asistencia

0-20 = El paciente precisa silla de ruedas

TUG Test

El TUG Test (Timed Up and Go) es parte del **Mini-BESTest**, pero se puede realizar como un test separado. Es una herramienta rápida, fácil y fiable a la hora de evaluar el equilibrio y el riesgo de caídas de sus pacientes. El único equipamiento que se requiere para llevar a cabo el test es una silla con reposabrazos y un cronómetro. Los pacientes llevan su calzado normal y usan sus andadores si precisan de ellos.

Con una línea claramente marcada de 3 metros enfrente del sillón estándar, al paciente se le pide que se levante y camine a un ritmo cómodo y seguro hasta la línea en el piso, que se gire, y que vuelva a la silla y se siente de nuevo.

Objetivo: El paciente es capaz de llevar a cabo esta tarea en 12 segundos o menos.

PRUEBA DE CAMINATA DE 6 MINUTOS

La **Prueba de Caminata de 6 Minutos** es un ejercicio de evaluación que mide la distancia máxima que se puede recorrer durante un período de seis minutos caminando. Este test proporciona una medición integrada de la respuesta de los múltiples sistemas cardiopulmonares y musculoesqueléticos implicados en el ejercicio (Vera Bittner, n.d.)

La estandarización de la prueba de caminata de 6 minutos es particularmente importante y en el apartado *book support* de la web se encuentran instrucciones detalladas.

Las palabras de una luchadora con Parkinson, Perla Marisol Guzmán García

Mi nombre es Perla Marisol Guzmán García, tengo 42 años y padezco Parkinson. Hace cinco años empecé a mostrar los primeros síntomas. Al principio, se sentía como un dolor en el pie que me dijeron que era una simple metatarsalgia. Poco a poco, fueron apareciendo nuevos síntomas que me llevaron a ver un gran número de especialistas, llegando a falsos diagnósticos.

Este período fue tremendamente difícil para mí, pues mi condición empeoraba cada día sin que nadie me dijera lo que era hasta hace tres años. El terrible diagnóstico vino en una de las visitas al neurólogo, que me miró a los ojos y me dijo "usted tiene Parkinson". En ese momento, no podía asimilar la magnitud de la enfermedad. Sin embargo, me sentí aliviada ya que por entonces apenas podía moverme.

Empecé a tomar la medicación y como por arte de magia, comencé a mejorar. El Parkinson no solo me trajo cosas negativas a mi vida; también me trajo muchas cosas buenas. Antes de mi diagnóstico, era muy introvertida y no salía. No disfrutaba de la vida. Cuando supe que padecía esta enfermedad, mi vida dio un giro de 180 grados y decidí vivir y disfrutar cada momento de mi vida como si fuera el último. Empecé a hacer lo que me gustaba y me trajo nuevas amistades.

Desde mi diagnóstico, decidí poner de mi parte para luchar contra esta enfermedad. Comencé a ejercitarme, lo que me ha ayudado a retrasar la progresión de la enfermedad. Siempre trato de adoptar la mejor actitud para tener una mayor calidad de vida, aunque hay veces en las que me caigo, pues es muy difícil vivir con esta enfermedad.

Siempre me levanto y continúo luchando, esperando ese ansiado día en el que alguien encuentre una cura y así podamos recobrar el control de nuestro cuerpo.

Capítulo 11: Evaluaciones (parte 3)

Evaluaciones Adicionales

Profesionales del movimiento: Además del resto de evaluaciones tratadas en la parte tres del libro, las evaluaciones en este capítulo ayudarán a saber más sobre su cliente antes de iniciar su programa de ejercicios e intervención.

Vaya al apartado *book support* de la web para descargar las evaluaciones, la puntuación estandarizada, así como las instrucciones para implementar cada evaluación.

Las Actividades de la Escala de Equilibrio (ABC)

Las Actividades de la Escala de Equilibrio (ABC) es un cuestionario estructurado de autoevaluación que mide la confianza del individuo para realizar actividades sin perder el equilibrio (Lynda Elaine Powell, 1995)

Instrucciones para los participantes: Para cada actividad enumerada abajo, elija porcentajes para indicar su nivel de confianza sin perder el equilibrio o tener inestabilidad. Si habitualmente no realiza la actividad indicada, trate de imaginar cuán seguro se sentiría para realizarla. Si habitualmente utiliza un dispositivo de ayuda para caminar o se agarra a alguien, estime el porcentaje de confianza contando con esa ayuda. (Lynda Elaine Powell, 1995)

Un resultado de 0% = No Confianza. Un resultado de 100% = Plena Confianza. (Lynda Elaine Powell, 1995)

Las actividades en la Escala del Equilibrio incluyen:

- Caminar por la casa
    - Subir o bajar escaleras
    - Inclinarse y levantar una zapatilla del piso
    - Tomar una lata de un estante ubicado a nivel con sus ojos
    - Levantarse sobre los dedos de los pies y tomar algo ubicado más alto que el nivel de su cabeza
    - Subirse a una silla para llegar a algún objeto
    - Barrer el piso
    - Caminar fuera de casa hasta la acera donde está su carro está estacionado
    - Entrar o salir del carro
    - Cruzar el aparcamiento hasta el centro commercial
    - Subir o bajar una rampa
    - Caminar en un centro comercial abarrotado donde la gente camina deprisa alrededor de usted
    - Ser chocado o empujado por la gente mientras camina
    - Subir o bajar escaleras mientras se sujeta a la baranda
    - Subir o bajar escalones mientras sujete un paquete que no le permite sujetarse a la baranda
    - Caminar fuera sobre superficies heladas (Lynda Elaine Powell, 1995)

Cuestionario de Creencias de Miedo-Evitación (FABQ)

El FABQ es un cuestionario de autoevaluación que se centra específicamente en cómo las creencias de miedo-evitación del paciente sobre la actividad física y trabajo pueden afectar y contribuir a su dolor de la espalda baja y acabar en discapacidad. (Waddell G, 1993)

Las instrucciones para los participantes son las siguientes: Estas son algunas de las cosas que los pacientes nos han contado sobre su dolor. En el formulario de evaluación, se les pregunta a los participantes cómo afectan actividades como inclinarse, levantar peso, caminar, o conducir en su dolor espalda. (Waddell G, 1993)

Los puntos que se incluyen son:

- Mi dolor está causado por la actividad física
- La actividad física empeora mi dolor
- La actividad física puede dañar mi espalda
- No debería realizar actividades físicas que (puede que) empeoren mi dolor
- No puedo realizar actividades físicas que (puede que) empeoren mi dolor (Waddell G, 1993)

Las siguientes afirmaciones tratan de cómo su trabajo normal afecta a su dolor de espalda:

- Mi dolor fue a causa de mi trabajo o accidente laboral
- Mi trabajo agravó el dolor
- Tengo una reclamación de indemnización por mi dolor

- Mi trabajo es demasiado pesado para mí
- Mi trabajo empeora o empeoraría mi dolor
- Mi trabajo puede dañar mi espalda
- No debería hacer mi trabajo normal con mi dolor presente
- No puedo realizar mi trabajo normal con mi dolor presente
- No puedo realizar mi trabajo normal hasta tratar mi dolor
- No creo que vuelva a mi trabajo normal en los próximos 3 meses
- No creo que sea capaz de volver a ese trabajo (Waddell G, 1993)

Escala Tampa de Kinesofobia (TSK)

La TSK es un test de autoevaluación desarrollado para evaluar el 'miedo al movimiento-relacionado con el dolor' en pacientes con dolor musculoesquelético (p. ej., dolor en la baja espalda). Aun no siendo una evaluación específica del Parkinson, es un test relevante para aquellos que viven con EP. (Elin Damsgård, 2007)

Los puntos que se incluyen son:

- Tengo miedo de poder lesionarme si hago ejercicio
- Si tratara de superarlo, mi dolor se incrementaría
- Mi cuerpo me dice que tengo algo terriblemente peligroso
- Mi dolor se aliviaría si hiciera ejercicio
- La gente no se toma en serio lo suficiente mi condición médica

- Mi accidente ha puesto mi cuerpo en riesgo para el resto de la vida
- El dolor siempre significa que me he lesionado mi cuerpo
- Solo porque algo agrave el dolor, no significa que sea peligroso
- Tengo miedo de que pueda lesionarme por accidente
- Solo teniendo cuidado de no realizar ningún movimiento innecesario, es la manera más segura en la que puedo prevenir que mi dolor empeore
- No tendría este dolor si no hubiera algo potencialmente peligroso sucediendo en mi cuerpo
- Aunque mi condición es dolorosa, me sentiría mejor si fuera físicamente activo
- El dolor me avisa cuando debo parar el ejercicio para no lesionarme

- Realmente no es seguro que una persona con una condición como la mía sea físicamente active
- No puedo hacer las cosas normales que la gente realiza porque para mí es muy fácil lesionarme
- A pesar de que algo me está causando mucho dolor, no creo que sea peligroso en realidad
- Nadie debería hacer ejercicio cuando sufre dolor (Elin Damsgård, 2007)

Evaluación Cognitiva de Montreal (MoCA)

El test de Evaluación Cognitiva de Montreal (MoCA) fue validado en el marco del deterioro cognitivo leve (DCL), y se ha adoptado en numerosos ámbitos clínicos. La sensibilidad del MoCA para detectar DCL es del 90% comparado con el 18% para otras herramientas diagnósticas como el MMSE (MoCA, n.d.)

El MoCA evalúa:

- Memoria a corto plazo
- Habilidades visoespaciales
- Funciones ejecutivas
- Atención, concentración y memoria functional
- Lenguaje
- Orientación en tiempo y espacio (MoCA, n.d.)

Escala Unificada para la Evaluación de la Enfermedad de Parkinson (UPDRS)

El UPDRS está compuesto de cuatro partes. Cada una tiene múltiples partes con una puntuación individual, resultando 0 para normalidad o sin problemas, 1 para problemas mínimos, 2 para problemas leves, 3 para problemas moderados, y 4 para problemas severos. La suma de las puntuaciones se usa para determinar la severidad de la enfermedad. 199 puntos indica una discapacidad total y 0 puntos indica no discapacidad.

En 2001, la Sociedad de Trastornos de Movimiento (MDS) actualizó la escala de puntuación con la implicación de los pacientes y cuidadores. La escala actualizada se refiere como UPDRS-MDS, y se publicó en 2008, incluyendo las siguientes secciones (Diagnosis – Rating Scales, 2017)

Parte 1: Función intelectual, estado de ánimo, comportamiento

- Olvidos frecuentes, desorientación en el tiempo y espacio
  Sueños vívidos
- Alucinaciones
- Delirios y paranoia
- Estado de ánimo depresivo
- Estado de ánimo con ansiedad
- Apatía
- Características del síndrome de desregulación de la dopamine
- Problemas de sueño
- Somnolencia diurnal
- Dolor y otras sensaciones
- Problemas urinarios
- Estreñimiento
- Mareo al ponerse de pie
- Fatiga (Diagnosis – Rating Scales, 2017)

Parte 2: Actividades de la vida diaria

- Hablar: dificultad para ser entendido
- Saliva y babeo
- Masticación y deglución
- Uso de cubiertos con la comida
- Escritura
- Asistencia para vestirse, abotonarse, ponerse las mangas de los brazos
- Requiere asistencia para bañarse, cepillarse los dientesProblemas a la hora de realizar aficiones y otras actividades
- Dificultad para darse la vuelta en la cama
- Impacto del temblor en las actividades
- Acostarse y levantarse de la cama
- Caminar, equilibrio, caídas

- Congelaciones al caminar (Diagnosis – Rating Scales, 2017)

Parte 3: Exploración motora

- Lenguaje – volumen, dicción
- Expresiones faciales reducidas
- Rigidez
- Golpeteo de dedos
- Movimientos con las manos más lentos
- Movimientos de pronación-supinación de las manos
- Golpeteo con los dedos de los pies
- Agilidad de las piernas – cuando el talón golpee el piso, evaluar si hay enlentecimiento, fatiga temprana.
- Levantarse de la silla – grado de dificulta
- Marcha – arrastrar los pies, caminar con dificulta
- Congelación de la marcha
- Estabilidad postural – dificultad para recuperar el equilibrio
- Postura – inclinación
- Espontaneidad global del movimiento (bradiquinesia corporal) – lentitud de movimiento, falta de movimiento
- Temblor en reposo (Diagnosis – Rating Scales, 2017)

Parte 4: Complicaciones motoras

- Disquinesia, incluyendo el tiempo transcurrido con disquinesia, impacto funcional de la disquinesia, y distonía dolorosa en estado *off*
- Fluctuaciones motoras, incluyendo el tiempo transcurrido en el estado *off*,

impacto funcional de las fluctuaciones, y la complejidad de las fluctuaciones motoras (Diagnosis – Rating Scales, 2017)

Estadios de Hoehn y Yahr

Es un test nombrado tras sus autores. Se publicó en 1967 y fue la primera escala de puntuación en describir la progresión de la EP. La escala de Hoehn y Yahr describe las cinco fases de la progresión de la EP (Diagnosis – Rating Scales, 2017)

Fase Uno – En la fase uno, la más temprana, los síntomas de la EP son leves y solo se ven en un lado del cuerpo (afectación unilateral) y el deterioro funcional es mínimo o inexistente. Los síntomas de la EP en la fase uno pueden ser tan leves que la persona no busca atención médica o el médico es incapaz de realizar un diagnóstico. Los síntomas en la fase uno pueden incluir el temblor, rigidez, o la lentitud de movimiento en el brazo o la pierna de un lado del cuerpo, o un lado de la cara se ve afectado, repercutiendo en la expresión. (Diagnosis – Rating Scales, 2017)

Fase Dos de la Enfermedad de Parkinson – La fase dos se considera todavía una fase temprana en la EP, y se caracteriza por síntomas en ambos lados del cuerpo (afectación bilateral) o en la línea media sin deterioro del equilibrio. La fase dos se puede desarrollar meses o años después de la fase uno. Los síntomas en la fase dos pueden incluir una pérdida de expresión facial en ambos lados de la cara y reducción del parpadeo. Las alteraciones del habla pueden estar presentes como una voz más suave, más monótona, el volumen se desvanece después de empezar a hablar en alto, o mala pronunciación. También puede haber agarrotamiento o rigidez en los músculos del tronco que puede resultar en dolor de cuello o de espalda, postura inclinada, y una lentitud general en todas las actividades del día a día. El diagnóstico puede ser fácil en esta fase si el paciente presenta temblor, sin embargo, si en la fase 1 no se apreció y los únicos síntomas de la fase dos son la lentitud o la falta de movimiento espontáneo, la EP se puede malinterpretar como edad avanzada. (Diagnosis – Rating Scales, 2017)

Fase Tres de la Enfermedad de Parkinson – La fase tres se considera una fase media y se caracteriza por la pérdida de equilibrio y lentitud de movimiento. El equilibrio se ve comprometido por la imposibilidad de hacer ajustes rápidos, automáticos e involuntarios necesarios para prevenir caídas, siendo estas comunes en la fase. Todos los síntomas restantes también se presentan en esta fase, y generalmente no se duda del diagnóstico. Un factor muy esclarecedor en la fase tres es que el paciente es totalmente independiente en sus actividades de la vida diaria, como vestirse, higiene, y comer (Diagnosis – Rating Scales, 2017)

Fase Cuatro de la Enfermedad de Parkinson – En la fase cuatro, la EP ha progresado a una enfermedad incapacitante severa. Los pacientes con fase cuatro de EP pueden ser capaces de caminar y estar de pie sin asistencia, pero están visiblemente incapacitados. Muchos hacen uso de un andador para asistirse. En esta fase, el paciente es incapaz de vivir una vida independiente y necesita asistencia en algunas actividades del día a día. (Diagnosis – Rating Scales, 2017)

Fase Cinco de la Enfermedad de Parkinson – La fase cinco es la más avanzada y se caracteriza por estar postrado en una cama o silla de ruedas. Las personas en la fase cinco de la EP puede que no sean capaces de levantarse de la silla o salir de la cama sin ayuda, pueden tener una tendencia a caerse cuando están de pie o se giran, pueden sufrir congelamiento al caminar o tropezarse. En esta fase se requiere una asistencia día y noche de la persona para reducir el riesgo de caerse y ayudar al paciente con las actividades diarias. En la fase cinco, el paciente puede experimentar alucinaciones o delirios. (Diagnosis – Rating Scales, 2017)

Aunque los síntomas empeoren a lo largo del tiempo, cabe destacar que algunos pacientes nunca alcanzan la fase cinco de la enfermedad. Las personas con EP puede que nunca padezcan algunos de los síntomas descritos anteriormente. Asimismo, existen tratamientos disponibles que pueden ayudar en cada fase de la enfermedad. (Diagnosis – Rating Scales, 2017)

Las palabras de una luchadora con Parkinson, Mireya López Verdugo

Diagnóstico equivocado: Hace 25 años, después de padecer síntomas como temblor de la cabeza y contracturas, me diagnosticaron temblor esencial. En la Seguridad Social solo me derivaron a consultas psicológicas, pues según el doctor, se debía al estrés. Más tarde me derivaron al psiquiatra, que tras varias pruebas me dijo que tenía que ver a un neurólogo.

El problema se agravó y los síntomas se dispararon. Con los síntomas presentes en ese momento, me diagnosticaron Síndrome de Corea. Me prescribieron haloperidol y me provocó un aumento pronunciado de todos los síntomas. Más tarde descubrí que este fármaco inducía el Parkinson. Este era el tercer diagnóstico y venía de un neurólogo diferente. Presentaba temblor de la cabeza y en todo el cuerpo, contracturas, rigidez, sialorrea, trastornos del sueño, pérdida del equilibrio, depresión, ansiedad, y distonía en los pies y manos. El tratamiento que me sacó de este cuadro tan complicado fue la levodopa/carbidopa, biperideno y antidepresivos.

El cuarto diagnóstico: Temblor esencial y distonía cervical.

Con la aplicación de Botox, se produjo una considerable mejoría. La distonía es una enfermedad rara y prima hermana del Parkinson. No existe cura.

Existen muchos síntomas que se pueden confundir con el Parkinson y es necesario estar bien informado sobre qué está sucediendo en tu cuerpo. La relación médico-paciente resulta muy importante para despejar todas estas dudas, pues las enfermedades neurológicas son muy complejas, especialmente la enfermedad de Parkinson.

La incertidumbre se produce cuando una persona no sabe qué está sucediendo. El experimentar síntomas motores y no motores sin ninguna explicación hace que uno sienta no poseer el control de su cuerpo más, lo que resulta muy complicado. La mente sigue funcionando mientras el cuerpo no responde.

Una actitud positiva y de esperanza hacia el futuro me hace creer en las personas, especialmente los investigadores para la cura de enfermedades neurodegenerativas.

]

Capítulo 12: Evaluaciones (parte 4)

Profesionales del movimiento: Usted es investigador y cada paciente es un sujeto para su investigación

Al comienzo del libro, mencioné que gran parte de nuestra formación se basa en la investigación. No obstante, no debo quedarme estancado usando la investigación basada solo en evaluaciones, estrategias, y técnicas. Así pues, no todo lo que enseñamos se basa en investigación formal. El hecho de que no exista investigación en una herramienta específica o técnica no quiere decir que no sea efectiva. Si un estudio aparece publicado mañana diciendo que algo es efectivo, no significa que no lo fuera antes de que se completara la investigación. Si funciona, funciona.

Profesionales del movimiento: Recomiendo encarecidamente que el enfoque en cada sesión con los clientes sea como si estuviera investigando. Un poco de creatividad con sus clientes está bien. Como ya sabe, cada cliente es único en muchas maneras. La seguridad del ejercicio está por encima de todo, pero piense con originalidad. Use su conocimiento, habilidades, y experiencias en combinación con las técnicas destacadas en la parte cuatro del libro. Junte todo esto y empiece a experimentar con sus clientes.

El enfoque en cada sesión que realizo es como si estuviera en un laboratorio experimentando durante una hora. Algunos experimentos funcionan bien. Otros son un desastre. Que eso no le detenga. Si quiere marcar una diferencia de otros en su negocio, sea original y desarrolle sus propias estrategias que demuestren ser efectivas. Esto hará que sus conocimientos crezcan y sus clientes lo apreciarán.

Durante muchos años, al viajar y aprender de numerosos talentosos e increíbles especialistas, he acabado usando y/o modificando muchas de las técnicas al mismo tiempo que desarrollaba las mías propias.

Esto se aplica a muchas evaluaciones también. En este capítulo, es probable que lea sobre evaluaciones y reajustes que nunca ha escuchado antes. Pero las he incluido por una razón. Son relevantes e importantes, funcionando casi todo el tiempo.

Me gustaría añadir otras 25-30 evaluaciones en este libro, pero si lo hiciera, ¡este libro nunca saldría a la luz!

Asegúrese de estar al día con las nuevas publicaciones en el el *support website*. Estamos constantemente añadiendo nuevas evaluaciones, técnicas, movimientos y estrategias.

Todas las evaluaciones en este capítulo se encuentran disponibles con *instrucciones detalladas para descargar* y *demostraciones completas en vídeo* en www.thepdbook.org

Evaluación de la Sentadilla de Arranque

Esta es la primera evaluación del movimiento que se enseña en el curso de certificación de entrenador personal de la NASM (Academia Nacional de Medicina Deportiva). Esta evaluación va a revelar información muy valiosa cuando se aplica adecuadamente. Sin embargo, existen momentos donde no realizo esta evaluación. La patología de la enfermedad y las complicaciones de la EP a menudo hacen que esta evaluación sea difícil o incluso imposible de llevar a cabo. En estas circunstancias, la recogida de datos precisos es difícil, así que use su juicio y esta evaluación cuando crea conveniente. Para aprender cómo llevar a cabo esta evaluación, vaya al *book support* y visite la pestaña "*assessments*" (evaluaciones).

LAS COSAS QUE NOS ROBAN FUERZA

Como se discutió anteriormente en el libro, cuando un sistema en el cuerpo se ve comprometido o no funciona de manera óptima, otros sistemas pueden actuar a niveles subóptimos, y probablemente la fuerza y el movimiento se verán afectados. Esto nos puede robar la fuerza y la habilidad de movernos de manera óptima.

Las evaluaciones (y unos cuantos reajustes) en el resto de este capítulo incluirán el sistema vestibular, el sistema visual, el poder de los pensamientos y las emociones, las frecuencias electromagnéticas (EMF's) y los trastornos del ritmo circadiano.

Evaluación Vestibular y Reajuste

Es una de mis evaluaciones favoritas y reajustes que realizar. Y es además bastante simple. El objetivo es examinar la habilidad del paciente para resistir el empuje de sus brazos hacia abajo usando tres diferentes posiciones de la cabeza del cliente.

Aviso importante para examinadores (y pacientes): Pregunte al paciente si tiene dolor de hombros o algún problema. De ser así, tenga especial cuidado a la hora de poner en práctica este test. Si el paciente experimenta dolor o molestias (más allá del esfuerzo normal que se siente al activar los músculos), detenga la evaluación. No continúe.

Instrucciones de Evaluación:

1. El paciente estará de pie, extendiendo ambos brazos hacia delante y completamente hacia fuera, y paralelos al piso.

2. El cliente mantendrá una postura neutral del cuello y mirará hacia el frente

3. Después, tras contar hasta tres, el examinador (con las manos colocadas en la parte alta de los antebrazos, cerca de los codos) empujará firmemente los brazos de los pacientes tratando de romper la posición inicial de los brazos paralelos al piso.

Examinadores: hagan una nota mental de cuán fácil o difícil resultó romper la posición inicial del paciente

4. Ahora, que el paciente lleve la oreja derecha tan cerca como sea posible al hombro derecho. El paciente debe mirar al frente y la cabeza *no se debe girar* – más bien, la oreja derecha estará cerca del hombro derecho.

5. Repita el paso 3

Examinadores: hagan una nota mental de cuán fácil o difícil resultó romper la posición inicial del paciente

6. Ahora, que el paciente lleve la oreja izquierda tan cerca como sea posible del hombro izquierdo. El paciente debe mirar al frente y la cabeza a *no se debe girar* – más bien, la oreja izquierda estará cerca del hombro izquierdo

7. Repita el paso 3

Examinadores: hagan una nota mental de cuán fácil o difícil resultó romper la posición inicial del paciente

¿En qué posición de la cabeza se rompió más fácilmente la posición inicial o el paciente mostró más dificultad de resistencia?

Reajuste Vestibular - Maniobra de Barbacoa

Digamos que la posición inicial se rompió más fácilmente con la posición de la cabeza a la derecha, y apliquemos una versión del reajuste conocido en el mundo de la terapia física como *The Barbeque Roll*

1. Puesto que el paciente mostró mayor debilidad con la posición de la cabeza a la derecha, empezaremos con el paciente tumbado en el piso en su lado derecho

2. Después, el examinador hará una indicación al paciente en un proceso de 8 pasos específicos:

a. Gire la cabeza a la derecha y mire hacia el piso. Espere unos segundos

b. Entonces que el paciente ruede sobre su barriga y siga mirando al piso. Espere unos segundos

c. Haga una indicación al paciente para que gire su cabeza y mire a la derecha. Espere unos segundos

d. Haga una indicación al paciente para que ruede en su lado izquierdo. Espere unos segundos

e. Haga una indicación al paciente para que mire hacia el techo. Espere unos segundos

f. Que el paciente ruede sobre su espalda y siga mirando al techo.

g. Haga una indicación al paciente para mirar a su derecha. Espere unos segundos

h. Haga una indicación al paciente para rodar a la posición original

Ahora, que el paciente se levante con cuidado.

Repita la evaluación exactamente de la misma forma que en los pasos 1-7 descritos anteriormente. Haga una nota mental de cualquier diferencia que perciba en relación a la habilidad del paciente para resistir el empuje hacia abajo de sus brazos.

Probablemente va a notar una resistencia mayor en las tres posiciones de la cabeza, y especialmente en la posición de la cabeza que demostró mayor debilidad.

¿Por qué?

Existen tres canales dentro de cada oído. Llevan líquido y cristales. Cuando el líquido y los cristales no están distribuidos de manera óptima, la fuerza y el movimiento se ven afectados.

Examinadores: Puede ser buena idea observar a su paciente caminar antes de realizar el test vestibular. Después de implementar la Maniobra de Barbacoa, evalúe la fuerza como se describió previamente, y observe cómo caminan de nuevo. ¿Notó alguna diferencia o mejora en la postura, longitud de la zancada, simetría de la zancada, posición de la cabeza, balanceo recíproco de los brazos, velocidad, o rotaciones? Verá alguna mejoría con gran probabilidad.

Aviso importante: Hasta la fecha, en todos estos años realizando este reajuste, solo en dos ocasiones la maniobra de barbacoa de 360° resultó ser demasiado para mi cliente. Al terminar el reajuste, el cliente se sintió peor, perdió fuerza y el movimiento se vio afectado. No puede saber cuando o si va a ocurrir esto. Sin embargo, la próxima vez que implemente este test y reajuste con un cliente así (y no durante la misma sesión, sino en una futura o uno o dos días más tarde), trate solo un giro de 180°C.

Evaluación Visual y Reajuste

Este es otro gran test y reajuste que puede ayudar a mejorar el movimiento y la coordinación ojo-mano. Cabe destacar que existen muchas evaluaciones visuales disponibles. En esta evaluación en concreto, observaremos el seguimiento de ambos ojos. Independientemente de qué ojo siga mejor, usaremos una estrategia específica para reajustar los ojos y mejorar el seguimiento. Aunque no dispongo de investigación de apoyo de esta evaluación, no significa que no exista tal, y sabemos que generalmente funciona muy bien. Para reconocer lo que es debido, esta evaluación y reajuste viene de Z-Health (y me la enseñó la increíble Deanna Cordova).

Ejercicio de pre-evaluación #1:

Antes de la evaluación visual, busque una pelota, sitúese a tres metros al menos y juegue a tirar la pelota con su cliente. Elija un número de veces para lanzar y agarrar la pelota. Quizá 20, por ejemplo. Cuente cuántas veces su cliente agarra la pelota y cuántas veces se le cae. Anótelo y pase al siguiente ejercicio.

Ejercicio de pre-evaluación #2:

Coloque un trozo de cinta en la pared a una altura de unos dos metros. El paciente debe estar de pie a un metro de la pared. Haga una indicación al cliente para tirar la pelota contra la pared, con el objetivo de que golpee el blanco (es decir, la cinta) cada vez. Elija un número de tiros – quizá 25. Cuente cuántas veces el paciente golpea el blanco y anótelo. Ahora pase a la evaluación y reajuste.

Instrucciones de la evaluación (el examinador necesita un boli o lápiz)

- Que el cliente se ponga en una posición de pie o sentada cómoda
- Examinador: posiciónese directamente enfrente de su paciente
- Empezando a varios centímetros de la cara de su paciente, disponga un lápiz directamente enfrente de la posición de la nariz del paciente

- Lentamente vaya moviendo el lápiz hacia la nariz del paciente y haga una indicación al paciente para *ver el lápiz como uno* tanto como pueda
- Sus ojos empezarán a ir dirigirse hacia dentro de la nariz
- Observe qué ojo sigue mejor o se mueve hacia dentro más lejos
- Ocasionalmente, puede que no note diferencia, pero normalmente hallará una diferencia
- Cuando el cliente no pueda ver más *el lápiz como uno* (alcanzaron el máximo y ahora ven *dos lápices*), empiece de nuevo y repítalo 2-3 veces. Vea si los ojos empiezan a seguir mejor o más parejos.

Instrucciones de reajuste: Use la tabla optométrica descargable que encontrará en el *book support* y lleve a cabo el siguiente ejercicio:

  - Pegue la tabla optométrica con cinta a la pared, colocando la parte más alta de la tabla a nivel de los ojos del paciente
  - La tabla contiene dos columnas de letras
  - Que su paciente se cubra el ojo derecho
  - Ahora, con el ojo izquierdo que lea cada letra, moviéndose de lado a lado entre las columnas de arriba a abajo tan rápido como sea possible
  - Repítalo hasta cuatro veces más hasta un total de 5 veces, leyendo rápidamente las letras de lado a lado empezando por arriba y bajando hasta el final

- Examinadores: asegúrese de colocarse bien para poder ver el movimiento del ojo y asegúrese de que este se mueve de manera rápida de lado a lado (no solo de arriba hacia abajo)
- Ahora, que el paciente se cubra el ojo izquierdo y repita el mismo ejercicio con el ojo derecho

Instrucciones de Reevaluación (el examinador necesita un boli o lápiz):

- Que el cliente se ponga en una posición de pie o sentada cómoda
- Examinador: posiciónese directamente enfrente de su paciente
- Empezando a varios centímetros de la cara de su paciente, disponga un lápiz directamente enfrente de la posición de la nariz del paciente
- Lentamente vaya moviendo el lápiz hacia la nariz del paciente y haga una indicación al paciente para *ver el lápiz como uno* tanto como pueda
- Sus ojos empezarán a ir dirigirse hacia dentro de la nariz
- Observe qué ojo sigue mejor o se mueve hacia dentro más lejos
- Ocasionalmente, puede que no note diferencia, pero normalmente hallará una diferencia
- Cuando el cliente no pueda ver más *el lápiz como uno* (alcanzaron el máximo y ahora ven *dos lápices*), empiece de nuevo y repítalo 2-3 veces. Vea si los ojos empiezan a seguir mejor o más parejos.

¿Ha observado una mejoría en el seguimiento de los ojos? Cientos de veces hemos implementado esta evaluación y reajuste, y casi siempre notamos una mejoría en el seguimiento de los ojos, especialmente en el ojo que no seguía tan bien en la primera evaluación.

Ejercicio post-evaluación #1:

Tal y como hizo antes en la evaluación visual, busque una pelota, colóquese de pie a la misma distancia de su cliente como en el ejercicio de pre-evaluación. Tire y agarre una pelota el mismo número de veces que en la pre-evaluación. Cuente cuántas veces su cliente agarra la pelota y cuántas veces se le cae. Anótelo y siga con el siguiente ejercicio.

Ejercicio post-evaluación #2:

Repita el ejercicio igual que lo hizo antes en la pre-evaluación, con el blanco a la misma altura y el cliente a la misma distancia de la pared. Haga una indicación al cliente para lanzar la pelota contra la pared con el objetivo de golpear el blanco.

¿Ha notado alguna mejoría en los ejercicios de post-evaluación? Este ejercicio de reajuste visual ha demostrado ser muy efectivo en la mejora temporal del seguimiento de los ojos y la coordinación ojo-mano.

De hecho, padezco problemas visuales. Tuve trasplante de córnea y problemas de percepción visual toda mi vida. Cuando juego a tirar la pelota con un cliente, se me conoce porque se me cae la pelota, más veces que la agarro.

Deanna Cordova realizó esta evaluación y reajuste conmigo. Cuando cubrí mi ojo izquierdo, era capaz de usar la tabla para reajustar mi ojo derecho. Sin embargo, al cubrir mi ojo derecho, le dije que estoy ciego de mi ojo izquierdo. Solo veo luz y oscuridad – y nada más.

¿No puede ver? No hay problema.

Ella me dijo que cubriera mi ojo derecho y rápidamente moviera el izquierdo de un lado hacia al otro (de lado a lado entre las columnas de letras) tan rápido como pudiera. Hice como que podía ver la tabla. Lo realicé unas 5 veces de arriba a abajo de la tabla (sin saber cuántos caracteres había en la tabla porque no podía verlos).

Inmediatamente después jugamos a tirar la pelota y ¡BINGO! A pesar de que estoy ciego del ojo izquierdo, agarré la pelota en un 90% de las veces, más que en el 50% antes del reajuste.

Todavía más excitante fue al volver a Siracusa al día siguiente, me encontré con mi amigo y cliente, Jerry Evensky. Jerry es consciente de que se me cae la bola más de que la agarro. Jugamos a tirar la pelota por primera vez desde mi reajuste visual y Jerry comentó *"¿Qué pasa contigo? Estás agarrando la pelota todo el tiempo. ¿Pero qué pasa?"*

Ni que decir tiene, me alegraba tanto esta mejora en mi coordinación ojo-mano. Causó también una mejora en mi percepción visual.

Estas mejoras duraron más o menos una semana, y después se me caía la pelota como de costumbre.

Todo lo que necesitaba hacer era colocar otra vez la tabla optométrica y repetir el ejercicio – cubriendo cada ojo mientras se sigue de arriba a abajo la tabla con el ojo abierto. Hago esto cada unos cuantos días y me ayuda enormemente.

Lo más importante para mí es que al aplicar este ejercicio con mis clientes (ya tengan o no una alteración de movimiento), casi siempre se logran mejoras en la coordinación ojo-mano y percepción visual.

El Poder de los Pensamientos y las Emociones

Los pensamientos que tenemos y las emociones que sentimos tienen un efecto directo en nuestra fuerza, energía, y la habilidad para moverse con eficiencia (o no).

Es cierto que los pensamientos negativos y sentimientos (enojo, tristeza, negatividad, etc) hace que perdamos fuerza y nos movamos con menos eficiencia. Los pensamientos negativos nos dan la fuerza que nos ayuda a movernos mejor.

La siguiente evaluación es algo que demostramos en todos los talleres. Los resultados son asombrosos.

Aprendí esta técnica gracias al Dr. Perry Nickelston en un taller en Denver hace muchos años. Yo era el paciente en estudio y no podía creer lo que ocurría.

Examinadores: Prueben esto (y asegúrense de que su paciente no tiene problemas en los hombros antes de aplicar la técnica)

- Sin explicar el poder los pensamientos y las emociones, comparta con su cliente lo que quiere hacer y experimente con ellos.

- Pídale a su cliente que piense en algo (una experiencia pasada) o en alguien que le despierte grandes sentimientos de tristeza o enojo.
- Suele ayudar si el cliente cierra los ojos y está en completo silencio para alcanzar el estado de tristeza o negatividad
- Que el cliente se tome el tiempo que necesite y cuando llegue a ese estado emocional negativo, que ponga los brazos a los lados del cuerpo, codos hacia dentro y los brazos paralelos al piso
- Al contar hasta tres, usted pondrá sus manos en la parte alta de los antebrazos, cerca de los codos, y empujará los brazos hacia abajo – sin embargo, el cliente usará toda la fuerza que pueda para resistir ese empuje hacia abajo de los brazos
- Cuente hasta tres, empuje, y haga una nota mental de cuán difícil o fácil fue romper esa postura y empujar los brazos hacia abajo
- Lo siguiente – dígale a su cliente que olvide esos pensamientos negativos. Ahora es el momento de pensar algo positivo o alegre. Esto puede llevar un minuto, dos o más.
- Pídale a su cliente que piense en algo o en alguien que le haga sentir felicidad, alegría, amor, emoción y positividad
- Ahora, que ponga los brazos a los lados del cuerpo una vez estén inmersos en este estado positivo

- Al contar hasta tres, usted pondrá sus manos en la parte alta de los antebrazos, cerca de los codos, y empujará los brazos hacia abajo – sin embargo, el cliente usará toda la fuerza que pueda para resistir ese empuje hacia abajo de los brazos
- Cuente hasta tres, empuje, y haga una nota mental de cuán difícil o fácil fue romper esa postura y empujar los brazos hacia abajo

¿Observó alguna diferencia en el nivel de resistencia entre el estado negativo y positivo? Probablemente notó un incremento de la fuerza cuando estaba inmerso en los sentimientos positivos.

Lo que el entrenador nota es especialmente importante, pero lo que experimenta el cliente lo es aún MÁS. ¿Se sintió su cliente más fuerte al estar inmerso en pensamientos positivos y emociones? Si tengo que apostar, diría que así fue. Este será el caso casi todo el tiempo.

Nuestro equipo de instructores ha usado este test en cientos de personas. Solamente en dos ocasiones no notamos diferencia en la fuerza cuando el cliente estaba inmerso en pensamientos y emociones positivas.

Mi historia sobre una experiencia similar:

Era julio de 2016. Hacía senderismo en el Manitou Incline con mi buena amiga, Jordan – cerca de Colorado Springs. Ya lo había ascendido hasta en 6 ocasiones antes. Es un ejercicio aleccionador.

En aquel bonito día de julio (y mi séptima ascensión al Manitou), vi que tenía muchos problemas. Me sentía débil y me movía más lentamente que nunca (siempre cronometraba cuánto tiempo tardaba en alcanzar la cima – en cada ascensión). Asimismo, estaba enojado y me quejaba mucho a Jordan de una persona que me había fastidiado mucho. ¡Habían abusado de mi confianza y estaba furioso!

El día antes de nuestra ascensión, Jordan había estado conmigo en el taller donde el Dr. Perry me demostró el test de fuerza por las emociones.

A mitad del ascenso, mi amiga me paró y me dijo "*pero hombre, no recuerdas lo que hizo ayer contigo el Dr. Perry? Estás enfocado en el enojo y te mueves muy lento. Muy lento por tu ira. ¡Necesitas animarte!*" Aunque me pilló por sorpresa, ¡me di cuenta de que tenía razón!

Me sentí un poco avergonzado de estar tan enojado. Cualquiera que me conoce SABE que RARAMENTE me enojo. Casi nunca sucede, tiene que ocurrir ALGO serio para que me enoje.

Pues bien, después de 10 minutos pensando y hablando y reajustando los pensamientos y mi actitud, me di cuenta que la persona con la que estaba enojado no tenía NI IDEA de esto. Le estaba dando poder a esta persona, que ni siquiera sabía que tenía. ESO me pareció completamente ridículo.

Decidí entonces que esta persona no merecía ese poder sobre mí, y que me enfrentaría a esta situación más tarde para bien solucionarlo o cesar mi actividad profesional con ella.

Al tomar esta decisión, me sentí empoderado, optimista y de nuevo en control con los emociones, sintiendo todo tipo de positividad.

Empezamos a ascender de nuevo y sentí que casi VOLABA en la segunda mitad del camino. Apenas podía creer lo bien que me movía.

Más tarde aquel día, llamé a la persona con la que estaba enojado y hablamos. Desde entonces, somos grandes amigos y tenemos una gran relación de trabajo.

El poder de las emociones y pensamientos es real. Pueden crearte o destruirte. Sí – es más fácil decirlo que hacerlo, pensar de manera positiva. Sin embargo, es importante evaluar los pensamientos negativos y determinar si vale la pena tenerlos. Es un proceso de aprendizaje, de cómo controlar los pensamientos, pero somos humanos. Tenemos capacidades asombrosas, incluyendo el poder de libre elección y el poder de elegir nuestros pensamientos, si decidimos ejercer este control.

Lo repito, los pensamientos pueden crearte o destruirte.

Teniendo en cuenta que la depresión es estadísticamente el síntoma no motor número uno en la población con Parkinson, este test muestra que el poder de los pensamientos positivos y negativos puede ser beneficioso en ser consciente del poder de los pensamientos y ayudar así al cliente a estar más fuerte y moverse mejor.

Efecto de las EMF's (Frecuencias Electromagnéticas) en la fuerza y movimiento

Las EMF's están entre nosotros. Parece que están en todas partes: nuestros celulares, tablets, iPads, Fitbits, y numerosos dispositivos que llevamos, o se encuentran cerca. Madre mía – quizá esta en una multitud de 1000 personas y casi todas poseen un *smartphone*. Pues ahí lo tienen – 1000 dispositivos (como mínimo) emiten EMF's. Son un montón de EMF's.

Las EMF's ejercen un efecto directo en nuestra fuerza y movimiento.

Para demostrarlo, lleve a cabo el siguiente test (y asegúrese de que su paciente no tiene problemas de hombro antes de aplicar la técnica):

- Dígale a su paciente que se coloque de pie con los brazos extendidos hacia el frente, paralelos al piso y los codos hacia dentro

- Ahora, al contar hasta tres, el examinador (con las manos colocadas en la parte alta del antebrazo cerca de los codos) va a empujar con firmeza los brazos tratando de romper esa posición inicial de los brazos paralelos al piso

Examinadores: Hagan una nota mental de cuán fácil o difícil fue romper la posición inicial.

- Ahora, que el paciente sujete un celular en una mano (asegúrese de que no tenga un inhibidor de EMF)

- Repita el test. Al contar hasta tres, el examinador (con las manos colocadas en la parte alta del antebrazo cerca de los codos) va a empujar con firmeza los brazos tratando de romper esa posición inicial de los brazos paralelos al piso

Examinadores: Hagan una nota mental de cuán fácil o difícil fue romper la posición inicial.

- ¿Qué observó? ¿Fue capaz de romper la posición más fácilmente? ¿Eran más débiles al sujetar el celular?

- Ahora, si dispone de un celular con inhibidor de EMF, que el paciente lo sujete y repita el test

- ¿Qué observó? ¿Fue capaz de romper la posición más fácilmente? Probablemente así fue, y es porque las EMF son muy potentes. Hacen que perdamos fuerza

- Si vamos un poco más allá (la gente se queda perpleja por este test), con otra persona disponible, denle el celular para que lo sujete. Asegúrese de que no dispone de inhibidor de EMF. Que esta persona lo sujete con una mano mientras que la otra la coloca en el hombro del paciente

- Ahora, repita el test con su paciente

Examinadores: Hagan una nota mental de cuán fácil o difícil fue romper la posición inicial.

  - El siguiente paso, que la persona extra deje el celular mientras mantiene una mano en el hombro del paciente. Repita el test de Resistencia

  - Examinadores: ¿Notaron un incremento de la fuerza? Probablemente así fue. He ahí otra demostración del poder de las EMF's

Lección: Las EMF's son potentes y afectan nuestra fuerza y habilidad a la hora de movernos. Aunque no se sienta que afectan, es un hecho que así es. Hágase un favor y adquiera un inhibidor de EMF. Coloque el inhibidor en cualquier dispositivo que posea y que emita EMF.

Tengo inhibidores de frecuencia en mi celular, iPad, y reloj Garmin. Marcan la diferencia.

Ritmo circadiano y el reloj en relación a la fuerza y el movimiento

Cuando nuestro reloj circadiano está apagado, nos apagamos y con mayor probabilidad vamos nuestra fuerza y movimiento se ve afectado.

Una cantidad insuficiente de sueño puede afectar al movimiento y deteriorar la fuerza muscular máxima (Olivia E. Knowles, 2018).

Aunque se produzcan a menudo alteraciones del sueño en personas con EP, es importante lograr y establecer un sueño regular.

Mi recurso favorito sobre la importancia del sueño es el libro titulado *Why We Sleep*, por el PhD. Matthew Walker. Este libro se adentra en el tema de por qué el sueño es tan importante, y por numerosas razones. Este libro nos enseña los beneficios a corto y largo plazo de establecer un sueño adecuado. También describe las consecuencias de un sueño inadecuado.

Lección: aunque un sueño regular es sumamente importante, para un paciente con EP puede que sea necesario consultar con su médico o neurólogo si padece trastornos del sueño.

Las palabras de un luchador con EP, Krzysztof Bartkowiak

Mi nombre es Krzysztof Bartkowiak. Sufro Parkinson desde hace once años. Tenía 37 años cuando me lo diagnosticaron. Fue un auténtico shock. No podía creerlo. Empezó como la mayoría de los pacientes, con manos temblorosas, pérdida del olfato y del gusto. Y entonces aparecieron otros síntomas. Durante algunos años no podía aceptar el diagnóstico. "*No puedo estar enfermo*". Tengo una gran familia; una esposa y tres hijos. Sabía que tenía que ser fuerte por ellos, pero buscaba ayuda.

Durante esta enfermedad, los siguientes cuatro años, también descubrieron que tenía la enfermedad de Lyme. Al escuchar el diagnóstico, saltaba contento de alegría. El doctor, sorprendido por mi reacción, me preguntó el porqué de tal reacción. Le dije que estaba feliz de que no fuera Parkinson. De verdad pensaba que los doctores se habían equivocado, y que en lugar de Parkinson, solo tenía una borreliosis de Lyme. No sabía nada de esta enfermedad. Solo había oído hablar de ella, pero esperaba no padecer Parkinson. Sin embargo, resultó que en realidad sufría dos enfermedades diferentes.

Llevo una vida más activa desde hace tres años. No voy a sucumbir ante el Parkinson, lucharé por mí mismo, mi condición, y por mi familia. Decidí llevar a cabo un plan. Para aprender más sobre mi enfermedad, organicé reuniones con personas con Parkinson y fui a otras ciudades para varios encuentros. Aprendí más sobre la misma y también me ocupé del cuidado de un hombre anciano con

Parkinson. Me sentía realizado y necesitado. Desafortunadamente, mi discípulo falleció.

Buscaba personas con Parkinson que se las podían arreglar pese a la enfermedad … y tomé ejemplos de ellas. Conocí a magníficas personas y tengo muchísimos amigos. Estoy enfermo, pero tengo una actitud diferente hacia la enfermedad. Todavía trabajo y es un trabajo físico. Practico deportes y no me rindo. He aprendido a vivir con el Parkinson. Mi familia me da motivación. Empecé a ganar con el Parkinson y aunque mis hijas una vez tuvieron que sacarme de la cama y me encontraba en una condición malísima con una silla de ruedas esperándome, no me rendí y estoy en forma de nuevo.

Dios me dio una tercera oportunidad. Decidí usarla y ayudar a los demás. ¿Por qué una tercera oportunidad? Cuando era pequeño, tuve una cirugía intestinal complicada. Era la primera operación así en Polonia y la segunda en el mundo exitosa. Mi segunda oportunidad vino en la escuela primaria. Casi me ahogo y un compañero de clase me salvó.

No es fácil para mí, pero daré un consejo. Practico varios deportes: Monto en bicicleta, juego al ping pong, nado, corro, practico boxeo, todo de manera razonable. Participo en aquellas competiciones deportivas a las que me clasifico. Establezco nuevos objetivos en la medida de mis posibilidades. Lo próximo tengo en mente con toda mi fuerza es poder competir en los campeonatos de tenis de mesa para personas con Parkinson en Alemania.

Conocí a Karl Sterling por Facebook. Me gustan sus ejercicios y los realizo. Vivo en Polonia – un país en mitad de Europa, lejos de los Estados Unidos. Mantenemos el contacto por internet. Tengo grandes amigos, una esposa, hijos, pero también conozco a personas nuevas que me apoyan.

Me gustaría agradecer a las personas que se ocupan de cuidar a los enfermos. Deben aguantar nuestros problemas y momentos difíciles en la enfermedad. Resulta complicado brindarnos apoyo. Por eso, de nuevo, agradezco a mi esposa e hijos.

Saludos cordiales, Krzysztof Bartkowiak

Parte Cuatro:

Ejercicios de Intervención / Juntándolo Todo

Introducción / Consideraciones Importantes

¡Bienvenido a la parte cuatro! Esta sección del libro se centrará en la fusión de conceptos discutidos en la parte dos junto con una multitud de entrenamientos cognitivos y ejercicios de intervención para reducir las caídas, mejorar el movimiento, la cognición y la calidad de vida.

- Asegúrese de basar su programación en una combinación de las evaluaciones en la parte tres, los objetivos del cliente/paciente, y cualquier evaluación relevante que actualmente esté aplicando. Recuerde: si no está evaluando, solo está adivinando.
- Vaya al apartado *book support* de www.thepdbook.org para las demostraciones en vídeo y todo lo discutido en la parte cuatro. Ver los vídeo le permitirá ver exáctamente cómo se aplica cada técnica y estrategia aquí escrita.
- Aunque brindamos tantas estrategias de intervención como nos es posible, muchas están mucho mejor explicadas en las demostraciones en vídeo. **Por ende, es sumamente importante el uso de este libro junto con el apoyo de la web. Piense en esto como un libro con un bonus gigante de recursos que seguirá creciendo**.

Antes de adentrarnos en el meollo del asunto, veamos algunos puntos clave que nos ayudarán a lograr resultados más óptimos:

Los seres humanos estamos diseñados para MOVERNOS (una pequeña historia del movimiento): En algún lugar hace unos 10.000

años, antes de la aparición de la agricultura y la ganadería, los humanos eran cazadores-recolectores. En aras de sobrevivir, no tenían otra opción que moverse, cazar y recolectar alimentos. Si no, se morían de hambre. La llegada de la ganadería supuso sin embargo la posibilidad de moverse menos para adquirir alimentos. Aunque la caza continuaba y sigue hoy día (en mayor parte como caza deportiva), la mayoría de las personas tenían la opción de ir a una granja o mercado para comprar varios productos alimenticios.

Si nos movemos un miles de años adelante y a través de varias fases de la revolución industrial, llegamos hasta el S. XXI con la aparición de la revolución tecnológica. De manera progresiva por estos períodos, se ha venido requiriendo menos movimiento cada vez.

Las máquinas, computadores, tablets, celulares, y otras tecnologías nos permiten llevar a cabo numerosas tareas sin tener que mover nada excepto nuestros brazos y dedos. Se requiere menos o ningún movimiento para lograr miles de trabajos, quehaceres, y tareas que antiguamente necesitaban de nuestro movimiento.

Por supuesto, esto nos ha llevado a una vida sedentaria y es uno de los factores más contribuyentes a la epidemia de obesidad.

Escribiendo estas palabras hoy día (a principios de abril de 2020), nos encontramos al comienzo del período de la pandemia del COVID-19. Ha golpeado el mundo con fuerza, provocando una nueva manera de vivir en todo el planeta. Gimnasios, restaurantes, negocios no esenciales, universidades, iglesias, centros comerciales y escuelas permanecen cerradas. Las personas llevan mascarillas y practican distanciamiento físico. El desempleo está a niveles históricos y muchos encuentran dificultades económicas y batallan contra problemas de salud.

Las personas se quedan en casa y realizan cuarentenas. Las primeras semanas de la pandemia ha hecho que nos frenemos, que seamos más introspectivos y que nos reiniciemos de alguna manera.

¿Llevará esta pandemia a que una oleada de gente salga fuera y se mueva más? Solo el tiempo lo dirá. He vivido en la misma casa por 27 años. La mayoría de los días de la semana, salgo en mi bici varias millas por caminos en parques y en el pueblo cerca de mí. Antes de la pandemia, apenas veía a la gente usar los caminos.

Durante este período de pandemia sin embargo, me alegra ver que hay gente, parejas y familias fuera moviéndose más que nunca: pasear, correr, ir en bici. Aunque el ritmo de vida se ha frenado, y la gente parece estar reevaluando sus valores y dándose cuenta de lo qué es importante para ellos, parece que el movimiento está en auge. Es demasiado pronto para saber si esto es verdad, pero esperemos que así sea.

¡El movimiento ilumina al cerebro! Sí, así es – cuando se mueve, su cerebro se ilumina. Billones de neuronas se prenden cuando camina o se mueve. Esta actividad en el cerebro nos ayuda a mejorar la salud cerebral. Cuando se levanta, su cerebro tiene que disparar. Envía un mensaje vía sistema nervioso central y sistema periférico a los músculos pertinentes que coordinan su habilidad para estar de pie, participando en una multitud de contracciones de los músculos isométricos que sostienen el esqueleto en una postura recta. Si conscientemente relajara cada músculo contraído al estar de pie, colapsaría y se caería.

Cuando camina, su cerebro constantemente recibe y procesa información a través de las fuerzas de impacto que vienen de la textura del terreno por el que camina. El cerebro procesa esta entrada de forma instantánea y constantemente envía señales a sus músculos con cada paso que da para mantener una postura recta en movimiento.

¿Alguna vez ha caminado y no se dio cuenta de un escalón bajo, quizá tropezándose con un bordillo que no vio? Espero que no se cayera. Si no se cayó, es porque su cerebro instantáneamente recibió la entrada (quizá un milisegundo antes de golpear el piso) que causó un disparo inmediato de neuronas que enviaban señales de emergencia a los músculos adecuados para contraerse, para que se estabilizara y mantuviera la postura recta y moverse. Esto se conoce como estabilización dinámica o estabilidad reflexiva.

¡El movimiento es de vital importancia para la salud cerebral! Cuanto más se mueva, mejor para su cerebro. Descubrirá que muchos de los ejercicios que demostramos van a desafiar el cerebro. Este es como un músculo. Cuantas más formas para que las neuronas disparen, más ayudará al cerebro a formar vías neuronales de disparo.

¡Haga ejercicio descalzo! En muchos países, el movimiento descalzo es algo común. Sin embargo, en los Estados Unidos, de alguna forma nos han programado para hacer lo contrario. En la parte dos aprendió que la estimulación cutánea plantar ayuda a despertar al sistema nervioso central y cerebro. Esto hará que se mueva mejor y reducirá el riesgo de caídas. Si le han dicho que NO camine descalzo (tal vez su podólogo se lo dijo), pregunte POR QUÉ. No soy doctor, pero amigos doctores que han investigado ampliamente sobre los beneficios de estar descalzo le dirán que la comunidad médica general no sabe nada de los beneficios del movimiento descalzo. Así pues, quítese esos zapatos y calcetines y dele una oportunidad. Practique siempre de manera segura y asegúrese de que camina en una zona donde no haya nada que pueda herirle o dañar sus pies.

Profesionales del movimiento: La investigación está ahí fuera y encontramos mucha. Al hacer ejercicio al aire libre, su cerebro se prende mucho más que en el interior o en un gimnasio. Un ambiente natural ofrece una experiencia completamente diferente que un ambiente artificial. Moverse por un ambiente natural requiere un alto nivel de concentración. Se prenden más neuronas, usándose más músculos para esforzarse en evitar que se caiga. La naturaleza ofrece una gran estimulación de los sentidos: visual (todo lo que nos rodea, ya sean objetos en movimiento o no), auditivo (los sonidos de la naturaleza como el cantar de los pájaros, los perros ladrando, el viento soplando, la gente moviéndose y hablando – y por supuesto los sonidos del tráfico como carros, motocicletas, autobuses, etc), y olfativo (los aromas del aire libre como árboles, flores, agua, etc).

Combinar el movimiento descalzo mientras se hace ejercicio al aire libre: Existe un término conocido como "*Conectarse a la tierra*" (en inglés, *grounding*). Esto sucede al estar afuera y descalzo.

De pie y moviéndose por la hierba, la tierra, las piedras (si no son muy afiladas y hacen daño a sus pies) nos conecta con la tierra. Esta posee energía. Los beneficios son enormes e incluyen una estimulación de su sistema inmune, despertar su sistema nervioso central, sistema nervioso periférico, y cerebro.

Haga ejercicio con un compañero: Ejercitarse con otra persona ilumina el cerebro aún más. Facilita la interacción creativa durante el ejercicio, causando que el cerebro se encienda todavía más. ¡Con un compañero, las posibilidades de juegos, técnicas de entrenamiento cognitivo, interacción y poder divertirse son enormes!

- Júntelo todo para sacarle el máximo partido:
    - Moverse/ejercitarse
    - Realizarlo al aire libre (ambiente natural vs. ambiente artificial)
    - Realizarlo descalzo
    - Realizarlo con un compañero

Herramientas que mejoran el aporte sensorial: Si no es capaz de ir descalzo por cualquier razón, trate de usar un par de las suelas texturadas Naboso. Le permitirá beneficiarse de todas las ventajas de la estimulación plantar. Si no las tiene a disposición, quítese los zapatos y calcetines, camine descalzo por unos minutos y entonces póngase los zapatos y calcetines de nuevo y siga moviéndose. Los beneficios de la estimulación plantar van a tener un efecto de arrastre, ayudándole a moverse mejor. Otros dispositivos de aporte sensorial serán discutidos en la sección del libro incluyendo las herramientas vibratorias Hyperice, el Power Plate, el vendaje neuromuscular (kinesiotaping) RockTape, y más.

Vuélvase creativo: Use lo que aprenda en este libro con lo que ya sepa. Pruebe cosas nuevas. Vuélvase creativo. DIVIÉRTASE. JUEGUE. Es bueno para el cerebro.

Desafíese usted mismo: Escuche siempre a su cuerpo. Si algo es demasiado, su cuerpo se lo dirá y puede retroceder. Al mismo tiempo, comience llevándose a límite un poquito más que su anterior nivel de intensidad. Ese pequeño esfuerzo extra puede llevarle lejos y le ayudará a alcanzar sus objetivos de movimiento y aptitud física. ¡Desafíese usted mismo!

Haga ejercicios que SÍ HARÁ: A nadie le gusta hacer ejercicios que no le gustan. Dcspués de años entrenando en un gimnasio tradicional, me di cuenta de que básicamente lo odiaba. Nunca disfrutaba haciendo pesas y buscaba cualquier excusa para no levantarlas. Me saltaba entrenamientos todo el tiempo, lo cual no era bueno. Finalmente, encontré que lo que más me hacía disfrutar era el trabajo en el patio de mi casa y la jardinería. Lo hago casi cada día. Y en invierno me gusta quitar la nieve. Trabajar en el patio me permite ponerme en cuclillas, utilizando muchos músculos en maneras diferentes. Solía disfrutar corriendo, pero ya no lo hago más por mi operación de reemplazo de cadera. Sin embargo, sí que monto en mi bicicleta híbrida, pero más que montar en la carretera (lo que solía hacer), ahora lo hago en caminos. Ha hecho que la experiencia en bici sea mucho mejor para mí – ¡y andar en bici por los caminos resulta un desafío todavía mayor y acaba siendo un entrenamiento mejor para el cuerpo y el cerebro!

Si no le gusta correr, no lo haga. Haga otra cosa para elevar su presión arterial y crear BDNF. Quizás correr o caminar rápido le va bien, pero si no, puede que le guste hacer senderismo, artes marciales, bicicleta, nadar, etc. Haga lo que le guste y así será más probable que haga ejercicio.

Si le gusta entrenarse en un gimnasio tradicional, ¡hágalo! Si no, en esta sección del libro verá que no le hace falta uno para ejercitarse. De nuevo, haga los ejercicios que le guste y que SÍ HARÁ.

Capítulo 13: Plataformas Vibratorias y Usos

Las plataformas vibratorias pueden ser un punto de inflexión en muchas maneras. En este capítulo, enumeramos aquellas herramientas que encontramos más útiles, así como sus aplicaciones.

La implementación de una terapia de vibración antes de un entrenamiento o ejercicio lleva a un mejor movimiento o experiencia del ejercicio. Pruebe usar las técnicas de vibración adecuadamente ANTES de ejercitarse. Esto ayudará a despertar al sistema nervioso central, periférico y al cerebro.

Para las demostraciones en vídeo, vaya al apartado *support website* en www.thepdbook.org

Pelota de Terapia de Masaje de Vibración Hypersphere:

Hyperice fabrica productos de alta duración y calidad. Al momento de escribir este libro, la pelota Hypersphere viene en dos tamaños: el original de 5 pulgadas de diámetro y el mini de 3 pulgadas de diámetro. Cada uno viene con tres velocidades y una batería recargable que posee una duración de la batería realmente asombrosa. Ambas están aprobadas por la TSA (Administración de Seguridad en el Transporte) y son fáciles de llevar en cualquier viaje (mi pelota Hypersphere de 5 pulgadas ha viajado conmigo a más de 20 países).

Estimulación cutánea plantar

Hablamos mucho sobre los beneficios de la estimulación cutánea plantar. El uso de la

Hypersphere o de otros productos vibratorios proporcionan otro medio para la estimulación de los nervios plantares, aumentando el aporte sensorial al cerebro, lo que ayudará a mejorar el movimiento.

Aplicación: Idealmente, es mejor colocar la Hypersphere en el piso o en una moqueta o superficie blanda (p. ej., una cojín o una esterilla de yoga doblada) y no una superficie dura como baldosas o madera. Enciéndala, siéntese en una silla, y ponga sus pies (descalzos, sin calcetines) en la pelota. Recomendamos usar una velocidad baja al principio e incrementar la vibración según vaya viendo. Muy lentamente, mueva sus pies alrededor de la pelota y cubra tanta área plantar como le sea posible. Continúe moviendo su pie al menos un par de minutos o más, si es posible. Repita con el otro pie.

Temblores / Estimulación cutánea palmar

A menudo, las personas con EP experimentan un temblor en reposo de un miembro o más de uno. La estimulación cutánea palmar no solo ayuda a despertar el sistema nervioso central, sistema nervioso periférico y cerebro, sino también que ayuda a reducir temporalmente los temblores.

Aplicación: Encienda la Hypersphere u otro dispositivo vibratorio y sosténgalo con sus manos. Asegúrese de que el dispositivo está en contacto con la palma de la mano y la piel de los dedos lo máximo posible. Sujete el dispositivo firmemente durante 5-10 minutos o hasta que sienta que haya tenido suficiente vibración. Apáguelo, deje el dispositivo y observe los temblores. ¿Se produjo una diferencia? Probablemente haya disminuido significativamente o se hayan ido.

Aunque los temblores disminuidos son solo temporalmente (normalmente de unos minutos a un par de horas), puede ser muy útil para cuando una persona con EP haga algo que requiera habilidades motoras finas: textear, escribir, teclear, abrocharse un botón, subir una cremallera, cepillarse los dientes, comer usando un cubierto, etc.

Conozco a muchas personas con EP que dejaron de ir a cenar fuera porque se cohibían por sus temblores y se preocupaban por poder derramar comida o bebida. Pues, ¡buenas noticias! Muchos encargaron la Hypersphere. La sostuvieron durante el viaje al restaurante mientras alguien más manejaba. A la llegada, sus temblores se habían disminuido hasta cierto punto (o se habían ido completamente) mientras podían comer y beber sin preocuparse por derramar nada. Esto puede resultar muy beneficioso para aumentar la confianza y autoestima.

Síndrome de las Piernas Inquietas (RLS)

Directamente de la base de datos de la Clínica Mayo: El Síndrome de las Piernas Inquietas (RLS) es una condición que provoca un necesidad incontrolable de mover las piernas, normalmente por una sensación incómoda. Ocurre típicamente en la tarde o en la noche cuando uno se sienta o se tumba. El movimiento alivia la sensación incómoda temporalmente.

El Síndrome de las Piernas Inquietas, conocido como la enfermedad de Willis-Ekbom, puede empezar a cualquier edad y generalmente empeora con la edad. Puede afectar al sueño, lo que interfiere con las actividades diarias (Clinic, n.d.)

No es inusual que las personas con EP experimenten RLS, a veces muchos años antes del diagnóstico.

Aplicación: Antes de dormir, colóquese en la cama o el sofá con las piernas enfrente de usted. Elija una pierna, tome el dispositivo vibratorio, y muévalo lentamente sobre los músculos. Aunque no hay un patrón específico que deba seguir, quizá empiece por su cuádriceps. Después, coloque el dispositivo debajo de su pierna y trabaje los tendones. Entonces, póngalo debajo de las pantorrillas y lentamente vaya cubriendo tanta área como le sea posible. Repita en la otra pierna.

Mover el dispositivo DESPACIO es la clave. Recomiendo encarecidamente pasar un mínimo de 5 minutos en cada pierna. Cuanto más tiempo se pase, mayores serán los beneficios logrados.

Distonía

Varios tipos de distonía son comunes en la población con Parkinson. Algunos ejemplos incluyen distonía del pie, cervical y abdominal, además de la distonía generalizada. La distonía puede ser idiopática, genética o adquirida.

La distonía es una contracción involuntaria de los músculos y puede variar de una forma leve a severa. Una mala comunicación entre las células nerviosas de los ganglios basales (el área del cerebro responsable de inhibir las contracciones musculares) puede ocasionar distonía en una o más áreas del cuerpo.

La contracción de músculos involuntaria puede causar movimientos repetitivos de contracción y/o retorcimiento, lo que puede causar dolor, calambres, y una postura óptima menor.

Distonía del pie: En base a nuestra experiencia, es la distonía focal más común de todas. Implica contracciones involuntarias del músculo abductor hallucis (del dedo gordo) y otros músculos del pie que dibujan el metatarso del pie cerca del talón y que muchas veces causan una flexión plantar y posición del pie invertida. Esto puede durar de varios minutos hasta días y puede ser extremadamente doloroso.

Aplicación: Tal y como hacemos en la estimulación cutánea plantar, es mejor colocar la Hypersphere en le piso en una moqueta o superficie blanda (p. ej., un cojín o una esterilla de yoga doblada) y no una superficie dura como baldosas o madera. Enciéndala, siéntese en una silla, y ponga sus pies (descalzos, sin calcetines) en la pelota. Recomendamos usar una velocidad baja al principio e incrementar la vibración según vaya viendo. Muy lentamente, mueva sus pies alrededor de la pelota, concentrándose en las zonas donde presenta más molestias. Continúe moviendo su pie tanto como pueda aguantarlo o hasta que el agarrotamiento (contracción) disminuya o se vaya. Repita en el otro pie si es necesario.

Mención especial: Las suelas texturadas Naboso es otra herramienta excelente para aliviar temporalmente la distonía del pie. Usadas junto con la terapia vibratoria (antes de llevar las suelas) puede hacer que el pie vuelva a la posición normal. Aun sin haber garantías, hemos visto esto en numerosas ocasiones.

Distonía cervical: La contracción involuntaria y dolorosa de los músculos del cuello tiran de la cabeza hacia un lado y pueden causar una inclinación hacia delante o atrás de la cabeza. El tratamiento médico incluye inyecciones de Botox en los músculos contraídos. Sin embargo, se ha visto que la vibración ayuda a lograr una reducción temporal y parcial de las contracciones involuntarias y un menor dolor.

Aplicación: Es mejor que otra persona asista en esta terapia al ser difícil de aplicarla uno solo (aunque encontrará una técnica para autoaplicación en el *support website*). Que el cliente se siente un una silla. El asistente estará de pie detrás de la silla.

Se pone en modo velocidad bajo y se coloca la pelota en el lado donde suceden las contracciones. Muy lentamente, mueva la pelota sobre el área de los músculos contraídos. Tenga cuidado de no entrar en contacto con las zonas óseas. Los huesos no se contraen o se relajan y la vibración en un hueso o en el cráneo puede ser dolorosa y ha de evitarse. SOLO usar la pelota en los músculos.

Es improbable que la cabeza vuelva a la posición normal. Su objetivo será que la vibración temporalmente relaje los músculos. Esto, a su vez llevará a una reducción de las molestias y del dolor.

El vídeo de distonía cervical en el apartado *support website* muestra el proceso de vibración en los músculos contraídos. Asimismo, muestra una técnica de vendaje que ayuda a estimular la contracción de los músculos en el otro lado del cuello. La combinación de la vibración y el vendaje del lado contrario ha demostrado ser altamente beneficioso para muchas personas.

Distonía abdominal: Implica la contracción involuntaria de músculos del abdomen y puede ser muy dolorosa.

Aplicación: Como con todas las técnicas de distonía, obtendrá los mejores resultados moviendo la pelota muy despacio. En la cama o el sofá, apoye su espalda y ponga la pelota en su abdomen. Lentamente, que la pelota ruede por los músculos que se contraen involuntariamente. Hágalo tanto tiempo como pueda o lo máximo que pueda tolerar.

Distonía generalizada: Esta es complicada, chicos, pues afecta a múltiples grupos musculares del cuerpo. La distonía generalizada puede ser muy dolorosa y debilitante, aunque la vibración ha demostrado ser algo útil. La gente que vive con distonía generalizada a menudo son incapaces de llevar a cabo la autoaplicación, dependiendo de cuánto están afectados. Puede ser necesaria la asistencia de otra persona.

Aplicación: Como con todas las técnicas de distonía, obtendrá los mejores resultados moviendo la pelota muy despacio. La pelota se usa sobre el área afectada tanto como se pueda tolerar. Incluso un disminución temporal de las contracciones involuntarias puede llevar a un alivio temporal y bienvenido de cierto grado de dolor.

Estreñimiento

Las personas con EP a menudo viven con estreñimiento. La terapia de vibración puede resultar útil a la hora de aliviar el estreñimiento.

Aplicación: Sentado en una silla cómoda o tumbado con su espalda en la cama o en el sofá, empiece colocando la pelota en su colon descendente (justo debajo del lado izquierdo de la caja torácica y debajo del lado izquierdo del ombligo). A velocidad baja (al principio), mueva lentamente la pelota vibratoria sobre esta zona durante 3-5 minutos (o más si se tolera). Después, muévala al colon ascendente (justo debajo del lado derecho de la caja torácica y debajo del lado derecho del ombligo). A velocidad baja (al principio), mueva lentamente la pelota vibratoria sobre esta zona durante 3-5 minutos (o más si se tolera).

Espere un poco y vea cómo se siente. Si no va al baño, repita el proceso a lo largo del día. Si al día siguiente todavía no fue al baño, repita el proceso a lo largo del día.

Existe una gran posibilidad de que aflojara un poco su colon e irá al baño en (más de) una ocasión. Nuestros clientes y asistentes a los talleres han tenido tremendos resultados con esto, y van al baño en cuestión de minutos.

Calambres menstruales

Muchas mujeres sufren malestar por los calambres menstruales. Las técnicas vibratorias son para todas las mujeres en edad fértil, no solo aquellas con EP.

Y aunque el Parkinson afecta a los hombres dos veces más que a las mujeres y es una enfermedad relacionada con la edad, existen muchas mujeres que viven con EP y que aún son fértiles y tienen ciclos menstruales.

Aplicación: En una cama o sofá, apoye su espalda y coloque la pelota en su abdomen. Mueva la pelota despacio por las zonas con malestar y durante todo el tiempo que desee. Muchas mujeres nos cuentan que usan la pelota por una hora o más. La vibración se ha visto que es altamente efectiva en el alivio de los calambres menstruales.

Liberación miofascial

La auto-liberación miofascial (SMR) es un método efectivo para ayudar a liberar las tensiones musculares, reduciendo la rigidez y mejorando la flexibilidad, el rango de movilidad alrededor de las articulaciones y la postura.

Aunque el SMR es efectivo, es mucho más eficiente enseñarlo a través de las demostraciones en vídeo. Vaya al *support website* y visite la pestaña SMR en el menú. Allí encontrará una librería extensa de vídeos desglosado por músculos específicos y cómo liberarlos bien.

ASEGÚRESE de que ve el vídeo *SMR Intro* para los *puntos de seguridad* antes de aplicar cualquier SMR.

Power Plate / Vibración de Cuerpo Completo

El Power Plate es una plataforma vibratoria que se usa antes del movimiento y ejercicio. Al estar de pie en la plataforma, se estimulan los reflejos naturales, incrementando la activación muscular y mejorando la circulación. De pie en la plataforma descalzo resulta un método altamente efectivo para despertar los sistemas nerviosos y prepararle para el movimiento.

Adicionalmente, muchas veces usamos el Power Plate después del entrenamiento para mejorar la recuperación.

Vea las demostraciones en vídeo en la pestaña *Vibration* en el *support website.*

Otros beneficios de la Power Plate incluyen:

Reducción de los síntomas motores del Parkinson: Este estudio transversal de 68 pacientes con Parkinson examinó el efecto de la vibración del cuerpo completo en los síntomas motores. Había una mejora altamente significativa en las puntuaciones motoras con el tratamiento de vibración del cuerpo completo, con una mejora en las puntuaciones de temblor y rigidez (Plate, Research, n.d). En todos los grupos, se encontraron correlaciones bajas e insignificantes entre las mejoras UPDRS y los resultados iniciales de la UPDRS, la edad, la duración de la enfermedad o la medicación. (Christian T. Haasa, 2006)

Propiocepción mejorada: El entrenamiento propioceptivo resultó en una media de mejora del 52% en todas las medidas de resultado. La aplicación de vibración en los músculos por encima de 30 Hz por duraciones indujeron mejoras en los resultados hasta el 60% (Aman JE, 2015)

Función cardiorrespiratoria mejorada y fuerza muscular: Conclusiones de un estudio de 2009 mostraron que:

El entrenamiento con Power Plate puede aumentar de manera significativa el ritmo cardíaco en hombres y mujeres entre 60-80 años.

El entrenamiento con Power Plate por un año en individuos mayores lleva a aumentos significativos de mejor aptitud física cardiorrespiratoria y fuerza muscular.

Los resultados observados en el grupo de entrenamiento con la Power Plate fueron comparables con los aumentos observados en aquellos que siguieron un número igual de sesiones de entrenamiento tradicionales de aptitud física. Sin embargo, la Power Plate fue mucho más eficiente (media 25 min vs 75 min). (An Bogaerts, 2009)

Reducción de caídas: En junio de 2004 un estudio concluyó lo siguiente:

El entrenamiento Power Plate ® llevado a cabo con Power Plate en mujeres de edad avanzada claramente demuestra que la fuerza y la velocidad del movimiento aumenta después de entrenar 24 semanas con Power Plate.

El entrenamiento Power Plate ® demuestra ser seguro, y el el entrenamiento Power Plate ® adecuado posee un gran potencial de uso en ambientes geriátricos y terapéuticos, al ser un método seguro y de bajo impacto de fuerza. El menor esfuerzo y la seguridad al cargar a personas mayores puede indicar que el entrenamiento con

Power Plate es adecuado en poblaciones débiles, así como para personas que no son capaces o no les atrae la idea de realizar entrenamiento convencional de resistencia. (Machteld Roelants, 2004)

ROXs Pro por A-Champs

A nuestros clientes y asistentes a talleres les encanta el ROXs Pro. Incrementa el valor de cualquier entrenamiento añadiendo un ejercicio cognitivo además del elemento de entrenamiento neurofísico.

El ROXs Pro implementa una estimulación multisensorial vía disparadores visuales, auditivos y hápticos (sentido del tacto). Esta combinación facilita una experiencia de entrenamiento altamente beneficiosa.

Aprenderá más sobre ROXs en el capítulo de entrenamiento cognitivo.

Resumen del capítulo

La vibración de todo el cuerpo o focal puede resultar altamente beneficiosa y efectiva en muchas maneras. Al usar la vibración antes del movimiento y el ejercicio, se despertarán los sistemas nerviosos y cerebro, activará los músculos, y preparará a su cliente para la sesión. Esto ayudará a reducir el riesgo de caídas y mejorar el equilibrio, la movilidad y el movimiento.

Aunque hablo de los productos Power Plate y Hyperice en este capítulo (porque son los mejores que conozco), otros productos vibratorios de calidad están disponibles. Use aquellos que desee, pero lo más importante, realice las técnicas de este capítulo para lograr los beneficios de la terapia de vibración.

Capítulo 14: Vendaje Neuromuscular (Kinesiotaping)

Como se discutió en la parte dos, el kinesiotaping es una herramienta de aporte sensorial muy poderosa que encontramos altamente efectiva. A nuestros asistentes y clientes en los talleres en vivo les encanta. Como sabemos, las personas con EP tienden a desarrollar una postura hacia delante que lleva a un movimiento menos óptimo y mayor riesgo de caídas. El RockTape es personalmente mi marca favorita de kinesiotaping. Pega bien y de las que usé, es la que mayor duración posee.

En las siguientes páginas, va a aprender más sobre sistemas de aplicación prácticos del kinesiotaping.

Por Steven Capobianco D.C., DACRB; Steven Agocs, D.C

Aplicaciones del vendaje

RockTape siempre ha creído en la brillantez de la simplicidad de un sistema. Somos partidarios de los sistemas en lugar de protocolos o técnicas. Lo que esto significa es que cuando se trata de aplicaciones de vendaje, creemos firmemente que existen muchas maneras de lograr la meta. El objetivo principal es identificar la manera más segura y eficiente de proporcionar los resultados que usted busca. Antes de aplicar un vendaje en el cuerpo, debemos considerar ante todo la seguridad.

Seguridad

Antes de vendar a alguien, es importante que pregunte acerca del historial previo con el kinesiotaping u otros tipos de vendajes deportivos o adhesivos como Band-Aids ®, en particular si se produjo alguna reacción no deseable a los mismos. Para las personas que nunca usaron el kinesiotaping o que les preocupe que su piel pueda ser sensible al mismo, es buena idea usar un parche cuadrado entre 2-5 cm de un trozo de RockTape. Se puede pegar en el interior del antebrazo o un lugar similar al menos quince minutos, viendo si existe picor, rojez, hinchazón, sensación de ardor u otros síntomas que sugirieran poca tolerancia.

Existen algunas advertencias y contraindicaciones del uso del kinesiotaping (k-tape). Entre ellas la piel sensible y personas que son propensas a alergias de la piel, individuos con una piel más comprometida como niños, personas mayores y pacientes embarazadas (especialmente en el último trimestre) y aquellos que poseen una habilidad limitada para comunicar molestias que pudieran ser causadas por el vendaje. De existir sensibilidad o poca tolerancia, RockTape sugiere el uso de una venda más suave, llamad RockTapeRx que se ha formulado de manera menos agresiva que la estándar RockTape. Las contraindicaciones del k-tape son las heridas abiertas, infecciones de piel, cáncer activo, trombosis venosa profunda, enfermedad renal e insuficiencia cardiaca congestiva. Los últimos dos son especialmente ciertos al usar el vendaje para ayudar a reducir un edema. Aunque el kinesiotaping es efectivo en esta aplicación, está contraindicado en casos de edema sistémico como la enfermedad renal e insuficiencia cardiaca congestiva.

No existe látex en el RockTape, así que las alergias son raras. El adhesivo es uno de tipo médico acrílico y aunque las alergias sean raras, advierta a sus pacientes de que se quiten la venda en caso de experimentar síntomas que son molestos (ver el apéndice al final del capítulo para ver una muestra de un impreso de instrucciones de atención en casa que puede adaptar para sus clientes). La mayoría del tiempo, cuando un paciente reacciona al k-tape, es por sobreestiramiento. El sobreestiramiento del RockTape, especialmente en los extremos o las "anclas" es generalmente el culpable de la piel irritada. Nunca estire los extremos del RockTape, siempre deje al menos 2,5-5 cm de cada tira libre de estiramiento.

Tenga cuidado al usar RockTape en zonas de piel sensibles como:

La parte posterior de la rodilla

Cuello (tanto los triángulos anteriores como posteriores)

Interior del brazo, axila y zona anterior del codo

Áreas con gran circulación como manos o pies

Consejos del Cuidado de la Venda

Una vez determinada la seguridad de la venda, existen algunas pautas a seguir para maximizar la comodidad, la durabilidad y la efectividad de la aplicación del vendaje. La piel del paciente debe estar limpia y seca. Los aceites, ya sean naturales originados por la piel así como los cosméticos o lociones reducen enormemente la capacidad de adherirse a la piel. Si es necesario preparar la piel, utilice jabón y agua o alcohol u otros solventes seguros para la misma.

Si la longitud del pelo impide la adherencia del vendaje, este se debería afeitar o recortar bastante en las áreas a vendar. Cuando sea posible, el afeitado debe realizarse un día antes de la aplicación del vendaje, para minimizar la irritación de la piel. Después de la aplicación del RockTape, debemos frotar el vendaje para ayudar al adhesivo a adherirse rápidamente con la piel del cliente. Tenga cuidado de no agarrar los bordes y esquinas del vendaje al frotar. El RockTape tarda aproximadamente una hora en adherirse completamente en la mayoría de las personas, así que siempre es mejor vendar a los atletas al menos una hora antes, o un día antes de la competición o sesión de entrenamiento.

El adhesivo usado en el RockTape es resistente al agua, así que las duchas, nadar y otros deportes acuáticos no representan un gran problema. El RockTape H20 se desarrolló con un adhesivo extra para pacientes que participan en deportes acuáticos de intensa o larga duración o cuando se usan trajes de neopreno, aunque el RockTape estándar funciona bien en la mayoría de los clientes la mayoría del tiempo. Las fibras de algodón utilizadas en el RockTape absorberán el agua, así que los pacientes notarán que permanecen húmedas por 15-20 minutos después de estar en el agua. Advierta a sus pacientes no usar secadores de pelo o similares para secar la venda o probablemente se quemarán. Cuando se sequen con una toalla, se les debe aconsejar que den golpecitos con la toalla en lugar de frotarse, ya que si no esta puede agarrar los bordes de la venda y empezar a quitarla antes de tiempo.

Durante el transcurso de los días llevando la venda, durmiendo con ella, bañándose y llevando ropa sobre ella, probablemente RockTape empezará a pelarse en algún grado sobre los bordes. Aconseje a sus clientes recortar con cuidado estos bordes para mantener el vendaje. La retirada del vendaje se debe hacer de manera lenta y metódica en dirección del crecimiento del pelo en la zona vendada... La venda que no se retire bien porque persista, se puede empapar con aceite para bebés para ayudar a emulsionar y romper el adhesivo y poder así retirarse más fácilmente. Advierta a sus pacientes contra la retirada demasiado rápida de la venda, pues puede desgarrar las capas más externas de la piel si se realiza sin cuidado. Se aconseja dar a los pacientes una hoja de instrucciones sobre aspectos básicos (ver apéndice al final del capítulo).

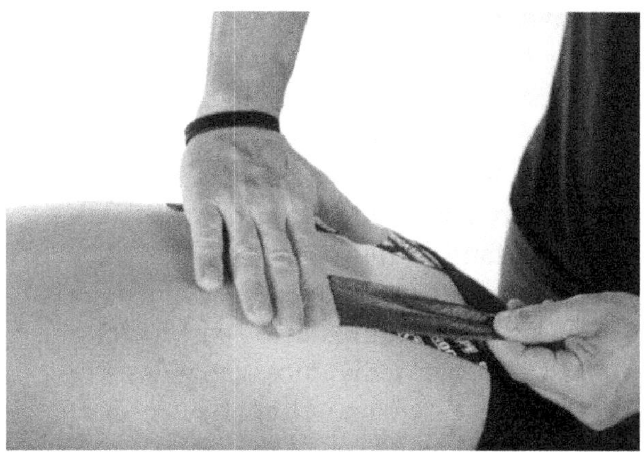

Figura 1

Aplicaciones del Vendaje para Conciencia Corporal

El foco de las aplicaciones del vendaje en esta sección van a girar en torno a las aplicaciones prácticas para mejorar la relación longitud tensión y optimizar la congruencia postural de las articulaciones asociadas, lo que llevará a un control y función neuromuscular mejorado. Aunque es fácil solo pensar en la postura en el contexto de posiciones estáticas como estar de pie o sentarse, es importante expandir esta idea de cómo la postura, o la posición, se relaciona con el movimiento y la función. Todos los movimientos tienen una posición de comienzo y final, pudiendo existir a lo largo de las mismas posiciones de transición entrelazadas. Por tanto el movimiento y la postura son dos caras de la misma moneda. Empezar o finalizar un movimiento con una postura subóptima resultará en una falta de ejecución óptima así como una posible lesión.

El kinesiotaping se puede usar de esta misma manera para ayudar a la corrección postural ya que da unas pautas kinestésicas al cuerpo, y se pueden usar para dar respuesta usando la tensión, ya se note conscientemente o no, para promover un mejor posicionamiento. Como recordatorio, el estudio de Thedon en cuanto a la degradación de la postura debido a la fatiga muscular mostró que simplemente usando un trozo de cinta en el tendón de Aquiles era suficiente estimulación para mejorar la postura estática en individuos fatigados. El estudio concluyó que “cuando el aporte sensorial muscular fluye normalmente en el sistema postural alterado debido a la fatiga, el peso de la información cutánea incrementa para la representación exitosa de movimientos en el espacio y ajustar el control postural”. (Thedon T.,

2011). En otras palabras, conforme los individuos se fatigan o se ven comprometidos, su estabilidad postural depende en gran grado de la información que viene al cerebro desde la piel. Otro estudio en niños con parálisis cerebral mostró cambios positivos en la posición sentada (cabeza, cuello y posiciones del pie, así como función de brazos y manos), concluyendo que "en ambientes clínicos [el kinesiotaping] puede ser un enfoque de tratamiento asistido positivo cuando se combina con la terapia física. (Şimşek TT1, 2011)

Los movimientos más naturales del cuerpo son en planos múltiples, lo que significa que ocurren en múltiples planos simultáneamente. Y así es, es vital evaluar la postura, así como el movimiento, desde los tres planos del cuerpo.

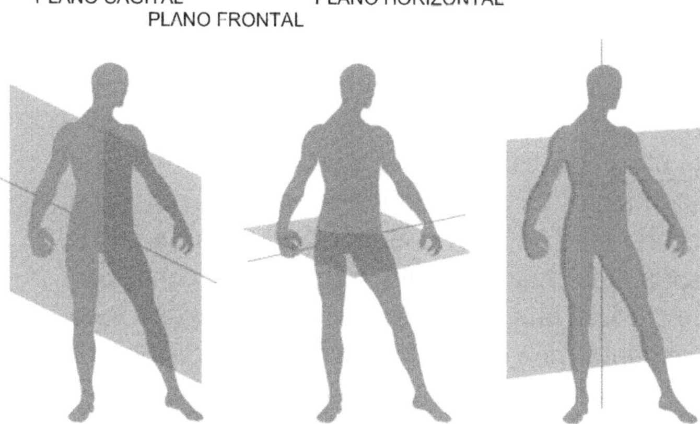

Figura 2: Planos del Movimiento

Plano frontal (coronal): plano vertical que va de un lado del cuerpo al otro, dividiendo el cuerpo o sus partes una porción anterior (frente) y posterior (por detrás).

Plano sagital: un plano vertical que va desde la parte de atrás del cuerpo al frente, dividiendo este o sus partes en un lado derecho o lado izquierdo.

Plano transversal (horizontal): un plano horizontal que divide el cuerpo o sus partes en las partes superiores e inferiores. Usando un enfoque de evaluación multiplanar, los segmentos del cuerpo se pueden describir en los tres planes relativos a los otros segmentos. Estos segmentos se pueden trasladar y/o rotar en los tres ejes (X, Y y Z) que representan estos planos. Cada segmento se puede describir como haberse inclinado, doblado, rotado o desplazado en relación con otro segmento. Aunque todo esto suene complicado, simplemente es una cuestión de una observación cuidadosa de la persona y cómo se lleva a sí misma en el espacio. En mucho casos, las distorsiones posturales son obvias, pero en otros casos pueden ser difíciles de apreciar a primera vista. La tecnología puede resultar muy útil en este sentido, así como mantener un registro preciso de la postura que presenta el cliente y los cambios que puedan suceder con el tratamiento. La evaluación de la postura estática se debería realizar de frente, por detrás y a los lados, capturando imágenes para registros así como para mostrarle al cliente lo que su propia estructura hace. Use puntos de verificación de los pies, los tobillos, las rodillas, el complejo lumbopélvico, la articulación escapulotorácica, región cervical y extremidades superiores y evalué en los tres planos, asegurándose de no olvidarse las desviaciones posturales en el plano transversal, que a menudo son las más difíciles de ver.

Antes de adentrarnos en las aplicaciones, entendamos que la cinta no corregirá la postura, es simplemente una ayuda importante para una estrategia correctiva general, y se necesita usar como tal. La mejor manera para entender cómo aplicarla en el contexto de vendaje postural, es imaginar que el paciente está completamente cubierto por un traje hecho de cables que pueden tirar de varias partes del cuerpo en cada dirección (ver figura 3). Estos cables se extienden desde la pelvis hasta las piernas, y se encuentran por detrás, a los lados y enfrente del traje. Al usar esta analogía, visualice qué cables, así como dónde empiezan y terminan, necesitaría tirar para hacer las correcciones posturales deseadas.

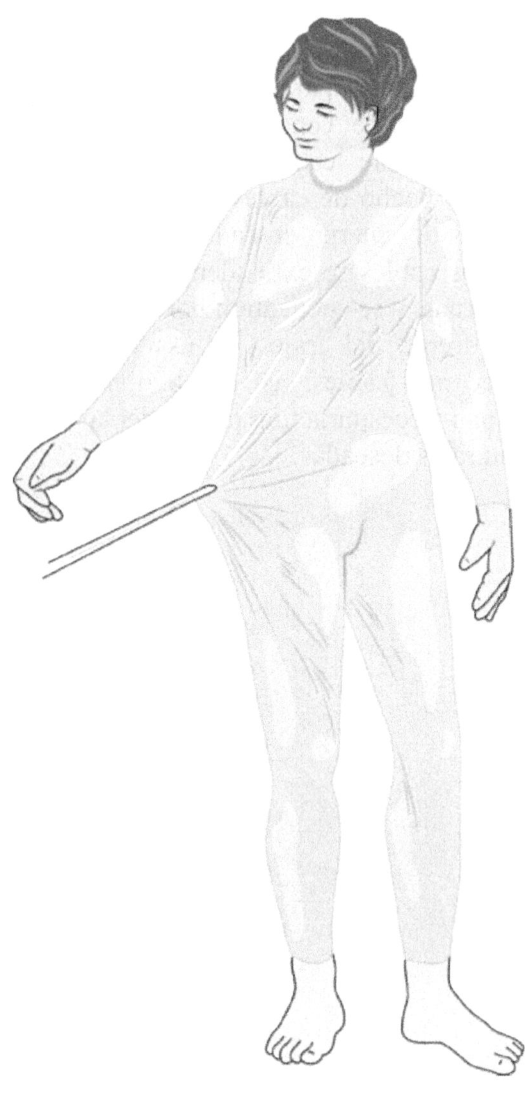

Fig. 3: Vectores Multidireccionales de la Piel/Fascia

Básicamente, se aplicará el vendaje de manera que imite las acciones de los cables ficticios. Cuando visualiza el vendaje postural de esta manera, empezará a notar las franjas de la venda siendo usadas generalmente para seguir los planos fasciales del cuerpo. Conforme el cliente adquiera una postura inadecuada, recibirán una indicación consciente o subconsciente de la cinta ya que incrementa la tensión, recordándoles volver a la postura más deseada que produce menos tensión en la venda.

Para el vendaje postural, el cliente debe colocarse en la postura deseada y la venda se aplica mientras mantiene esta postura. Asimismo, estamos vendando un patrón de movimiento específico, no un músculo (clave en el vendaje del movimiento funcional) para que afecte a la posición disfuncional.

INFORMACIÓN IMPORTANTE DE SEGURIDAD: *Cuando vende a una persona que vive con EP (o cualquiera con una postura hacia delante por mucho tiempo), asegúrese de trabajar GRADUALMENTE hacia la postura normalizada. Recuerde que la persona se ha ajustado a un nuevo centro de gravedad en su posición hacia delante. La sobrecorrección en el comienzo puede incrementar el riesgo de caída hacia atrás. Paso a paso siempre con el vendaje postural. Siempre pregúntele a su cliente cómo se siente para evaluar la situación.*

El contexto básico para las Técnicas de Movimiento Funcional (en inglés, FMT) en el vendaje son las siguientes:

Paso 1: Manualmente movilice/manipule el/las área(a) limitadas (práctico, con instrumental, automovilización)

Paso 2: Sitúe al paciente/atleta en la posición postural apropiada que centre (que se aproxime de manera óptima a la articulación) la región en cuestión del cuerpo. (Figuras 4)

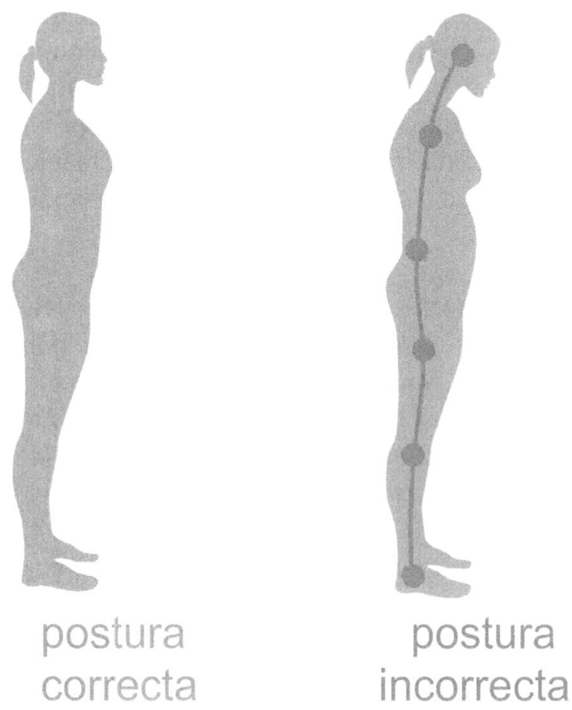

Figura 4A: Posición Correcta Adoptada

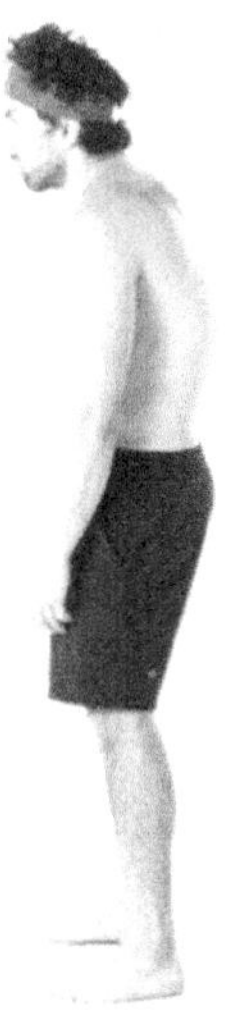

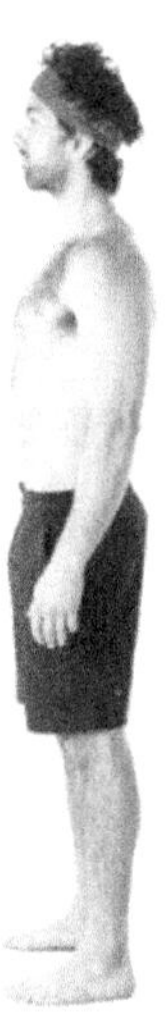

Figuras 4B Incorrecta (Plano Sagital) / Posició Corregida

Paso 3: Vende el área local SIN estiramiento para estimular los receptores mecánicos en la piel

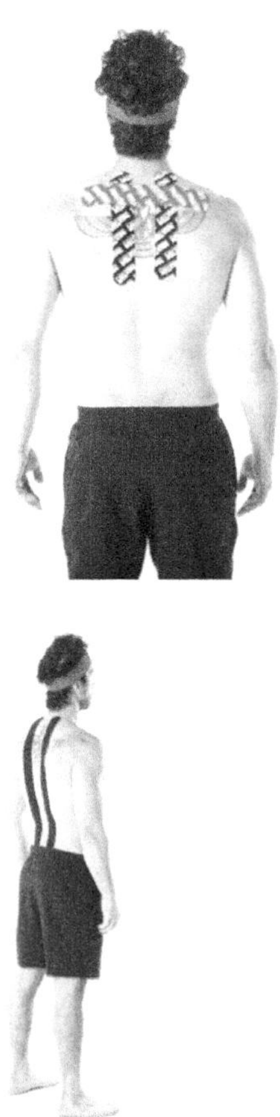

Figuras 4C

Corrección del Porte de la Cabeza Hacia Delante con Corrección de Flexión

. Coloque el cuerpo en la posición contraria de la postura no deseada (pero que no sea muy exagerada).

. Aplique la venda a través de la líneas de tensión que facilitarán la postura deseada (recuerde el ejemplo de arriba del traje de cables).

Aplique la(s) banda(s) de vendaje a modo *paper-off* (sin estirar) o con un estiramiento leve o moderado (normalmente es mejor usar un menor estiramiento de la cinta inicialmente y después aplicar más con vendaje posterior si es necesario). Por supuesto, el vendaje postural puede estar acompañado en contextos de dolor y edema. El vendaje postural normalmente usa bandas de vendaje largas y de bajo estiramiento. Si está tratando de disminuir el dolor, así como la postura afectada, simplemente use bandas de descompresión encima del vendaje postural en áreas dolorosas.

Paso 4: Ejercicios correctivos que ayudarán a la reeducación postural

- Visite el *support website* para ejercicios correctivos posturales y demostraciones en vídeo.Patrones alterados frecuentes observados en personas diagnosticadas con Parkinson:

1. Cabeza Hacia Delante – Disfunción del Plano Sagital
2. Inclinación Hacia Delante del Tronco – Disfunción del Plano Sagital
3. Sobrepronación de los Pies con Rotación Externa – Disfunción del Plano Frontal/Transversal
4. Rotación Interna de las Extremidades Superiores – Disfunción del Plano Transversal
5. Flexión de Brazos/Muñecas – Disfunción del Plano Sagital

Cabeza Hacia Delante

Empecemos colocando al paciente en la posición opuesta (posición neutral), pero sin que sea exagerada, de su postura no deseada. Para la mayoría de las presentaciones cervicales y torácicas, la postura más fácil de utilizar es la espina neutral, la escápula retraída hacia la espina y hacia el piso, las palmas hacia delante y el mentón retraído para que la oreja esté en línea con la articulación acromioclavicular (AC). La mayoría del tiempo cuando se les pide a los pacientes que adopten una postura específica, van a exagerar la postura deseada, así que una buena estrategia es que recalquen mucho tanto la postura deseada como la no deseada y así pedirles un "término medio", que será la postura ideal para el vendaje. Si es necesario, simplemente coloque al paciente donde usted quiera y entonces aplique el vendaje.

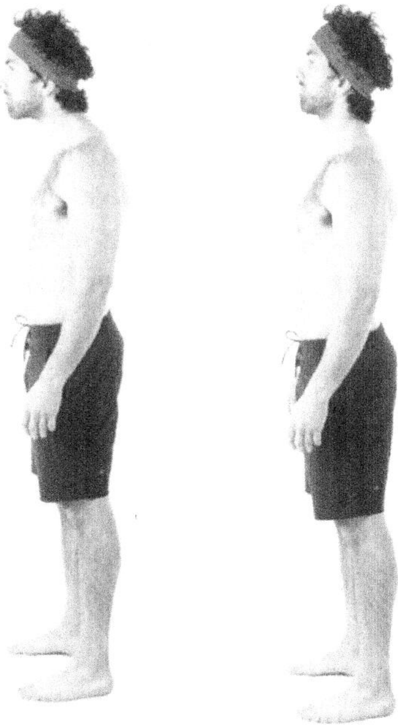

Figuras 5A

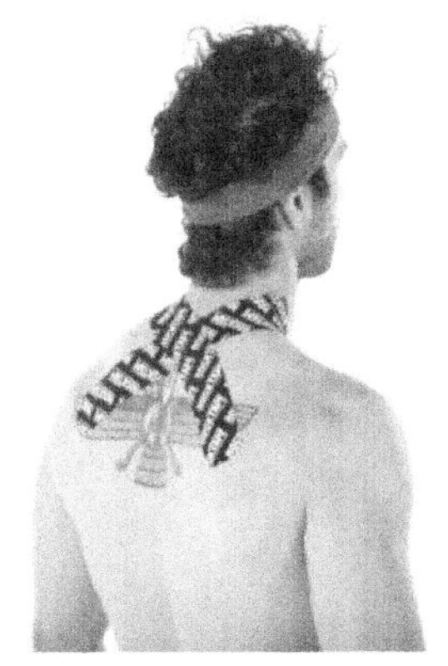

Figura 5B

Inclinación Hacia Delante del Tronco – Disfunción del Plano Sagital

Un concepto que remarca los planos fasciales puede ser también aplicado a esta postura hacia delante, como se muestra abajo. En este caso, las largas bandas de la venda se puede colocar desde las base del cuello hasta el área sacroilíaca, bilateralmente. Esto afecta a toda la cadena posterior del torso, lo que resulta beneficioso para una postura más recta.

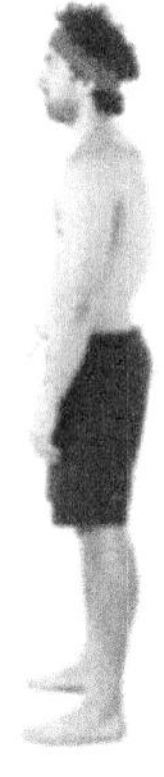
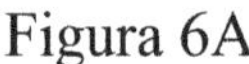

Figura 6A

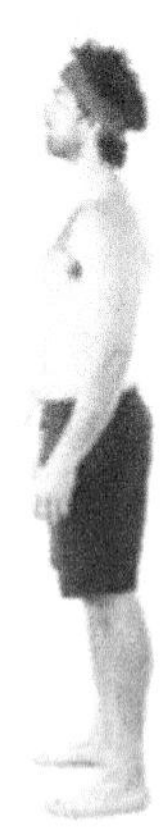

Figura 6B

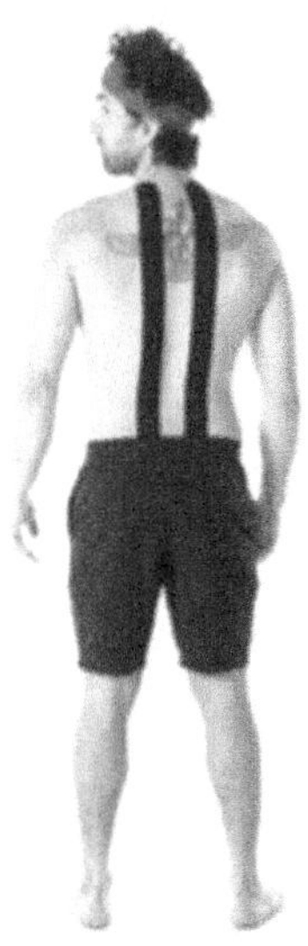

Figura 6C

Sobrepronación de los Pies con Rotación Externa – Disfunción del Plano Frontal/Transversal

Una simple aplicación de vendaje para facilitar una mejor conciencia de donde se encuentra la parte central del pie en el espacio, actuando de hecho como una herramienta dinámica sensorial para impulsar un control del arco mejor durante la deambulación. Generalmente, el pie sufrirá una excesiva pronación lo que lleva a una plataforma inestable para controlar el resto de la cadena cinética. La aplicación de la venda refuerza el movimiento de supinación sin restringir la amplitud de movimiento natural durante la marcha. Lo aplicaremos empezando con el pie en una posición lo más neutral posible y después reforzando la posición con una aplicación de vendaje circunferencial, y envolviendo hacia el borde exterior, debajo del arco y por encima del lado medio.

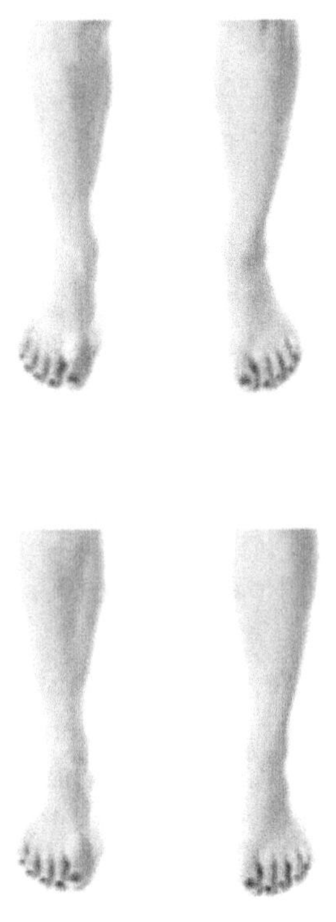

Figura 7A & Figura 7B

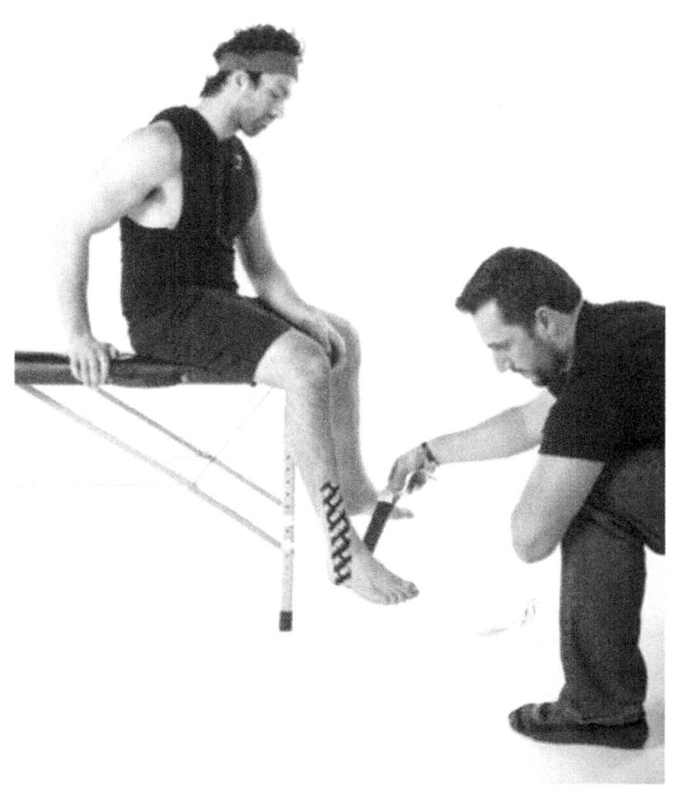

Figura 7C

Rotación Interna de las Extremidades Superiores – Disfunción del Plano Transversal

Un método alternativo para apoyar las dos cadenas que es particularmente efectivo donde las extremidades superiores poseen una rotación interna excesiva es usar un patrón espiral…

Para aplicar un vendaje en espiral en una extremidad superior, primero coloque al cliente con la palma de la mano del brazo hacia delante. Empiece a fijar el vendaje enfrente de la muñeca y entonces vende en una dirección lateral y superior, haciendo una forma de espiral por el brazo (idealmente "agarrando" el codo medio y evitando la piel sensible del pliegue del codo), hasta el hombro posterior y él area del trapecio superior como se muestra en las figuras 8.

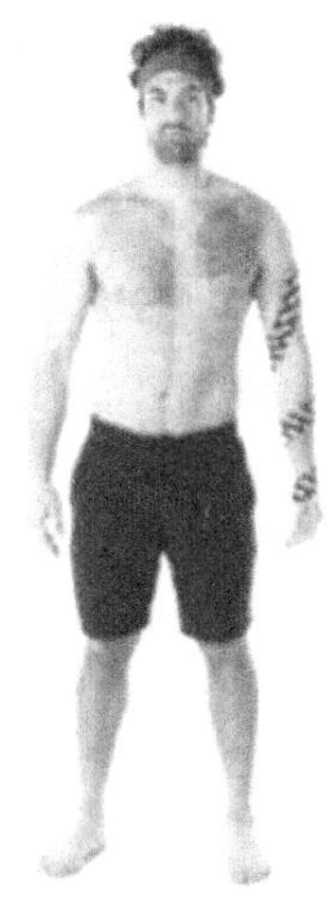

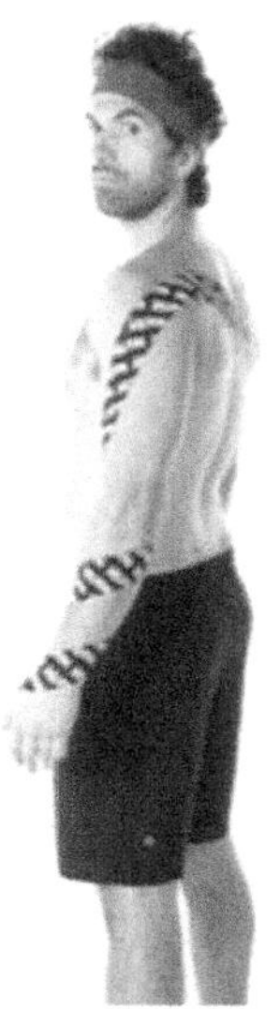

Figura 8A y Figura 8B

Flexión de Brazos/Muñecas – Disfunción del Plano Sagital

Si consideramos qué región de la piel se puede estirar durante la flexión del brazo y la muñeca, sería aparente que el aspecto dorsal (aspecto extensor) del brazo/antebrazo sería la zona elegida para vendar y así indicar al individuo cuando vuelve al patrón a*normal. Este vendaje es de fácil aplicación por detrás del brazo y antebrazo, ya sea como una banda longitudinal continua o en segmentos más pequeños a lo largo de la cadena. Primero ponga el brazo en una posición relativamente neutral y entonces vende la piel por detrás del brazo/antebrazo sin añadir estiramiento para promover el estímulo cuando el brazo se mueve en flexión.

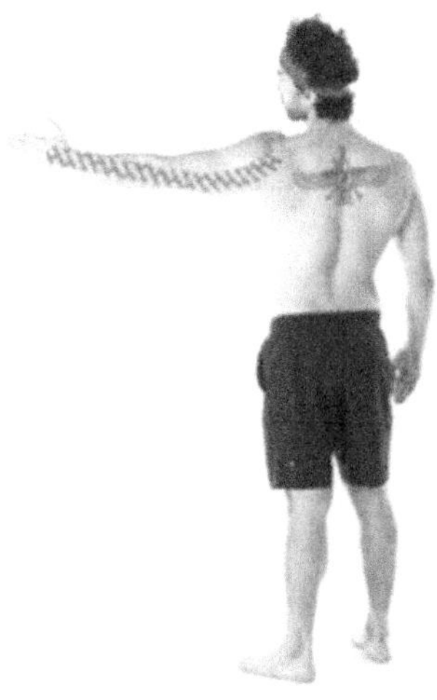

Figura 9A

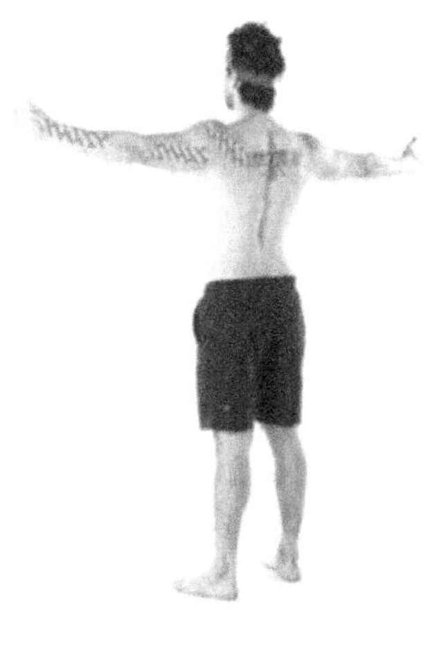

Figura 9B

Apéndice: Instrucciones de Atención en Casa

Mostramos una muestra del documento que quizá quiera adaptar en su práctica... Está recomendado en eventos donde pueda vendar, y debería desarrollar un formulario de renuncia al vendar a personas para limitar su responsabilidad en el raro caso de producirse algún problema... Es mejor contactar con su compañía de seguros para mayores instrucciones al respecto en eventos donde una examinación completa no se puede realizar.

La aplicación de RockTape va a apoyar los objetivos para su cuidado que hemos establecido en [INSERTAR NOMBRE DEL CENTRO AQUÍ]. A menos que haya sido contraindicado por ______________________________, usted debería probar dejar el vendaje de tres a cinco días. No se conoce apenas ninguna ventaja por llevar la venda más de cinco días, así que por favor retírela después del quinto día de llevarla.

Si en cualquier momento la piel alrededor de la venda se inflama, pica, se pone roja, o la venda le provoca malestar, quítela con cuidado y por favor contacte con ____________________ para más instrucciones.

El adhesivo es resistente al agua y la venda está hecha de algodón y nailon y "respira" bien… No hay problema por ducharse, bañarse o nadar con la venda, pero debe tener cuidado a la hora de secarla (acariciarla) y no frotarla en los bordes, lo que hará que la venda se pele.

Asimismo, tenga cuidado al ponerse/quitarse ropa con la cinta, porque puede agarrar los bordes y pueden empezar a despegarse. Si tiene una venda en sus pies o tobillos/partes bajas de las piernas, por ejemplo, enrolle sus calcetines para que no levanten los bordes.

Al quitar la venda, hágalo despacio, y tire en la dirección del crecimiento del pelo. Si queda adhesivo, en la ducha con jabón se eliminará normalmente. Si la venda está firmemente adherida o el adhesivo residual es resistente, trate un poco de aceite para bebé por unos minutos para descomponerla, y luego quítela.

Visite el *support website* para las demostraciones en vídeo del vendaje.

Capítulo 15: Desarrollando Fuerza Funcional

Cuando se desarrolla equilibrio, estabilidad, movilidad, habilidades de tareas duales, etc., queremos que los ejercicios que practicamos en las sesiones de entrenamiento se traduzcan en mejoras de las actividades de la vida diaria. Lo mismo se aplica también con la fuerza.

Se pueden usar un gran número de modalidades de entrenamiento para desarrollar fuerza: máquinas de pesas (Cybex, Nautilus, Precor, etc), pesos libres, bandas de resistencia, entrenamiento en suspensión, Pilates, entrenamiento calistenia, y más. Muchos recursos se encuentran disponibles en línea para aprender cómo entrenar de manera efectiva en cada una de estas modalidades. Si está cómodo con alguna de ellas, ¡adelante!

Existe un momento y un lugar para ciertos tipos de entrenamiento. Por ejemplo, el entrenamiento de resistencia de una articulación es especialmente importante antes y después de la cirugía de reemplazo de la articulación. Me sometí a un reemplazo de cadera total en mi cadera derecha el 16 de diciembre de 2019.

Previamente a la cirugía, pasé varios meses con máquinas en mi gimnasio y ejercicios de *prerehabilitación* para desarrollar fuerza y masa muscular. Dichos ejercicios incluían varios movimientos de la articulación para fortalecer mis cuádriceps, tendones, glúteos máximo y medio, pantorrillas, etc. Los ejercicios en las máquinas incluían extensiones de la pierna, flexiones, movimientos abductores/aductores, levantamiento de pantorrillas, y más.

También usé máquinas y otras modalidades que requerían movimientos multi-articulación antes de la cirugía,

incluyendo la prensa de piernas (*leg press*), sentadillas con TRX, sentadillas con pelota apoyada en la pared, levantamientos con mancuernas, bicicleta estática, y más. Por cierto, mi *prerehabilitación* fue verdaderamente útil a la hora de lograr una rápida recuperación. Pude volver al trabajo y entrenar a mis clientes tres semanas más tarde.

Tras la cirugía, mi terapeuta físico implementó un montón de ejercicios de entrenamiento de resistencia, tanto para articulación simple como compleja, para ayudar a una recuperación más rápida y efectiva.

Recuerde que es importante hacer aquellos ejercicios que le guste. Será más probable que los haga. Si disfruta el entrenamiento de fuerza, use cualquiera de las modalidades mencionadas arriba (o cualquiera que no mencioné). ¡Será genial, hágalas!

Nuestro entrenamiento de fuerza se centra no obstante, en lo que llamamos patrones del movimiento fundamentales. Piense en cómo un bebé desarrolla la habilidad para moverse. Existen distintas fases en la que cada habilidad de movimiento participan *grupos* de músculos, más que músculos individuales. Piense en cuando un bebé adquiere la capacidad de ponerse en posición cuadrúpeda (a cuatro patas). Esto requiere múltiples grupos musculares y múltiples articulaciones alrededor de las caderas, rodillas, hombros, codos, y muñecas.

Antes de que se dé cuenta, el bebé ya gatea, y entonces tira de sí mismo(a) con las rodillas y usando un objeto al que agarrarse. Lo próximo será alcanzar una posición de pie y ¡TOMA YA! – ¡Caminan! En los primeros años, el bebé se levanta y se agacha al piso como si nada. Pero los adultos, ¿podemos hacer esto? Solíamos hacerlo cuando éramos niños. Conforme nos vamos haciendo mayores, no vamos practicando estos movimientos más – ¿y por qué íbamos a hacerlo? La mayoría de nosotros, entre los que me incluyo, jamás podría haber imaginado que los movimientos fundamentales que hicimos cada día de pequeños tendrían el poder potencial de salvar nuestras vidas al hacernos mayores.

No obstante (y esto es especialmente importante), ruego que consideren probar los movimientos fundamentales en este capítulo. Y he aquí el por qué: conforme vamos cumpliendo años, la mayoría de nosotros pierde la habilidad de realizar ciertos movimientos fundamentales. Cuando una persona vive con EP, es incluso más probable que estas habilidades se pierdan.

En innumerables ocasiones, hemos visto cómo cambia la vida de muchas personas al enseñar los patrones de movimientos fundamentales. Para algunos, significa que puedan darse la vuelta sin ayuda. Para otros, significa poder levantarse del piso sin apoyo o ayuda. Recuperar estas habilidades puede cambiar la vida a alguien.

El entrenamiento de la fuerza funcional es una modalidad de entrenamiento de *todo el cuerpo* y desarrolla fuerza *de todo el cuerpo, integrada y funcional.*

El Piso es Nuestro Amigo

Puesto que caerse es más común en personas con EP, y es nuestra preocupación estrella, piense en el entrenamiento de fuerza funcional como algo así: si una persona está sola y se cae, queremos que tenga la fuerza y la habilidad de desplazarse de manera segura. Los patrones de movimiento fundamentales harán que la persona vuelva a un punto de seguridad, pero para ejecutar estos movimientos de forma eficiente, se deben practicar ejercicios de entrenamiento de fuerza funcional.

Más adelante, vamos a desglosarlo en movimientos funcionales específicos. Cada uno de ellos forman parte del entrenamiento que me refiero como, *"El Piso es Nuestro Amigo"*. Mucha gente con EP teme caerse al piso por una buena razón. Este no es un lugar natural para la mayoría de la gente, además – si uno está en el piso, eso significa que se cayó.

Sin embargo, piense en esto: una vez que se haya caído (y esperemos que sin lesionarse), ¡hay buenas noticias! Está abajo y esperemos que seguro. Una vez en el piso, ya no puede caerse. Ya está abajo. Aunque querrá levantarse para volver a una posición segura sin volver a caerse de nuevo. Aquí radica la importancia de la práctica del entrenamiento de fuerza funcional.

Antes de continuar, debo mencionar:

- La manera ideal para lograr los objetivos de fuerza y movimiento funcional es una combinación de modalidades de entrenamiento de fuerza tradicional junto con los ejercicios de entrenamiento funcional descritos en este capítulo.

- Los ejercicios en este capítulo me los enseñó mi querido amigo, el Dr. Perry Nickelston. Si no ha asistido al taller de Perry *Primal Movement Chains* (Patrones Primarios de Movimiento), ¡hágalo! Le cambiará la vida. Los ejercicios en este capítulo se han modificado un poco de aquellos que Perry me enseñó, pero aprendí los conceptos por él. No dude en chequear su web en www.stopchasingpain.com

- Encuentre demostraciones en vídeo de todos los ejercicios en este capítulo en el *support website*

El Proceso de Entrenamiento de Fuerza Funcional (usando una situación hipotética)

Imaginemos una situación hipotética, una de esas que sucede muy a menudo.

Imagínese que se cayó y terminó boca arriba. Está en el piso y nadie puede ayudarle, necesitando volver a una posición segura por sí mismo. Con este ejemplo, veremos el proceso para llegar ahí. Este proceso le va a ayudar a construir fuerza funcional, pero es tan solo el comienzo. Este proceso le ayudará a moverse mejor, funcionar mejor, y reducir el riesgo de caídas.

- El resto del capítulo se basará en esta situación hipotética

- Por favor, tómese su tiempo para leer este capítulo, haga como que se encuentra en esta situación hipotética y practique los movimientos en el orden que se presentan

- Paso a paso, pruebe con cuidado cada movimiento. De hecho, pruebe cada uno en más de una ocasión y vea las diferencias de cómo se siente al principio y varias veces después. La repetición es la madre de todas las habilidades. Hágalo lo mejor que pueda y trate de dominar cada movimiento

- Si no se siente seguro haciendo esto solo, pregúntele a alguien para que le vea y le ayude en caso de encontrar dificultad a la hora de realizar los movimientos

Patrones para rodar

Se cayó y acabó de espaldas al piso. Es muy difícil volver a la posición de pie a menos que ruede primero. Es el momento de rodar. Como se mencionó previamente en el libro, a menudo vemos que las personas han perdido la habilidad de rodar en cualquier dirección. Superemos esto. El primer paso para volver a estar seguros es aprender patrones para rodar. Una vez que haya conseguido rodar con éxito, el siguiente paso será ponerse en posición de gatear para encontrar poder encontrar su lugar de seguridad.

Desglosemos:

Rodar de boca arriba a boca abajo, girar a la izquierda

- Gire la cabeza a la izquierda y mire a la izquierda (siempre mirar hacia la dirección a la que se gira)

- Coloque su brazo izquierdo por encima de su cabeza (para que no estorbe y no tenga que rodar sobre él, lo que puede provocar que no logre rodar)

- Doble su rodilla derecha llevando su pierna derecha casi fuera del piso, pero manteniendo el pie derecho firme en contacto con el piso

- Al mismo tiempo, empuje su pie derecho contra el piso mientras abarca con su cuerpo el lado izquierdo con su brazo derecho y rota el tronco a la izquierda (su escápula derecha debe levantarse del piso)

- El empuje de su pie derecho contra el piso, combinado con la rotación del tronco a la izquierda y el alcance de su brazo derecho hacia el lado izquierdo, hará que su cuerpo ruede a la izquierda

- Siga rodando hasta que haya cruzado el límite donde el cuerpo alcanza una posición boca abajo de manera fácil y natural. Es una manera fácil de rodar al impulsar el cuerpo con está técnica

Rodar de boca abajo a boca arriba, girar a la derecha (volver a la posición original)

- Gire la cabeza a la derecha y mire a la derecha (siempre mirar hacia la dirección a la que se gira)
- Coloque su mano derecha por encima de su hombro derecho y el brazo izquierdo por encima de su cabeza
- Doble su rodilla derecha hasta alcanzar un grado aproximado de 60 grados
- Mantenga la rodilla derecha y el pie derecho en contacto con el piso
- Al mismo tiempo, empuje con su mano derecha, rodilla derecha, y pie derecho hacia el piso para empezar el proceso de rodar hasta su espalda
- Una vez en su lado izquierdo, siga hasta alcanzar el límite donde su cuerpo rueda hasta estar boca arriba de manera fácil y natural

Rodar de boca arriba a boca abajo, girar a la derecha

- Gire la cabeza a la derecha y mire a la derecha (siempre mirar hacia la dirección a la que se gira)
- Coloque su brazo derecho por encima de su cabeza (para que no estorbe y no tenga que rodar sobre él, lo que puede provocar que no logre rodar)

- Doble su rodilla izquierda llevando su pierna izquierda casi fuera del piso, pero manteniendo el pie izquierdo firme en contacto con el piso

- Al mismo tiempo, empuje su pie izquierdo contra el piso mientras abarca con su cuerpo el lado derecho con su brazo izquierdo y rota el tronco a la derecha (su escápula izquierda debe levantarse del piso)

- El empuje de su pie izquierdo contra el piso combinado con la rotación del tronco a la derecha y el alcance de su brazo izquierdo hacia el lado derecho, hará que su cuerpo ruede a la derecha

- Siga rodando hasta que haya cruzado el límite donde el cuerpo alcanza una posición boca abajo de manera fácil y natural. Es una manera fácil de rodar al impulsar el cuerpo con está técnica

Rodar de boca abajo a boca arriba, girar a la izquierda (volver a la posición original)

- Gire la cabeza a la izquierda y mire a la izquierda (siempre mirar hacia la dirección a la que se gira)

- Coloque su mano izquierda por encima de su hombro izquierdo y el brazo derecho por encima de su cabeza

- Doble su rodilla izquierda hasta alcanzar un grado aproximado de 60 grados

- Mantenga la rodilla izquierda y el pie izquierdo en contacto con el piso

- Al mismo tiempo, empuje con su mano izquierda, rodilla izquierda, y pie izquierdo hacia el piso para empezar el proceso de rodar hasta su espalda

- Una vez en su lado derecho, siga hasta alcanzar el límite donde su cuerpo rueda hasta estar boca arriba de manera fácil y natural

¡Eso es todo! Ahora podrá rodar con éxito de boca arriba a boca abajo en ambas direcciones. Practique esto varias veces al día. Practique hasta que se le dé bien. ¡**Domínelo**! Encontrará en un capítulo posterior otras razones por las que este movimiento es tan bueno para usted, además de ser un tipo de reajuste del sistema nervioso. Las acciones de los brazos y las piernas cruzando la línea media del cuerpo poseen grandes beneficios a la hora de crear conexiones entre los dos hemisferios del cerebro.

Una vez que se sienta cómodo ejecutando estos patrones para rodar, prosiga con el siguiente ejercicio.

Ponerse en una Posición Cuadrúpeda (a cuatro patas)

El siguiente paso es volver a una posición segura, que requerirá que se ponga a cuatro patas para gatear. A algunas personas no les cuesta casi nada ponerse en esta posición y lo hacen sin esfuerzo. Para otros, sin embargo, lograr esta posición puede resultar bastante complicado. De cualquier forma, la práctica de este movimiento es verdaderamente beneficioso para desarrollar fuerza.

Lea el ejercicio (y vea el vídeo de demostración en el *support website*). Y entonces, póngase mirando boca abajo en el piso y prepárese.

- Boca abajo, coloque los brazos en el piso por encima de su cabeza
- Junte las manos hasta que casi se toquen
- Mantenga los codos, antebrazos y manos en el piso
- Levante su pecho del piso y use los antebrazos como apoyo, avance poco a poco con sus codos y brazos hacia la caja torácica hasta que las manos estén aproximadamente debajo de su frente
- Levante sus glúteos hacia el techo (levantando las caderas del piso) mientras que simultáneamente use sus antebrazos para apoyarse y avance poco a poco con ellos hacia las rodillas
- Finalmente, transfiera el peso con sus manos y palmas en el piso y prepárese para la posición cuadrúpeda.

Invertir el movimiento

Ahora, realizando los mismos pasos pero a la inversa, vuelva a la posición cuadrúpeda para mirar boca abajo en el piso.

Repita este ejercicio de ponerse a cuatro patas y volver a la posición de inicio. Repítalo varias veces. **Domínelo** y estará listo para ir a la siguiente fase.

Gatear hacia adelante

Imagínese que se ha caído (como en nuestra situación hipotética) y levantarse del piso sin apoyo es demasiado difícil. En este caso, va a necesitar gatear.

Necesitará estar en una posición cuadrúpeda para gatear. Este concepto puede parecer simple y fácil para algunos (le retaremos a ver qué tal luego). Empecemos a gatear. Se puede llevar a cabo de dos formas diferentes: mover una extremidad cada vez o moviendo el brazo contrario y la pierna al mismo tiempo. Hagámoslo:

- Empiece en posición cuadrúpeda
- Mueva una extremidad cada vez, tal que así:
    - Mano izquierda adelante
    - Pierna derecha adelante
    - Mano derecha adelante
    - Pierna izquierda adelante

Repita estos pasos una y otra vez hasta que resulte tan cómodo como sea posible gatear hacia delante

Gatear hacia atrás

Aunque puede que no necesite gatear hacia atrás en una situación cotidiana real, hacerlo es bueno para el cerebro, así como para desarrollar fuerza funcional

- Empiece en posición cuadrúpeda
- Mueva una extremidad cada vez, tal que así:
    - Mano izquierda detrás
    - Pierna derecha detrás
    - Mano derecha detrás

- Pierna izquierda detrás

Repita estos pasos una y otra vez hasta que resulte tan cómodo como sea posible gatear hacia atrás.

Progresión de gateo hacia adelante

Estaba gateando con una extremidad cada vez. Ahora, gateamos usando movimientos recíprocos de brazos y piernas, tal que así:

- Empiece en posición cuadrúpeda
- Mueva dos extremidades simultáneamente, así:
  - Mano izquierda y pierna derecha adelante
  - Mano derecha y pierna izquierda adelante

Repita estos pasos una y otra vez hasta que resulte tan cómodo como sea posible gatear usando movimientos recíprocos de extremidades.

Progresión de gateo hacia atrás

Como decíamos, puede que no necesite gatear hacia atrás en la vida real, pero resulta beneficioso para el cerebro y para desarrollar fuerza funcional.

- Empiece en posición cuadrúpeda
- Mueva dos extremidades simultáneamente, así:
  - Mano izquierda y pierna derecha detrás
  - Mano derecha y pierna izquierda detrás

Repita estos pasos una y otra vez hasta que resulte tan cómodo como sea posible gatear hacia atrás usando movimientos recíprocos de extremidades.

Al gatear, trate de trabajar los músculos de la zona media. Contraiga ombligo hacia su espina dorsal. Levante los músculos del suelo pélvico hacia su cabeza. Si no está familiarizado con los músculos del suelo pélvico, he aquí una manera de encontrarlos.

Esta analogía normalmente hace reír a la gente, así que espero que se ría, porque esta técnica funciona todo el tiempo.

Imagínese que tiene gases y no quiere tirarse uno (quizá esté en el ascensor con su jefe o un cliente y NO va a tirarse un gas). Va a hacer lo que denominamos *apretar para que no salga el gas*.

Este apretón es una serie de contracciones que realiza cuando no deja que salga un gas y requiere la participación de los músculos del suelo pélvico. Estos forman parte de sus músculos de la zona media (*"core"*). Trabajándolos al mismo tiempo que contrae el ombligo hacia la espina dorsal, va a crear una estabilidad fantástica de los músculos de la zona media y crear fuerza de los mismos.

Juntemos todo esto y pongámonos en posición de gateo.

Una posición de gateo para trabajar los músculos de la zona media

Para asegurarnos de que obligamos a trabajar los músculos de la zona media, vamos a añadir algo a esta mezcla.

Busque una pelota, preferiblemente blanda (aunque una bola de lacrosse o de tenis servirá)

- Póngase en posición cuadrúpeda y coloque con cuidado la pelota en su espalda, justo por encima de la cintura y sobre la espina dorsal.

- Ahora sin dejar que se caiga la pelota, empiece a gatear moviendo una extremidad cada vez, como hicimos previamente

- Tómese su tiempo y vaya tan lento como necesite. Contraiga el ombligo hacia la espina dorsal mientras *aprieta para que no salga el gas*

¿Cómo fue? Es más difícil de lo que parece, ¿verdad?

Repitamos la progresión

- Repita el gateo con la pelota en la espalda, pero esta vez, mueva dos extremidades a la vez, tal y como hicimos previamente

- Tómese su tiempo y vaya tan lento como necesite. Contraiga el ombligo hacia la espina dorsal mientras *aprieta para que no salga el gas*

¿Cómo se siente esto? Al gatear usando movimientos recíprocos de brazos/piernas, va de una posición inicial de cuatro puntos de contacto a dos puntos de contacto. Con la pelota en la espalda, está obligado a trabajar mucho los músculos de la zona media. Esto le ayudará a desarrollar fuerza funcional. Va a querer este tipo de fuerza en caso de caída. La fuerza funcional hará que estos movimientos sean mucho más manejables y le ayudarán a volver a la posición de seguridad.

Gatear lateralmente

En la vida real, puede que necesite moverse a los lados cuando esté a cuatro patas. Este ejercicio es bueno para el cerebro y le ayudará a desarrollar fuerza funcional y de la zona media. Pruebe lo siguiente:

- Empiece en una posición cuadrúpeda (y empiece gateando a la izquierda)
- Empiece moviéndose a la izquierda y experimente con diferentes patrones de movimiento de las extremidades para moverse lateralmente y a la izquierda
- Recuerde contraer el estómago y el *aprieta para que no salga el gas*
- Ahora, continúe moviéndose a la izquierda, pruebe cruzar la mano derecha enfrente de la mano izquierda. Entonces mueve sus piernas a la izquierda con el movimiento más natural que pueda y reajuste las manos. Continúe cruzando la mano derecha sobre la izquierda con cada movimiento a la izquierda
- El acto de cruzar la línea media del cuerpo ayuda al cerebro a iluminarse en una manera que mejora la conexión entre los dos hemisferios
- Ahora pues, revierta las direcciones y gatee lateralmente a la derecha
- Repita este patrón hasta que lo domine

También puede mejorar este movimiento colocando una pelota en la espalda como hicimos previamente. Esto hará que participe mayor musculatura de su zona media, al moverse lateralmente sin que la pelota caiga de la espalda.

Levántese hasta una posición de rodillas

En nuestro escenario, usted se cayó, se dio la vuelta, se puso a cuatro patas, y gateó. El siguiente paso es levantarse hasta ponerse de rodillas.

Probemos esto:

- Gatee hasta un mueble firme (una mesita de café, un sillón, una silla, el borde de una mesa – vamos a imaginar que usa una mesa)
- Levante un brazo del piso y coloque la mano en la mesa
- Levante el otro brazo del piso y coloque la mano en mesa
- Gatee de rodillas hacia la mesa hasta que está en una postura derecha y posicionada con sus rodillas

Volver a la posición de gateo desde una posición de rodillas

Gatee de rodillas lejos de la mesa

- Ponga una mano en el piso, luego la otra mano (tenga cuidado de no golpearse la cabeza con la mesa al ir hacia abajo)
- Ya se encuentra en la posición de gateo original

Levantarse desde posición de gateo a estar de pie usando una mesa

- Gatee hasta una mesa
- Levante un brazo del piso y ponga la mano en la mesa

- Levante el otro brazo del piso y ponga la mano en la mesa
- Gatee de rodillas hacia la mesa hasta que está en una postura derecha y posicionada con sus rodillas
- Ahora, lleve su pierna izquierda hacia adelante, flexionando en la cadera y hasta que su pie izquierdo esté directamente y firmemente plantado en el piso debajo de su rodilla izquierda
- Empujando la mesa con ambas manos y al mismo tiempo empujando con ambos pies, llévese a sí mismo hasta la posición de pie.

Ir hacia abajo desde la posición de pie hasta la posición de gateo usando la mesa

Ahora que ya está de pie, volvamos al piso. Hagamos esto:

- Dé un paso hacia atrás con su pierna derecha
- Inclínese y ponga las dos manos en la mesa
- Lentamente baje hasta que su rodilla derecha esté en el piso
- Lleve la pierna izquierda atrás hasta una posición de rodillas
- Ande con sus rodillas hacia atrás y lejos de la mesa
- Coloque una mano en el piso, luego la otra mano (tenga cuidado de no golpearse con la mesa al ir hacia abajo)
- Ya ha conseguido volver a la posición de gateo

Repetición del proceso de arriba llevado con el otro lado

Puede que encuentre esta tarea fácil de realizar en un lado. Sin embargo, con el objetivo de lograr fuerza funcional bilateralmente, recomiendo encarecidamente hacer todo de nuevo al otro lado, tal que así:

- Gatee hasta una mesa
- Levante un brazo del piso y ponga la mano en la mesa
- Levante el otro brazo del piso y ponga la mano en la mesa
- Gatee de rodillas hacia la mesa hasta que está en una postura derecha y posicionada con sus rodillas
- Ahora, lleve su pierna derecha hacia adelante, flexionando en la cadera y hasta que su pie derecho esté directamente y firmemente plantado en el piso debajo de su rodilla derecha
- Empujando la mesa con ambas manos y al mismo tiempo empujando con ambos pies, llévese a sí mismo hasta la posición de pie.

Ir hacia abajo desde la posición de pie hasta la posición de gateo usando la mesa

Ahora que ya está de pie, volvamos al piso. Hagamos esto:

- Dé un paso hacia atrás con su pierna izquierda
- Inclínese y ponga las dos manos en la mesa
- Lentamente baje hasta que su rodilla izquierda esté en el piso

- Lleve la pierna derecha atrás hasta una posición de rodillas
- Ande con sus rodillas hacia atrás y lejos de la mesa
- Coloque una mano en el piso, luego la otra mano (tenga cuidado de no golpearse con la mesa al ir hacia abajo)
- Ya ha conseguido volver a la posición de gateo

Repítalo varias veces a cada lado hasta que se le dé bien y lo domine.

Levantarse del piso hasta la posición de pie sin asistencia

Imagínese que se ha caído en un lugar donde no hay objetos a los que agarrarse para ponerse de pie. En este caso, necesitará impulsar su cuerpo hasta adquirir la posición de pie.

Mención especial: *como siempre, la seguridad ante todo. Si no se encuentra cómodo haciendo esto solo, asegúrese de que cuenta con alguien para que le preste ayuda.*

Desde una posición cuadrúpeda, siga los siguientes pasos hasta la posición de pie:

- Lleve su pierna izquierda adelante flexionando en la cadena y hasta que su pie izquierdo esté directamente y firmemente plantado en el piso debajo de su rodilla izquierda
- Incline su tronco hacia delante, coloque ambas manos en su rodilla izquierda
- En esta posición inclinada hacia delante, al mismo tiempo empuje con su pie y pierna derecha, y empuje con ambas manos en su

rodilla izquierda y empiece a subir hasta la posición de pie

- Si colocar las dos manos en la rodilla representa una gran dificultad, coloque su mano izquierda en la rodilla izquierda y la mano derecha en el piso, empujando y subiendo hasta la posición de pie

Volver al piso sin ayuda

Para realizar esto, hará exactamente lo contrario de levantarse desde el piso:

- Dé un paso hacia atrás con la pierna derecha
- Lentamente baje hasta el piso
- Cuando vaya hacia abajo, coloque ambas manos en la rodilla izquierda
- Siga bajando hasta que alcanza el piso (e incline su tronco cuando vaya acercándose al piso, si es necesario)

Repetición del proceso de arriba con el otro lado

Desde una posición cuadrúpeda, siga los siguientes pasos hasta la posición de pie:

- Lleve su pierna derecha hacia adelante, flexionando en la cadera y hasta que su pie derecho esté directamente y firmemente plantado en el piso debajo de su rodilla derecha.
- Incline su tronco hacia delante, coloque ambas manos en su rodilla derecha
- En esta posición inclinada hacia delante, al mismo tiempo empuje con su pie y pierna izquierda, y empuje con ambas manos en su

rodilla derecha y empiece a subir hasta la posición de pie
- Si colocar las dos manos en la rodilla representa una gran dificultad, coloque su mano izquierda en la rodilla derecha y la mano izquierda en el piso, empujando y subiendo hasta la posición de pie

Volver al piso sin ayuda

Para realizar esto, hará exactamente lo contrario de levantarse desde el piso:

- Dé un paso hacia atrás con la pierna izquierda
- Lentamente baje hasta el piso
- Cuando vaya hacia abajo, coloque ambas manos en la rodilla derecha
- Siga bajando hasta que alcanza el piso (e incline su tronco cuando vaya acercándose al piso, si es necesario)

Conclusiones y recomendaciones

Revisemos rápidamente: en nuestra situación hipotética, usted se cayó y acabó boca abajo. Ahora aprendió y practicó los movimientos necesarios para llevarse a sí mismo a una posición de seguridad: darse la vuelta, ponerse a cuatro patas, gatear, y llevarse hasta la posición de pie.

No me canso de recomendar que cada uno de estos pasos se conviertan en un hábito en sus entrenamientos. Practique rodar, ponerse en una posición cuadrúpeda, gatear en varias direcciones, levantarse del piso y volver al mismo, tanto con objeto como sin él. Dominando todas estas técnicas pueden salvarle la vida un día.

El Matrix de las Caídas

Es la base de nuestro programa de formación y de las sesiones de entrenamiento con los clientes. Los beneficios que aporta son incalculables y ayuda enormemente a mejorar la fuerza funcional.

El Matrix de las Caídas es un proceso de 12 pasos desglosado en tres partes. Al practicar las partes dos y tres, suponga que se ha caído y se ha roto un brazo y no puede usarlo.

Parte uno:

Desde una posición de pie, practique lo siguiente (use un camino para llegar hasta allí y según sea necesario, use manos y codos para impulsarse):

- Baje hasta el piso y túmbese boca arriba
- Levántese del piso y vuelva a la posición de pie
- Baje hasta el piso y túmbese boca abajo
- Levántese del piso y vuelva a la posición de pie
- Baje hasta el piso y túmbese en su lado izquierdo
- Levántese del piso y vuelva a la posición de pie
- Baje hasta el piso y túmbese en su lado derecho
- Levántese del piso y vuelva a la posición de pie

Parte dos:

Desde una posición de pie, coloque su mano derecha en su hombro izquierdo y practique lo siguiente (use un camino para llegar hasta allí y según sea necesario, use SOLO su mano izquierda y codo para impulsarse). No permita que la mano derecha se quite del hombro izquierdo. No use la mano, el brazo o el hombro derecho para ayudarse de ninguna manera.

- Baje hasta el piso y túmbese boca arriba
- Levántese del piso y vuelva a la posición de pie
- Baje hasta el piso y túmbese boca abajo
- Levántese del piso y vuelva a la posición de pie
- Baje hasta el piso y túmbese en su lado izquierdo
- Levántese del piso y vuelva a la posición de pie
- Baje hasta el piso y túmbese en su lado derecho
- Levántese del piso y vuelva a la posición de pie

Parte tres:

Desde una posición de pie, coloque su mano izquierda en su hombro derecho y practique lo siguiente (use un camino para llegar hasta allí y según sea necesario, use SOLO su mano derecha y codo para impulsarse). No permita que la mano izquierda se quite del hombro derecho. No use la mano, el brazo o el hombro izquierdo para ayudarse de ninguna manera.

- Baje hasta el piso y túmbese boca arriba
- Levántese del piso y vuelva a la posición de pie
- Baje hasta el piso y túmbese boca abajo
- Levántese del piso y vuelva a la posición de pie
- Baje hasta el piso y túmbese en su lado izquierdo
- Levántese del piso y vuelva a la posición de pie
- Baje hasta el piso y túmbese en su lado derecho
- Levántese del piso y vuelva a la posición de pie

¿Cómo se ha sentido? ¿Su frecuencia cardíaca se ha elevado? ¿Está sudando? El Matrix de las Caídas es un entrenamiento por sí solo y además una gran manera de desarrollar fuerza funcional.

¡Practique, domínelo y aprovéchese de los beneficios!

Capítulo 16: Marcha y Reeducación de la Marcha

En el capítulo 9, hablamos sobre la marcha y aprendimos lo que se necesita buscar en las evaluaciones de la marcha. Además, descubrimos cómo mejora la marcha generalmente al añadir una estimulación cutaneoplantar a la mezcla.

Sin embargo, puesto que para la mayoría de nosotros caminar es el movimiento más funcional de cada día, *poner todo en marcha para caminar* y lograr patrones óptimos de marcha es lo que denomino reeducación de la marcha (un término que aprendí de mi amigo, el Dr. Eduardo Guadarrama, un increíble fisioterapeuta en Monterrey, México).

Durante el transcurso de muchos años o incluso décadas, el patrón de marcha de una persona puede cambiar por múltiples razones: lesión, dolor, patrones de compensación, requisitos del trabajo, estilo de vida, cirugías, enfermedades, patología de enfermedades, etc.

En este capítulo, vamos a discutir aquellos retos más comunes a los que se enfrentan las personas con EP; desde poner todo en marcha para caminar, hasta el congelamiento y más. También enseñaremos estrategias que vemos útiles para conseguir una mejor marcha.

Visite el *support website* para demostraciones detalladas en vídeo de todo.

Retos Comunes de la Marcha

Reto #1: Poner Todo en Marcha para Caminar (Aquinesia)

Previamente aprendimos que la Aquinesia se define como la pérdida o el deterioro del movimiento voluntario. Puede haber sufrido o visto en una persona con EP, que está de pie y quiere moverse, pero no puede empezar. Sabe que quiere dar un paso y empezar a caminar, pero no puede lograr que sus pies avancen. Suele describir esto como "*se siente como si mis pies estuvieran pegados con pegamento al piso*".

Disponemos de unas cuantas técnicas para ayudar a la persona a *ponerse en marcha* gracias a la investigación, experimentación y el aprendizaje a través de las personas con EP. Veamos algunas intervenciones a probar:

Práctica de tiro: Sí, así la llamamos a esta técnica. Coloque algo en el piso enfrente de la persona con EP. En nuestras sesiones, usamos los puntos de agilidad, pero puede usar muchas cosas, p. ej., un punto de agilidad o una cinta.

Muévase a los lados o hacia atrás primero: Dar un paso hacia atrás o a los lados primero, puede ayudar a poner el movimiento hacia adelante en marcha.

Ritmo o Conteo: Si no dispone de un objeto, necesita ponerse en marcha de otra manera

- **Música:** Piense en una canción mentalmente y sienta el compás (*beat*) o el ritmo (con un tempo de algo como 80-120 *beats* por minuto). *Sienta el ritmo, y entonces imagine caminar a ese ritmo*. Puede ayudarle a empezar

- **Conteo:** Añada un conteo. Si la canción tiene cuatro pulsaciones por compás, pruebe a *contar con la pulsación: uno, dos, tres, cuatro, uno, dos, tres, cuatro* – ¡*PASO* y trate de caminar con el ritmo!

- **Metrónomo:** ¡Use un metrónomo! Puede encontrar un montón de apps de metrónomos para *smartphones*. Encuentre una, descárguela y dele una oportunidad.

- **Marcha**: Lo aprendí de un señor en Detroit con EP. Estaba en el ejército y recordaba los momentos en el que tenía que marchar durante las instrucciones militares

  Piense en qué significa marchar y mentalmente o en voz alta (piense en un tipo de canción o tempo con marcha) y diga "*izquierda, derecha, izquierda, derecha, izquierda, derecha, izquierda, derecha*" – ¡PASO! Esto puede hacer que empiece a moverse.

Le enseñamos lo que sabemos. Puede encontrar cualquier otra estrategia que le funcione. No tenga miedo de volverse creativo y probar otros métodos para hacer que comience a moverse.

Reto #2: Congelamiento de la Marcha (FOG)

Por desgracia, el congelamiento es muy común y lleva a un mayor riesgo de caídas. El congelamiento de la marcha (FOG) se define como una discapacidad episódica para generar pasos efectivos y que se presenta como uno de los síntomas parkinsonianos más debilitantes y angustiosos. (Albert C Lo, 2010)

Al caminar, todo el cuerpo adquiere una dinámica hacia adelante. Cuando sucede el FOG, los pies de repente dejan de moverse, pero el centro de gravedad o la parte superior del cuerpo todavía tiene ese impulso. Si no es capaz de disminuir rápidamente el impulso del centro de gravedad,

seguirá moviéndose, adelantándose por delante de los pies y creando un desequilibrio. Esto puede llevar a una caída y una lesión potencial.

Una vez en movimiento, lo importante es seguir haciéndolo. ¿Cómo lo logramos? He aquí algunas ideas de intervención:

Intención con cada paso / Movimiento consciente: Como los niños, una vez aprendemos a andar, caminar resulta una actividad más bien inconsciente. Nuestros cerebros establecen más que suficientes patrones de disparo en las neuronas, lo que nos permite movernos sin pesar mucho la mayoría del tiempo.

Cuando se ve afectada nuestra capacidad para andar, necesitamos empezar a pensar en caminar para reducir el riesgo de caídas. Algunas personas empiezan a enfocarse en el movimiento de forma natural, mientras que otros no piensan en ello en absoluto.

El *movimiento consciente* puede ser realmente útil para mejorar la marcha. Tal y como describe el maravilloso libro de Norman Doidge, *The Brain's Way of Healing*, existe una ciencia sobre el movimiento consciente.

Cuando ejercitamos el *movimiento consciente*, prestamos atención de manera consciente a cada paso o movimiento que hacemos, incluyendo cada parte de cada movimiento.

Existe una razón lógica por la que el movimiento consciente funciona. Tiene su origen en la anatomía y la función de la sustancia negra (el área del cerebro donde la pérdida de dopamina es más acusada) y los ganglios basales de los cuales es parte. (Norman Doidge, 2016)

En la EP, la función anatómica de los ganglios basales se ve afectada junto con una presencia disminuida de dopamina, lo que causará alteraciones de la marcha y del movimiento.

El movimiento consciente y voluntario ayuda a sortear los ganglios basales e iluminar otras áreas del cerebro. Básicamente, durante el movimiento consciente, la sustancia negra y los ganglios basales están delegando en otras áreas como el cerebelo, para crear patrones de disparo neuronales que mejorarán la tarea en cuestión que queremos trabajar, en este caso – la marcha.

Objetos: El uso de objetos como puntos de agilidad, trozos de cinta, o estímulos visuales colocados uniformemente en el piso (incluyendo entradas, cambios de superficie, y a través de puertas) ayudará a reducir los eventos FOG.

Música y ritmo: caminar al ritmo de una canción o metrónomo ayudará a reducir los episodios FOG.

Mención especial: Cuando un paciente practica por primera vez el *movimiento consciente*, probablemente usará todo su pensamiento consciente para conseguir una mejora del movimiento. Puede llevar varias sesiones o semanas hasta que manejan la situación con cualquier tipo de entrenamiento cognitivo. Sin embargo, conforme se desarrollan nuevos patrones de disparo neuronales y se consoliden, el paciente no necesitará concentrarse tanto para el movimiento. Es en este momento cuando se puede añadir un entrenamiento cognitivo. El movimiento consciente es una forma de reciclar el cerebro. Lleva tiempo y es diferente para cada persona. Sea paciente y disfrute viendo el progreso conseguido.

Reto #3: Longitud de la Zancada y Simetría / Caminar por una Línea Recta

En la población con EP se observa a menudo una *marcha arrastrada*. Este tipo de marcha indica un patrón de marcha desigual o no simétrico, lo que incrementa el riesgo de caídas. *Necesitamos una longitud de la zancada simétrica y simetría* para lograr una marcha óptima y reducir así el riesgo de caídas.

Una vez que comenzamos a movernos, puede que una combinación de conceptos ayude a mejorar el patrón de la marcha. Echemos un vistazo a las diferentes estrategias que encontramos útiles:

Crear una zancada simétrica y rítmica (perder el arrastrar los pies):

Música: Como antes, ponga su reproductor de música y escuche una canción con un ritmo o pulso entre 80-120 *beats* por minuto. *Sienta el ritmo, y entonces imagine caminar a ese ritmo.* Una vez que empiece a moverse, camine al ritmo de la canción. Esto le ayudará a crear una zancada simétrica.

Metrónomo: Ande al ritmo del metrónomo.

Marchar: Como antes, piense en qué significa marchar y mentalmente o en voz alta (piense en un tipo de canción o tempo con marcha) y diga "*izquierda, derecha, izquierda, derecha, izquierda, derecha, izquierda, derecha*" – ¡PASO! y siga caminando al ritmo de la marcha.

Crear una longitud de la zancada uniforme

Objetos: Hemos encontrado por ahora que, el uso de objetos espaciados de manera uniforme como los puntos de agilidad o las cintas funcionan muy bien para crear una longitud de la zancada pareja.
Mención especial: Espaciar los objetos variará según la persona y se puede basar generalmente en su evaluación de la marcha. Empiece con objetos espaciados unos junto a otros, y gradualmente trabaje incrementando el espaciamiento para conseguir una longitud de la zancada mayor. Tenga cuidado de no colocar los objetos demasiado lejos, pues podría causar problemas de la marcha y aumentar el riesgo de caídas.

Caminar en línea recta:

Objetos: El uso de objetos colocados en el piso en una línea recta va a ayudar a caminar en línea recta.

Caminar en una línea: Hemos encontrado que muchas personas consiguen concentrarse muy bien al caminar en una línea recta, del tipo:

- Una línea que separa filas de baldosas en el piso
- Una línea que separa bloques de madera en una superficie de pisos de madera
- Una línea en la acera que separa secciones de bloques de cemento
- Una línea creada por el entrenador o instructor, por ejemplo, una cinta, una cuerda u otros objetos colocados en el piso en línea recta para que los siga el cliente

Reto #4: Entradas, Cambios de Superficie y Puertas de Entrada

Previamente en el libro, aprendimos acerca de las molestias visuales que suelen acompañar al Parkinson. Una causa puede ser la falta de dopamina en la retina. Esto puede llevar a dificultades en el contraste y percepción profunda.

Además de los reajustes vestibulares y visuales que enseñamos en la parte tres, las estrategias de intervención más efectivas que hemos encontrado hasta ahora son:

Objetos: El uso de objetos como puntos de agilidad, cintas u otros estímulos visuales colocados uniformemente en el piso (incluyendo sobre entradas, cambios de superficie y puertas de entrada) ayudará a allanar el movimiento sobre estas superficies.

Intención con cada paso / Movimiento consciente: Como dijimos antes, el movimiento consciente o voluntario ayuda a sortear los ganglios basales e iluminar otras áreas del cerebro.

El *movimiento consciente* puede resultar tremendamente útil en esta situación. Como se describió antes, cuando se ejercita el *movimiento consciente*, está prestando atención de manera consciente a cada paso o movimiento, incluyendo cada parte de cada movimiento.

Reto #5: Rotaciones

Las rotaciones suelen ser desencadenantes del congelamiento de la marcha. Imagínese que está andando y se distrae, tal vez al sonar el celular. De repente frena con la intención de girar/rotar hacia el celular. Sin embargo, ese freno repentino no va bien y sus pies se quedan congelados. Su cerebro aún quiere realizar la rotación y caminar hacia el celular. Sus pies no reciben el mensaje de su cerebro y su centro de gravedad sobrepasa sus pies. Si no es capaz de superar esa fase de congelamiento rápidamente, se caerá.

Nuestra intervención favorita para evitar una caída durante una rotación incluye un movimiento consciente:
Cuando suene el celular (o sea distraiga por cualquier razón que le haga girar), frene prestando atención y gradualmente, gire con cuidado, y entonces diríjase al celular. Es un hábito hacer el

giro rápido, pero necesita evitar caerse. Puede llevar un tiempo recordar ser consciente de este movimiento, pero practíquelo cada día. Va a tener el hábito de moverse con más cuidado y así reducir el riesgo de caerse.

Reto #6: Aproximarse a una Silla, Asiento, o Sillón para Sentarse

Los problemas de contraste visual y percepción profunda pueden crear verdaderos problemas a la hora de aproximarse a una silla y sentarse bien.

Es común ver caminar bien a una persona con EP, pero cuando están a unos pasos de la silla, se frenan. Los problemas de percepción profunda puede hacer que no estén seguros de a qué distancia realmente está la silla de ellos.

Las mejores estrategias de intervención que encontramos son: *movimiento consciente* y *el uso de objetos*.

Resumen de los Retos Comunes de la Marcha

Estos retos que hemos discutido son los más comunes en personas con EP. Siempre recuerde que cada persona con EP está afectada de manera única por la enfermedad y que pueden presentar diferentes retos.

Componentes de la Marcha: Parte 1

Hasta el momento en este capítulo, se ha hablado de los problemas comunes de la marcha y del movimiento, así como hemos compartido aquellas intervenciones para ayudar a las personas con EP a moverse mejor y reducir el riesgo de caídas. La marcha, no obstante, está compuesta de varios componentes adicionales. Cada componente es importante en relación a la marcha y cuando uno de estos componentes se ve afectado, la marcha lo hace también.

Estos componentes incluyen:

- Longitud de la zancada
- Simetría de la zancada
- Velocidad
- ¿La zancada es rítmica o se arrastran los pies?
- ¿Se arrastran uno o los dos pies?
- Balanceo de brazo recíproco (incluyendo la observación del tronco y la rotación de la cadera durante la marcha)
- ¿Balancea un brazo más que otro?
- ¿Cómo es la postura?
- ¿Cuál es la posición de la cabeza?
- ¿Dónde se están enfocando los ojos?
- ¿Caminan en línea recta o se desvían?
- Cuando se dan media vuelta o vuelve a la posición inicial, ¿cómo se ve la rotación?

Para aprender el entrenamiento y las estrategias de indicación para mejorar cada componente de la marcha, lo mejor será que visite el *support website* en www.thepdbook.org donde podrá ver en profundidad los videos didácticos. Vaya a la pestaña *Gait Reeducation* (reeducación de la marcha) del menú y seleccione el enlace apropiado en el menú desplegable.

Componentes de la Marcha: Parte 2

Los componentes de la marcha se pueden desglosar aún más. Como antiguo instructor para la Dra. Emily Splichal de la EBFA (Evidence Based Fitness Academy), no quisiera pasar por alto cómo poder desglosar el proceso de la marcha todavía más. *Cómo* nuestros pies golpean el piso cuando caminamos afecta a cómo nos movemos. Lo que sucede durante el momento de contacto de nuestros pies en el piso es lo que va a crear o destruir nuestra habilidad para movernos eficientemente.

Cinco fases de la marcha

Existen cinco fases en el proceso de la marcha:

- Fase 1: fase de golpe de talón inicial
- Fase 2: fase de respuesta a la carga (cargar energía)
- Fase 3: fase media del apoyo
- Fase 4: fase final del apoyo
- Fase 5: fase de despegue del pie

Estas cinco fases son especialmente importantes a la hora de evaluar y corregir en los casos necesarios (que siempre es así).

Resulta un proceso complejo, por lo que la mejor manera para aprenderlo es a través de las conferencias y demostraciones en vídeo en el *support website* de www.thepdbook.org

Herramientas y Técnicas Adicionales para el Entrenamiento de la Marcha

Enseñamos un gran número de técnicas de entrenamiento en nuestros talleres en vivo. Puede aprender estas técnicas en el *support website*. Varios de estos vídeos incluyen herramientas y productos que encontramos altamente beneficiosos (Naboso, Urban Poling, Stick Mobility, y más). Visite la pestaña de *Gait Reeducation* y vea un montón de vídeos.

Resumen del Capítulo

Existen muchos componentes para lograr una marcha óptima. Para muchas personas con EP, la marcha óptima puede que nunca suceda. No pasa nada – pues *hacemos lo que podemos, no lo que no podemos*. Aprender todos los componentes de la marcha, los procesos de evaluación, la biomecánica de la marcha, las estrategias correctivas, y las técnicas de indicaciones, nos va a permitir trabajar en los componentes individuales y trabajar hacia la mejora de la marcha y ponerla en servicio de nuestros clientes.

El entrenamiento de la marcha lleva tiempo. Sea paciente, practique cada día. Implemente el movimiento consciente y haga todo lo mejor que pueda. Va a reciclar su cerebro y así ayudarle a mejorar la marcha y reducir el riesgo de caídas.

Capítulo 17 - Flexibilidad, Ejercicios Correctivos y Postura

Lo diré con algo de humor – si aún no se ha dado cuenta, este libro no es como los demás ahí fuera. La parte cuatro, sigue especialmente un orden de intervenciones que probablemente es contradictorio a lo que dicen muchos profesionales del movimiento.

Así es cómo yo lo veo – en el ámbito de las personas con EP que leen este libro:

- Queremos que la persona con EP se empiece a mover mejor lo antes posible

- Los capítulos 13 y 14 se centraron en el incremento del aporte sensorial para despertar el sistema nervioso central y cerebro. Esto ayudará a mejorar el movimiento más rápido que un enfoque tradicional de hacer flexibilidad y ejercicios posturales primero.

- El capítulo 13 se centró en la vibración, que normalmente se puede autoadministrar

- El capítulo 14 se centró en el vendaje kinesiológico. Aunque no se pueda realmente autoadministrar, no necesita ser un especialista del movimiento para aplicar el vendaje. Un cuidador puede conseguirlo, leer el capítulo 14, ver los vídeos en el *support website*, y aplicarlo

- Si la persona con EP tiende a caerse, el capítulo 15 profundiza en los patrones de movimiento fundamentales que enseñan cómo impulsar el cuerpo para moverse con seguridad. Esto va a desarrollar fuerza de una manera única y funcional

- Una vez que la persona con EP está arriba y se mueve, el capítulo 16 trata sobre la relación entre la mejora de la marcha y reducir el riesgo de caídas

Dicho todo esto, ahora seguiremos adelante y hablaremos sobre la postura y la flexibilidad y los ejercicios correctivos y movimientos que trabajan para conseguir una mejora de la postura.

Postura

Durante el transcurso del tiempo, una combinación de estilo de vida y patología de la enfermedad puede hacer que muchas personas con EP adquieran una postura hacia adelante.

Aunque esto es común también en la sociedad moderna, tiende a ser más pronunciado en la población con EP.

El vendaje kinesiológico, la estimulación descalza, y los ejercicios posturales (nuestro foco en este capítulo) ayudarán a mejorar la postura.

¿Por qué es tan importante la postura? Una postura óptima permite un movimiento óptimo.

Una postura comprometida nos lleva a patrones de compensación de movimiento, dolor, movimiento comprometido, y riesgo de caídas mayor.

Ejercicios Correctivos (y Flexibilidad)

El Ejercicio Correctivo se define como la técnica que impulsa un entendimiento de la anatomía, la kinesiología, y la biomecánica para abordar y arreglar las compensaciones de movimiento y desequilibrios para mejorar la calidad general del movimiento de los ejercicios y de la vida diaria.

Los ejercicios correctivos se usan para evaluar y determinar la raíz del problema de los desequilibrios y patrones de movimiento defectuoso que llevan a problemas con la postura, el equilibrio, y la coordinación del cuerpo total (NASM, n.d.)

Notas importantes

- En este capítulo se van a abordar los conceptos de ejercicios correctivos generales

- En el *support website* se pueden encontrar las instrucciones de los ejercicios correctivos

- La persona con EP tiene una postura hacia adelante que se probablemente se ha ajustado a un nuevo centro de gravedad

- *¡Ponerse recto muy rápido puede causar desorientación e incrementar el riesgo de caídas hacia atrás!*

- Nuestros ejercicios correctivos posturales se centrarán en alcanzar una postura mejorada

Especialistas del movimiento:

Como con cualquier paciente o cliente, base su programa de ejercicios correctivos en evaluaciones del cliente.

Use su conocimiento y experiencia junto con la información en este libro para diseñar el programa para su cliente y la estrategia de intervención. Enseñamos lo que encontramos más provechoso. Siempre tenga en cuenta la

seguridad pero también la creatividad y piense con originalidad. Ahí es donde sucede la magia y lo que ayuda a las personas a moverse mejor.

Postura del Parkinson

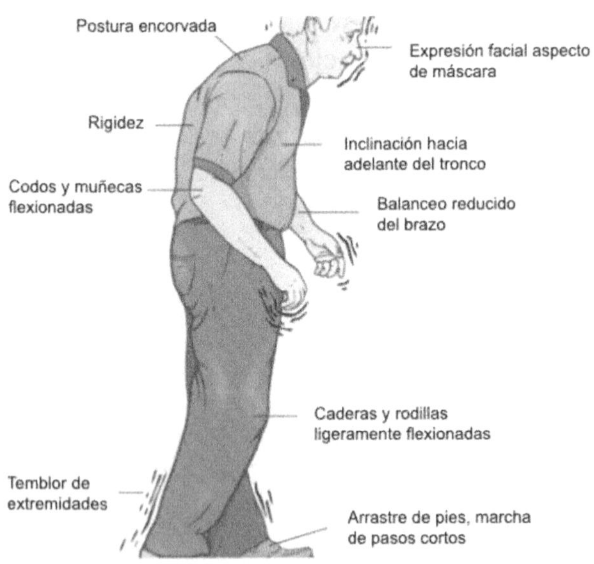

Figura 17a (Anderson, n.d.)

La cadena anterior se encuentra en una posición flexionada, mientras que la posterior presenta inactividad. Nuestra intervención de ejercicios posturales correctivos implican la liberación y el estiramiento de los músculos anteriores (flexionados) y el fortalecimiento de la cadena posterior.

Nota importante: En este capítulo, vamos a abordar los ejercicios de intervención para una mejor postura. Para aprender más acerca de los procesos detallados de intervención, visite el *support website* en www.thepdbook.org

Músculos flexionados (liberación y estiramiento)

Los músculos tensos o flexionados están en un estado más acortado y generalmente incluyen:

- Elevador de la escápula
- Músculos suboccipitales
- Pectoral menor
- Músculo dorsal ancho
- Flexores de la cadera
- Tendón de la corva
- Gastrocnemio lateral

Otros músculos tensos pueden ser:

- Flexores de la mano

- Cabeza larga y corta del bíceps braquial
- Peroneo largo
- Peroneo corto
- Flexores de la cadera
- Vasto lateral

En el *support website* de la web, visite la pestaña *Corrective Exercise* y desde el menú desplegable, vaya primero a la pestaña *SMR* (*self-myofascial release)*. Aprenderá las técnicas de liberación para cada músculo

enumerado arriba. Luego en el menú desplegable del *Corrective Exercise*, seleccione *Stretches* para aprender estiramientos de todos los músculos liberados.

En el *support website*, además de las técnicas de liberación y estiramiento, encontrará vídeos en la pestaña ***BIG MOVEMENTS***. Estos movimientos grandes y exagerados son realmente beneficiosos cuando se aborda la rigidez y trabajamos hacia una mejor postura. Son especialmente importantes dentro de la programación de los ejercicios, y lo mejor de todo, ¡se pueden realizar en cualquier lugar!

Músculos elongados (activación y fortalecimiento)

Los músculos elongados o debilitados generalmente son:

- Flexores cervicales profundos
- Erector de la columna
- Trapecio medio
- Romboides

Otros músculos elongados o debilitados:

- Glúteo máximo
- Glúteo medio
- Tibial anterior

Estos músculos normalmente necesitan ser activados y fortalecidos.

En el *support website* de la web, visite la pestaña *Corrective Exercise* y desde el menú desplegable, vaya a *Activations*. Aprenderá las técnicas de activación para cada músculo enumerado arriba. Luego en el menú desplegable del *Corrective Exercise*, seleccione *Strength and Integration*. En esta pestaña se incluyen movimientos y ejercicios para disminuir temporalmente la rigidez y ayudar a mejorar la postura.

Resumen del capítulo

Una postura deficiente va a llevar a un movimiento deficiente, un mayor riesgo de caídas, y normalmente acompañado de dolor.

Use la información en este capítulo, así como las herramientas de aporte sensorial (los productos Naboso, RockTape, terapia de vibración) y vídeos del *support website*, será capaz de llevar a cabo pasos cada día para mejorar la postura y optimizar el movimiento.

Capítulo 18 - Entrenamiento Cognitivo, Tareas Duales y Multitarea

Lo diré con humor – a estas alturas ya se habrán dado cuenta de que el CEREBRO es nuestro *músculo* favorito (¡si lo desean!). Como ya se habló en el capítulo 5, la formación de nuevos patrones de disparo durante los ejercicios nos va a ayudar a las actividades de la vida diaria.

El contenido de este capítulo se centra en reducir las caídas y el riesgo de caídas desarrollando habilidades mejoradas de tareas duales y multitarea.

Los ejercicios en este capítulo probablemente van a ejercer un gran impacto a la hora de conseguir estos objetivos con sus clientes y pacientes.

Como se discutió en el capítulo 5, el entrenamiento cognitivo durante el movimiento no solo representa un reto, sino que también es divertido y según parece, ofrece un número de formas infinitas para ser creativo. Pero vayamos un paso más allá.

Iluminar el cerebro lo máximo: Los seres humanos estamos diseñados para movernos. El movimiento ayuda al cuerpo, pero también ayuda a crecer y desarrollar el cerebro. Solo el hecho de levantarse y caminar *ilumina el cerebro*. Si llevamos esto aún más lejos, podemos añadir capas a nuestro movimiento que iluminará al cerebro todavía más. La combinación ideal de capas para iluminar el cerebro hasta el máximo conlleva la combinación de:

- Moverse

- Moverse descalzo cuando sea posible
- Moverse al aire libre. Un ambiente natural ofrece ventajas claras sobre un ambiente artificial
- Moverse con otra persona. La interacción entre las personas ilumina al cerebro
- ¡Haga las sesiones MÁS LÚDICAS! Esta ludificación ilumina a las neuronas mientras uno se divierte.
- Muévase con música cuando sea posible. La música ilumina el cerebro

Profesionales del movimiento: Elijan un movimiento o ejercicio apropiado para su cliente y que represente un reto. Una vez vean cómo va, añadan un desafío cognitivo en la combinación. Su cliente puede ir un poco lento al principio. Cuando empiecen el desafío cognitivo, no se sorprendan si se detienen para hacer un esfuerzo en la ejecución del reto. Esto es normal y se espera que ocurra. Asimismo, una vez empiecen a moverse de nuevo, quizá tengan que darles una señal para continuar el ejercicio cognitivo. Casi siempre que combinamos un nuevo movimiento y el reto cognitivo, vemos necesario seguir indicando a nuestro cliente para que se sigan moviendo y pensando (en voz alta, por supuesto). Quizá tengan que recurrir a indicaciones tales como *"recuerde seguir moviéndose"* o *"tratemos de hacer las dos cosas al mismo tiempo"*.

Es de vital importancia que use cada concepto de entrenamiento cognitivo en sus sesiones de entrenamiento. Cada técnica crea nuevos patrones de disparo en el cerebro, pero claramente en formas diferentes. Cuantas más formas haya para crear conexiones, con mayor probabilidad reducirá las caídas y mejorará el movimiento.

En el *support website* de www.thepdbook.org se pueden encontrar muchos vídeos de tareas duales y multitarea.

Acumulación: conforme nos adentremos en el tema, vamos a hacer lo que yo llamo *acumulación*.

- Elija un movimiento o ejercicio
- Añada un reto o una técnica a la misma
- Siga añadiendo tal y como se describe abajo

Digamos que elige dar pasos a los lados. Empiece a hacerlo, y cuando se encuentre cómodo con el movimiento, añada una tarea cognitiva (p. ej.m contar hacia atrás, hacer ecuaciones matemáticas, nombrar capitales de estados o países, deletrear hacia adelante y atrás, etc.) Luego, añada una tarea adicional como jugar a tirar y agarrar la pelota. Luego, el entrenador puede moverse alrededor mientras juega a tirar con el cliente. Esto hará que gire su cabeza y los ojos le sigan y activará los sistemas vestibular y visual. Llévelo un paso más con la inclusión de un ritmo o música y que se mueva al ritmo de ella.

Ahora, ya están sucediendo seis cosas simultáneamente:

- Un movimiento enfocado (en este ejemplo, dar pasos)
- Un reto cognitivo
- Coordinación ojo-mano (tirar y agarrar la pelota)
- Activación del sistema vestibular (girar la cabeza)
- Activación del sistema visual (seguimiento con los ojos)

- El pulso de la música o el ritmo

Esto es lo que llamamos *acumulación* y es un punto de inflexión total.

Lo primero: Elija un movimiento

Ideas de movimiento y ejercicios (se pueden encontrar vídeos en el *support website*). Solo son ideas. Vuélvase creativo y elija los movimientos que se le ocurran también:

- Caminar (caminar represente un desafío para algunos)
- Carrera de lado (*side stepping)*
- Saltos laterales
- Caminar hacia atrás
- Caminar por una línea (un pie va enfrente del otro al caminar sobre ella)
- Caminar por una línea hacia atrás
- Caminar/Carrera de lado con movimientos *cross-body* (p. ej., paso izquierdo moviendo el pie derecho enfrente o detrás del pie izquierdo, y repetición)
- Boxeo
- Baile
- Rotaciones
- *Infinity walk* (camine en un patrón como en un 8 alrededor de conos con los ojos enfocados en el objeto. Esto fuerza a la cabeza a girar y a los ojos seguir, activando los sistemas vestibulares y visuales)
- *Infinity walk* con modificaciones (pruebe caminar como en un 8 al revés)
- Ejercicios en la escalera
- Caminar – pasar por encima de cada escalón hasta el siguiente cuadrado
- Caminar – pasar por cada dos escalones

- Dos piernas: adelante, a los lados, zig zag, hacia atrás, etc.
- Una pierna: adelante, a los lados, zig zag, hacia atrás, etc.

Siguiente paso: Elegir un reto cognitivo para emparejar con el movimiento enfocado. Elija de los siguientes conceptos debajo:

<u>Memoria Directa</u>: Concepto de Entrenamiento Cognitivo #1: Algunos ejercicios cognitivos '*memoria directa*' para emparejar con movimientos enfocados:

- Recitar el alfabeto
- Recitar el alfabeto al revés (sí, tenemos personas que hacen esto perfectamente)
- Nombre un estado de los EE.UU. – el cliente debe deletrearlo y después, al revés.
- Nombre un estado y que el cliente diga su capital. Que deletree la capital y luego que lo haga al revés.
- Nombrar sus películas favoritas. Que nombren quién sale en cada película
- Nombrar sus músicos o grupos favoritos
- Nombrar a los presidentes de los EE.UU. Que empiecen por el actual y luego nombre el predecesor de cada uno tanto como puedan.
- Nombrar a los vicepresidentes y proceder igual.
- Hacer ecuaciones matemáticas
- Nombrar cada marca de carro y modelo que poseyeron, desde el actual hasta su primer carro.
- Nombrar cada país al que hayan viajado
- Nombrar cada ciudad a la que hayan ido
- Que cuenten hacia delante o detrás en incrementos:

- Contar hacia delante en incrementos (p. ej., de 7 – 0, 7, 14, 21, 28, etc)
- Contar hacia atrás desde 100 de 5 en 5 o de 10 en 10
- Aumentar el nivel y contar hacia atrás de 3 en 3, de 7 en 7, de 13 en 13 o cualquier incremento
- Aumentar el nivel con cuentas más complicadas, por ejemplo:
- Contar hacia atrás desde 247 de seis en seis. En un momento dado, cambiar el incremento al contar hacia atrás
- Cambiar y hacer que cuenten hacia delante en varios incrementos y entonces contar hacia atrás de nuevo
- Nombrar los colores del arcoiris. Deletree los colores al derecho y al revés
- Nombrar las partes del cuerpo y deletrearlas
- Si saben de anatomía, háganles preguntas sobre anatomía
- Nombrar y deletrear cualquier electrodoméstico de la cocina

Averigüe los intereses y aficiones y vuélvase creativo con desafíos adicionales de memoria directa. He aquí algunos ejemplos de algunos intereses que me encontré:

- Carros
- Deportes (equipos, jugadores, estadísticas)
- Viajes
- Cocina
- Fotografía
- Flores
- Perros
- Pájaros
- Música (músicos, canciones, grupos, etc.)
- Espectáculos de Broadway
- Series de television

- Películas
- Astronomía
- Economía
- Arte
- Jardinería
- Senderismo
- Lectura

Actuaciones Espaciales/Viso-espaciales: Concepto de Entrenamiento Cognitivo #2

Recuerde, estas se pueden hacer por su cuenta, pero el entrenamiento de rendimiento viso-espacial será más efectivo al emparejarlo con un tipo de movimiento enfocado.

"Lléveme de un lugar a otro"

Ejemplo #1: Empezando en su posición actual, díganles que se imaginen que van a su carro y manejan a su lugar de trabajo, su casa, su restaurante favorito, etc. Que describan cada parte del viaje lo más detalladamente posible:

- Nombres de las calles
- Número de cuadras o millas hasta el siguiente giro
- ¿Hay un semáforo o una señal de alto en cada giro?
- ¿En qué dirección irán en cada giro?
- ¿Qué lugares de referencia pasan por el camino?

Ejemplo #2: Pista de obstáculos

Veamos otro ejercicio para entrenar la conciencia viso-espacial y propioceptiva.

- Montar una pista de obstáculos
- Incluir objetos donde hay que *pisar*
- Incluir objetos para *superar* o *rodear*

- p. ej., conos y obstáculos de varias alturas (quizás 5-8 pulgadas de altura)
- una tabla de equilibrio (*wobble board*)
- una colchoneta de entrenamiento tipo *airex pad*
- incluir algún tipo de plataforma tipo *step-up* o escalones
- incluir algún tipo de plataforma tipo *step-up* o escalones
- incluir algún tipo de plataforma tipo *step-up* o escalones
- incluir una entrada
- montar una escalera de agilidad

Ejercicio #3: Coordinación ojo-mano

Añada un reto cognitivo en los mismos, se producirá una estimulación cerebral profunda:

- Jugar al bádminton
- Jugar al básquetbol
- Jugar al tenis
- Jugar al voleibol
- Jugar al ping pong (o tenis de mesa)

Ejercicio #4: Realidad virtual y realidad aumentada

Si dispone de las herramientas necesarias, pruebe la realidad virtual o juegos de realidad aumentada. Las imágenes han mostrado que numerosas áreas del cerebro se iluminan y se vuelven activas a lo largo de la duración del juego. Cuanto mayor se ilumine el cerebro, es más probable que se creen nuevas vías neuronales.

<u>Toma de Decisiones / Entrenamiento Reactivo</u>: Concepto de Entrenamiento Cognitivo #3:

En este concepto de entrenamiento, el objetivo principal se traduce en acelerar las habilidades de toma de decisiones reactivas. Algunos ejemplos:

- **Boxeo**: usando un saco de boxeo o con el entrenador llevando manoplas de boxeo, el paciente con guantes de boxeo, y el entrenador indicando cada golpe, trate algunas de las siguientes ideas de toma de decisiones reactivas:

    - Cuando el entrenador dé la señal “derecha”, el cliente ejecuta un golpe usando su mano derecha. Cuando el entrenador dé la señal “izquierda”, el cliente ejecuta un golpe usando su mano izquierda. Si el entrenador lleva manoplas, establezca un protocolo de golpeo, por ejemplo: cuando el paciente golpee con su mano derecha, cruza para golpear la manopla derecha y viceversa para los golpes del lado izquierdo
    - Ponga una cinta de color o una pegatina de color en las manoplas. En las mías, tengo cinta amarilla en la izquierda y verde en la derecha. Así tenemos la opción de dar la señal para golpear *derecha, izquierda, amarillo, o verde.*
    - Mejore el ejercicio: “todo lo que indique el entrenador, el cliente debe hacer lo contrario”. Por ejemplo, cuando el entrenador indique golpear *derecha*, el paciente golpeará la izquierda. Cuando el entrenador indique golpear *amarillo*, el paciente golpeará *verde*, etc.

En cada caso, el cliente tiene que tomar la decisión de con qué mano golpear. Progresando hacia los contrarios, creará un gran reto ya que el cliente debe *pensar, decidir*, y entonces *reaccionar* con el golpe correcto.

Trate de llevar esta actividad más allá. Algunos ejemplos:

- Enriquezca el entorno propioceptivo haciendo que el cliente se ponga de pie en la colchoneta *airex pad*, con una tabla de equilibrio (*wobble board*), el Bosu, o cualquier superficie algo inestable mientras boxea.

Agregue un desafío cognitivo:

- con cada golpe, haga que el cliente nombre una ciudad que visitó.
- que le digan cómo ir de su actual posición a otra diferente
- que se imaginen que van de vacaciones y que digan cada objeto que pondrían en la maleta que empiece con "C" (p. ej., camisas, camiseta, crema solar, calcetines, cartera, etc)

Puntos de agilidad: los puntos de agilidad vienen en diferentes colores, desde 6-24 puntos por paquete.

Monte una vía de puntos en el piso y trate de dar una señal a su cliente en varias maneras, p. ej.,

- Rotaciones: Son a menudo un desencadenante de congelamiento de la marcha y esto incrementa el

- riesgo de caídas. El entrenamiento de rotación es altamente beneficioso.

- Con cada paso, haga que su cliente rote para pisar el siguiente punto. Pueden tomarse su tiempo para hacerlo y en un ritmo cómodo
- Avance dando una señal en cada paso, p. ej.,
  - Pie derecho azul
  - Pie izquierdo rojo
  - Tratar de cruzar sobre las rotaciones. Que el paciente cruce la pierna izquierda enfrente de la pierna derecha para rotar a la derecha y viceversa en la dirección contrario, p. ej.,
  - Señal *pie izquierdo azul*: el punto azul estará al lado derecho del paciente. La pierna izquierda cruza enfrente de la derecha para pisar en el punto azul y viceversa para el otro lado.

Se pueden encontrar más ejemplos en la parte cuatro y en el apartado *book support website*.

<u>Resolución de Problemas</u>: Concepto de Entrenamiento Cognitivo #4:

El *parkour* es una gran manera de iluminar al cerebro y requiere múltiples técnicas de entrenamiento cognitivo que se implementan simultáneamente, incluyendo técnicas espaciales y de decisiones.

Si no dispone de un recinto donde practicar *parkour*, pruebe a montar una carrera de obstáculos.

Cuando uno se encuentra un obstáculo, el objetivo es alcanzar el otro lado. Cuando el cliente (o el *traceur*) alcanza cada obstáculo, lo examinará *espacialmente* y entonces *decidirá* cómo llegar al otro lado (por encima, por debajo, alrededor o a través de él). El entrenamiento espacial y de toma de decisiones se activan simultáneamente, y el problema se resuelve cuando se alcanza el otro lado del obstáculo. Es una gran manera para iluminar el cerebro y crear más patrones de disparo en las neuronas.

<u>Memoria Funcional</u>: Concepto de Entrenamiento Cognitivo #5:

Ejemplo #1: Lista de Palabras

Este ejemplo de ejercicio viene del mundo de la neurología y a menudo se realiza antes y después de que un sujeto participe en un estudio neurológico de investigación.

El test incluye cuatro pruebas de aprendizaje de 12 palabras no relacionadas, una interferencia con una prueba de aprendizaje de 12 palabras nuevas, y una prueba de recuerdo con retraso, de las 12 palabras iniciales 25-35 minutos más tarde. A los pacientes se les informa que serán sometidos al test después de un retraso. (Laura B. Zahodne, 2011)

En beneficio de nuestra formación y entrenamiento, modificaremos esto ligeramente.

Antes de empezar con el movimiento enfocado, el entrenador recitará una lista de palabras. En el test estándar se usan 12 palabras, sin embargo 12 palabras pueden ser demasiadas para que una persona las memorice.

Sugeriría empezar con 4-6 palabras no relacionadas, p. ej.,

- Árbol
- Perro

- Pepino
- Llave
- Bote
- Café

Pídale al cliente que enumere las palabras. Repita la lista de palabras según sea necesario - cada vez con el cliente recitándole las palabras hasta que lo haga sin equivocarse.

Ahora, haga que el cliente empiece un tipo de movimiento enfocado. Durante el movimiento, pídale al cliente que enumere la lista de palabras.

Cambie el foco cognitivo y pídale al cliente realizar otra tarea durante el movimiento, p. ej.,

- Nombrar cada verdura y fruta que se les ocurra
- Nombrar razas de perros
- Nombrar tipos de árboles o flores

Vuelva a la lista de palabras y haga que el cliente las recite otra vez.

Añada una segunda lista de palabras (interferencia) a la combinación, p. ej.,

- Bosque
- Ardilla
- Tomate
- Martillo
- Motocicleta
- Té

Pídale al cliente que se las repita. Cuando lo haga sin errores, vuelva a la primera lista de palabras y que las diga en voz alta.

Más tarde durante la sesión de entrenamiento, vuelva a la lista de palabras y que el cliente las enumere de nuevo en la medida de su capacidad, preferiblemente al enfocarse en un movimiento. Siempre es interesante ver lo que recordamos más tarde en la sesión.

Este tipo de entrenamiento debería ser individualizado y adecuarse a cada cliente según sus habilidades de memoria funcional.

Ejemplo #2: Memoria Lógica

Ya vimos la historia de Anna Thompson en la parte dos y aquí está de nuevo. Se usa normalmente para probar la memoria lógica. La historia se presenta de forma oral. Se les pide a los pacientes que recuerden la historia de forma libre inmediatamente después de habérsela leído y otra vez 25-35 minutos más tarde. (Laura B. Zahodne, 2011)

Aquí está la historia de Anna Thompson. Léasela a su paciente:

"Anna Thompson del sur de Boston, empleada como cocinera en la cafetería de la escuela, denunció en la comisaría de policía que había sido asaltada la noche anterior en la calle del Estado, y que le había robado cincuenta y seis dólares. Tenía cuatro hijos pequeños, no había podido pagar el alquiler y llevaban dos días sin comer. La policía, conmovida por la historia de la mujer, organizó una colecta para ayudarla". (Unknown, n.d.)

Ahora, que su cliente le cuente la historia lo más detalladamente posible.

Después, lea la historia otra vez y que su cliente comience un tipo de movimiento enfocado.

Al enfocarse en el movimiento, pídale a su cliente que recite la historia lo más detalladamente posible. Si se dejan detalles, está bien, pero no los ayude.

La historia de Anna Thompson viene de un examen de memoria lógica. Este examen incluye una colección específica de tests en un orden específico con instrucciones detalladas. Un sistema de puntuación acompaña al examen. Para acceder al examen completo y sistema de puntuación, vaya al apartado *book support website.*

Añada activaciones del sistema vestibular y visual:

Cuanto más iluminamos el cerebro y más patrones de disparo se crean, con más probabilidad mejoramos el movimiento y reduciremos las caídas. He aquí algunas ideas para las activaciones conjuntas de los sistemas vestibular y visual.

Ejemplo #1: Infinity Walk

El Infinity Walk es un ejercicio efectivo para activar simultáneamente el sistema visual y vestibular y ayuda a incrementar la actividad entre los hemisferios derecho e izquierdo del cerebro.

Al añadir un ejercicio cognitivo durante el Infinity Walk, hará que aumente la actividad cerebral.

Encontramos que este ejercicio ayuda a mejorar las rotaciones (una acción que desencadena congelamiento de la marcha y caídas) e incrementa la automaticidad de la rotación/contrarrotación de la parte posterior e inferior del cuerpo, mejorando así la coordinación general del cuerpo y su resistencia (John C. Murray, n.d.)

Implementación:

- Coloque dos objetos pequeños a unos dos metros aproximadamente
- Empiece entre esos dos objetos, y que su cliente camine alrededor de ellos haciendo un patrón de 8 hacia afuera y luego hacia dentro de los objetos
- Una vez que el cliente se encuentre cómodo con este movimiento, añada materiales educativos visuales, p. ej.,tarjetas visuales, tarjetas fónicas, deletreo de palabras, palabras comunes, matemáticas básicas, etc. Para hacerlo, que el cliente empiece en el centro de las sillas con su objeto de atención (tarjetas, tv, etc). Conforme su cliente camine en el patrón, que no pierda de vista nunca el objetivo.

Mantener la vista en el objetivo hará que la cabeza gire (activando el sistema vestibular) y que los ojos lo sigan (activando el sistema visual)

Ejemplo #2:

No le puse nombre a este ejemplo, pero así funciona:

- Que su cliente se siente en una pelota de estabilidad (la que proporcione un poco de desafío al sentarse y quedarse sentado)
- Ahora, mirando al frente, que su cliente mueva la cabeza en un *patrón de número 8*. Esto hará que mueva la cabeza de izquierda a derecha y de arriba a abajo repetidamente

- Añada una tarea cognitiva

Ejemplo #3: Caminar con Giros de Cabeza

Es una variación del ejercicio #11 del Mini-BESTest:

- Que su cliente empiece a caminar (asegúrese de que no haya nada por medio)
- Que su cliente siga sus indicaciones. Por ejemplo, cuando el entrenador indique *girar a la izquierda*, el cliente gira la cabeza izquierda, etc
- Que el cliente camine y gire la cabeza de izquierda a derecha, y repita
-
- Progrese haciendo que el cliente camine alternando mirar hacia arriba al techo y abajo al piso
- Progrese haciendo que el cliente haga un movimiento de la cabeza *en figura de 8* mientras camina.
- Añada una tarea cognitiva a cualquiera de estos movimientos

Ejemplo #4: Coordinación Ojo-Mano y movimiento alrededor de su cliente

Durante un ejercicio de equilibrio estático o dinámico, haga que el entrenador/la pareja juegue a tirar la pelota con su cliente. Esto resultará un elemento de coordinación ojo-mano. Progrese haciendo que el entrenador se mueva alrededor, tirando y agarrando la pelota desde una localización diferente cada vez. Esto va a dar lugar a que se gire la cabeza y que haya un seguimiento con los ojos.

Cruzando la línea media / Patrones de Movimientos Cruzados (Cross Body)

Los movimientos que requieren que las manos o los pies crucen la línea media del cuerpo fomentan la coordinación, la comunicación y la integración de los hemisferios izquierdo y derecho del cerebro. En la infancia, estos patrones de movimiento cruzado representan una parte integral del desarrollo cerebral.

La línea media es una línea imaginaria que baja a lo largo del cuerpo y lo divide en el lado izquierdo y derecho. Todo el mundo puede beneficiarse de estos patrones de movimientos cruzados, desde la población que va envejeciendo hasta la que padece Parkinson.

Las sesiones de entrenamiento se mejoran enormemente incluyendo ejercicios de movimientos cruzados. Esto permite mayor oportunidad de *acumulación* del resto de técnicas comentadas en este capítulo.

Ejemplos de Movimientos Cruzados (vaya al *support website* para encontrar multitud de demostraciones en vídeo):

- Boxeo
- Patear
- Bailar
- Jugar una partida de Twister

- Jugar a tirar y agarrar la pelota, haciendo hincapié en agarrar la pelota fuera del centro

- Jugar a softball, beisbol, o *Wiffle ball* (incluso si está solo, coloque la pelota en un soporte). El golpeo con el bate hará que los brazos crucen la línea media

- Golpear pelotas de golf

- El *Cross Crawl*: De pie o sentado mientras atravesando la línea media del cuerpo con el brazo izquierdo tocando la rodilla derecha y luego repetir con el brazo derecho llegado a la rodilla izquierda. Cuanto mayor exagerado sea el movimiento, mejor.

- Pasar una pelota por todo el cuerpo

- Lanzar la pelota a un objetivo

- Hacer malabares

- Tocar la batería (sí, puede cruzar la línea media con un par de palillos y una almohadilla o cojín)

Ahora que ya tiene una idea de lo que significa cruzar la línea media, pruebe incorporar tareas adicionales, p. ej.,

- Añadir ejercicios de coordinación ojo-mano cuando sea posible

- Añadir un desafío cognitivo

- Activar el sistema vestibular y visual (p. ej., si el cliente está haciendo *side-stepping*, el entrenador puede añadir un ejercicio cognitivo mientras continúa moviéndose por diferentes lugares al jugar a tirar y agarrar la pelota)

- ¡Vuélvase creativo! El cielo es el límite

Resumen del capítulo / Conclusiones:

- *Las neuronas que se disparan juntas, permanecerán conectadas*

- El entrenamiento cognitivo puede venir de diferentes formas. Aunque ya hemos proporcionado varios conceptos de entrenamiento cerebral y ejemplos de entrenamiento multitarea, esto es tan solo la punta del iceberg y se pueden encontrar muchísimos ejemplos más y conceptos de entrenamiento en www.thepdbook.org

- Vuélvase creativo y use estos conceptos para crear sus propios ejercicios

- El entrenamiento cognitivo realizado sin movimiento puede ayudar a crear mayores patrones de disparo en el cerebro y mejorar la cognición

- El entrenamiento cognitivo *durante* el movimiento enfocado crea mayores patrones de disparo para reducir el riesgo de caídas, mejorar las habilidades de tareas duales y multitarea, mejorar la cognición y mejorar el movimiento

- El entrenamiento cognitivo *durante* el movimiento enfocado y emparejado con la activación del sistema visual y vestibular, y la coordinación ojo-mano va a activar la estimulación cerebral profunda

- Con cuánta mayor frecuencia se practiquen estos ejercicios, más fuertes y sólidas serán las vías neuronales creadas.

- Cuando un ejercicio se vuelve demasiado fácil para el paciente, vuélvase creativo y progrese con nuevos movimientos y desafíos cognitivos

Capítulo 19: Importancia de la Nutrición en la Enfermedad de Parkinson

Escrito por:

MCSP Cynthia Karyna López-Botello

Introducción

La ciencia de la nutrición habla acerca de la naturaleza y la distribución de los nutrientes en los alimentos. De cómo estos nutrientes afectan al metabolismo de los seres vivos y de las posibles consecuencias que se pueden presentar por ingestas deficientes o excesivas de alimentos. Por esto, la nutrición es esencial durante todas las etapas de la vida para lograr mantener un buen estado de salud. En las enfermedades neurológicas, la nutrición se encuentra comprometida ocasionando consecuencias graves. Tal es el caso de la Enfermedad de Parkinson, que se asocia con problemas nutricionales como, la desnutrición causada por una pérdida de peso involuntaria, la pérdida de masa muscular y problemas gastrointestinales, como es el caso del estreñimiento. El adecuado tratamiento nutricional como parte de una atención transdisciplinaria es esencial para que las personas con Enfermedad de Parkinson puedan llevar una buena calidad de vida durante su proceso.

Estado Nutricio

El estado nutricio se entiende como el balance que existe entre el ingreso de energía y el gasto energético. El ingreso de energía se da por el consumo de alimentos con un buen valor nutricional y el gasto energético es la relación que existe entre el consumo de la energía proveniente de los alimentos y la energía que ocupa el organismo para realizar correctamente sus funciones. Para obtener el balance y obtener un buen estado nutricio, la energía consumida debe ser igual a la gastada por el organismo.

En la mayoría de los casos de Parkinson, no existe un balance adecuado en el estado nutricio. En un extremo, están aquellos pacientes con un mayor gasto energético ocasionado por los movimientos involuntarios, provocando así una pérdida de peso notoria, que en casos graves lleva a la desnutrición y a la pérdida de masa muscular. Por el otro lado, se encuentra aquellos pacientes que presentan una ingesta de alimentos excesiva, con poco gasto energético, ocasionando problemas de sobrepeso y obesidad, estos casos son más escasos, es más común encontrar pérdida de peso en los pacientes.

Existen diversos factores que favorecen la pérdida de peso en la Enfermedad de Parkinson, entre los cuales están, los trastornos gastrointestinales, como el estreñimiento, la pérdida de apetito, la dificultad para pasar o tragar los alimentos, también conocida como disfagia y como se mencionó anteriormente, un gasto de energía incrementado, que surge de los síntomas de rigidez, temblor y discinesias. La pérdida de peso se ha asociado con una mala calidad de vida en los pacientes y una progresión rápida de la enfermedad. Por tanto, el papel del nutriólogo durante toda la etapa de la Enfermedad de Parkinson, es esencial para evitar que sucedan estas graves consecuencias y ayudar al paciente a llevar una mejor calidad de vida.

Para mantener un buen estado nutricional durante la enfermedad es importante llevar una dieta balanceada y adecuada a las necesidades personales de cada paciente. Ha existido mucha controversia en el tema de la dieta adecuada en pacientes con Parkinson, sin embargo, uno de los aspectos más importantes a considerar es lograr detener la pérdida de peso involuntaria y aumentar la masa muscular de los pacientes.

Dieta en la Enfermedad de Parkinson

Para determinar el tipo de dieta que un paciente con Parkinson debe llevar, es importante primero conocer la función que desempeña cada nutriente en el organismo durante la enfermedad y la interacción que puede existir entre el medicamento y el nutriente proveniente de la alimentación.

Ingesta Energética

Debido a la malnutrición presente en la mayoría de los casos con Parkinson, es importante enfatizar la importancia de la ingesta de energía necesaria durante esta patología. Como ya hemos mencionado anteriormente, cada paciente es diferente y cada uno tendrá un estado nutricional distinto, así como diferentes síntomas de la enfermedad. Debido a síntomas característicos de la enfermedad como el temblor y la rigidez, se debe proporcionar un mayor número de calorías al día, para evitar que el gasto energético sobrepase al consumo y se ocasione la pérdida de peso. Normalmente se recomiendan planes de alimentación hipercalóricos para contrarrestar la pérdida de peso involuntaria.

Grasas o Lípidos

Existen varios tipos de grasas que son consideradas como esenciales para el correcto funcionamiento del cuerpo. Entre las grasas esenciales más importantes durante el tratamiento de la Enfermedad de Parkinson se encuentra el Omega 3. Se ha comprobado en varios estudios que una suplementación de esta grasa ayuda a aumentar los niveles de dopamina en el cerebro y disminuyen la neuroinflamación, esto sucede por las propiedades antiinflamatorias que poseen. Además de encontrar estos Omega 3 en presentación de suplementos, también existen varios alimentos que los poseen, como es el caso del atún, salmón, aceite de soya, linaza, aceite de canola y en ciertos frutos secos como es el caso de la almendra, nuez, cacahuate, entre otros.

Proteínas y su Interacción con la Levodopa

Las proteínas son uno de los nutrientes principales y más importantes para tratar la enfermedad de Parkinson. Estudios ya han demostrado que la masa muscular de los pacientes tanto femeninos como masculinos se ve afectada gravemente por la pérdida de peso involuntaria, por tanto, es un nutriente que no se puede dejar de lado y las dietas deben suministrar suficiente cantidad de proteína para evitar que sucedan graves consecuencias. Sin embargo, un factor importante a considerar, es que las proteínas de origen animal, como es el caso de los lácteos, quesos, carnes, pescado, pollo y huevo, crean una interacción con uno de los medicamentos más esenciales para el tratamiento de la enfermedad, el cual es, la levodopa, específicamente en el nivel de los receptores cerebrales.

Por ello, se debe tener especial cuidado en la elaboración de la dieta a suministrar en los pacientes, el objetivo nutricional es que, tanto la proteína como el medicamento sean absorbidos correctamente por el organismo y así evitar la progresión de la enfermedad. Diversas investigaciones realizadas a nivel mundial han creado experimentos con distintos tipos de dietas, unas en donde se tiene una baja proporción de proteína animal, otra donde se les hace una redistribución proteíca y otra que ajusta el consumo de alimentos junto con el medicamento para así evitar que este compita en la absorción. El riesgo de ofrecer a los pacientes una dieta con baja proporción de proteína de origen animal es muy elevado, esto pasa porque podemos poner en riesgo la masa muscular del paciente y ocasionar sarcopenia, que es definida como una desnutrición del músculo. La enfermedad de parkinson afecta de distinta manera a todos los pacientes, por ello, es muy importante evaluar el estado nutricio de cada uno de ellos para así determinar la dieta indicada acorde a sus necesidades.

No todos los pacientes tienen esta alta sensibilidad hacia las proteínas de la dieta, por ello, es importante ser evaluado por un profesional en nutrición para así elaborar un plan de alimentación individualizado. En mi experiencia profesional como nutrióloga especializada en la enfermedad de Parkinson, una de las dietas que mejor han funcionado con los pacientes es aquella donde se decide redistribuir las proteínas durante el día. Las proteínas de origen animal se distribuyen en la tarde-noche para así evitar una mala absorción del medicamento, sin embargo, es importante que la cena no sea en un horario muy tarde, porque la movilidad intestinal se ve reducida y puede llegar a ocasionar trastornos gastrointestinales. Durante el día, los pacientes consumen mayor proporción de proteínas vegetales, que las podemos encontrar en los frijoles, lentejas, habas, garbanzos, entre otros.

Otra alternativa de dieta altamente recomendada es aquella con una cantidad de proteínas balanceada según el peso del paciente, normalmente según las necesidades de cada persona, se recomienda de 1.5 a 2 gramos/kilogramo de peso saludable del paciente. La cantidad alcanzada, se divide en los principales tiempos de comida en cantidades iguales. Este plan de alimentación ofrecerá la cantidad necesaria de proteína individualmente y así se reducirá un poco en comparación con otros métodos. Un dato importante, es que el medicamento de la levodopa se debe consumir de 30 minutos a 1 hora antes de cada comida.

Vitaminas y Minerales

El consumo de vitaminas es indispensable para el buen funcionamiento del cuerpo. En los últimos años, las vitaminas han obtenido mayor importancia en la Enfermedad de Parkinson. Las vitaminas del complejo B, desempeñan un papel importante como cofactores enzimáticos ayudando a regular el metabolismo, mejorando la función del sistema nervioso y promoviendo el crecimiento y la división celular. Entre todas las vitaminas del complejo B, solo se mencionarán aquellas que desempeñan las funciones más importantes en la Enfermedad de Parkinson.

La Vitamina B3 o también conocida como Niacina, se encarga de eliminar todos los químicos tóxicos del cuerpo, además, participa en la producción de las hormonas esteroideas. Esta vitamina se encuentra en varios alimentos como, el café, carne, huevo, trigo, tomates, entre otros. Además, también puede ser sintetizada a partir del triptófano. Una deficiencia de esta vitamina puede ocasionar dermatitis, diarrea y en ciertos casos depresión y en un estudio se sugirió que un exceso de ella se encontraba relacionado con la evolución de la Enfermedad de Parkinson. El consumo de esta vitamina en dosis bajas ayuda a la neuroprotección y funciona como antioxidante, pero cuando no se controla su ingesta puede conllevar a una neurotoxicidad, específicamente dopaminérgica.

Así mismo, se ha encontrado una posible interacción entre los medicamentos de Sinemet o Madopar con la vitamina B3, esto sucede porque la carbidopa o la benserazida puede inhibir la síntesis de la vitamina, por ello, la importancia de llevar una dieta con alimentos que aporten una cantidad adecuada de esta vitamina.

La vitamina B6 o piridoxina, también forma parte del complejo B, esta vitamina tiene la función de intervenir en las sustancias cerebrales que se encargan de regular el estado de ánimo, como es el caso de la serotonina. Por ello, es importante administrar suficiente cantidad, en especial en aquellas pacientes con alteraciones en el sueño, depresión y estrés. Entre los alimentos con un buen contenido de vitamina B6 se encuentran, el salmón, atún, cereales integrales, leguminosas, brócoli, pimientos, aguacate, entre otros.

Los antioxidantes también desempeñan un rol importante durante la Enfermedad de Parkinson, entre los más esenciales están, la vitamina C o también llamada ácido ascórbico, se encarga de disminuir notablemente el estrés oxidativo y se encuentra involucrada en muchas otras funciones como la síntesis de colágeno, colesterol carnitina, aminoácidos y algunas hormonas. En el metabolismo de la dopamina, se produce estrés oxidativo, lo cual, ocasiona una acumulación de proteínas anormales en la Enfermedad de Parkinson. Por tanto, un consumo adecuado de ácido ascórbico puede proteger al paciente de una toxicidad por levodopa y además incrementar la absorción del medicamento. La vitamina C es esencial en el desarrollo cerebral. La podemos encontrar en los siguientes alimentos: naranja, limón, toronja, mandarina, kiwi, espinacas, fresas, frambuesas, moras, pimientos, entre otros.

La vitamina E también es un potente antioxidante que participa en la función cognitiva, inmunológica, en el desempeño físico y además protege a los tejidos del cuerpo de sustancias llamadas radicales libres. En la Enfermedad de Parkinson, varios investigadores han demostrado que un consumo elevado de esta vitamina puede ayudar a prevenir la ocurrencia de la enfermedad y prolongar el tratamiento con la levodopa. Aún falta suficiente evidencia que compruebe bien esta función, pero su función antioxidante puede ayudar a proteger del estrés oxidativo. Algunos alimentos con alto contenido de vitamina E, son, aceite de oliva, espárragos, acelga, mango, entre otros.

Por último, la vitamina D es considerada como una hormona esteroidea que ayuda en la absorción del calcio y en la salud de los huesos. Esta vitamina se relaciona con la enfermedad de Parkinson porque, protege a las neuronas dopaminérgicas de la neurotoxicidad. Muchos estudios han demostrado que una suplementación adecuada de esta vitamina puede atenuar el deterioro de la Enfermedad de Parkinson y disminuye el riesgo de fracturas de los pacientes. Entre los alimentos con mayor contenido de esta vitamina se encuentran: salmón, sardinas, atún, pero en especial la vitamina D se obtiene a través del sol.

Por último, para concluir con los nutrientes más importantes hablaremos acerca de los minerales, al igual que las vitaminas, algunos minerales desempeñan un papel esencial en el desarrollo de la Enfermedad de Parkinson y un consumo adecuado de estos minerales ya sea a través de la dieta o suplementados es necesario. Entre las funciones más importantes de los minerales se encuentran, la formación de huesos, producción de nuevas hormonas o mejora el funcionamiento del corazón. A continuación, se presentan algunos de los más importantes.

En pacientes con Enfermedad de Parkinson se ha encontrado un acumulo de hierro en el cerebro, especialmente en la sustancia negra y los ganglios. Esta acumulación observada puede deberse a una disfunción de la homeostasis de hierro en el cerebro. Varios estudios han comprobado que un consumo elevado de este mineral esta relacionado con mayor riesgo de padecer Enfermedad de Parkinson, sin embargo, es un mineral que también ejerce funciones importantes como la formación de celular sanguíneas del cuerpo. Por esto, la ingesta de hierro debe ser adecuada a las necesidades de cada paciente para evitar el riesgo de consumir un exceso. Entre los alimentos con mayor contenido se encuentra los frutos secos, cereales integrales, legumbres, entre otros.

El magnesio es un mineral que ayuda a proteger a las neuronas, una deficiencia puede aumentar el daño provocado por las sustancias tóxicas. Es muy fácil de obtener a través de la dieta ya que se encuentra principalmente en los frutos secos, en el atún y en las verduras de color verde. Debido a su función reguladora y tonificante de los músculos, puede ayudar a los pacientes con Enfermedad de Parkinson que presentan síntoma de rigidez muscular, sin embargo, aún es poca la evidencia existente acerca de esta relación.

Estreñimiento

Más del 50% de los pacientes con Enfermedad de Parkinson sufren estreñimiento, es uno de los síntomas más comunes que inclusive pueden repercutir en el estado emocional y psicológico del paciente. Varios estudios han demostrado que una suplementación adecuado de fibra dietética y probióticos puede ayudar a mejorarlo. La modificación del estilo de vida del paciente, aumentando así el consumo de fibra proveniente de frutas, verduras y cereales integrales, junto con un adecuado consumo de agua natural, ayuda notablemente a disminuirlo, ya que aumenta la motilidad intestinal.

Es importante mencionar que el consumo de frutas y verduras debe ser junto con la cáscara, ya que, al retirarla, la cantidad de fibra disminuye considerablemente, en pacientes que presentan dificultad para pasar alimentos se recomienda cocer un poco los alimentos para evitar algún atragantamiento.

Conclusión

Aun cuando no se ha comprobado que la nutrición cura la enfermedad si está en la mano de los profesionales detener el avance de ella, ya que se ven afectados muchos aspectos de salud del paciente que con una buena nutrición se pueden mejorar y así detener el avance de la Enfermedad de Parkinson. Es importante que todos los cambios que se realicen en la dieta, es necesario llevarlos de la mano junto con un profesional en nutrición, para no alterar otras funciones del organismo. Una alimentación saludable ayuda a mejorar increíblemente la calidad de vida de los pacientes con Enfermedad de Parkinson.

Referencias

Avallone, R., Vitale, G., & Bertolotti, M. (2019). Omega-3 Fatty Acids and Neurodegenerative Diseases: New Evidence in Clinical Trials. *International Journal of Molecular Sciences, 20*(4256), 1-22.

Barichella, M., Cereda, E., Cassani, E., Pinelli, G., Iorio, L., Ferri, V., . . . Pezzoli, G. (2017). Dietary habits and neurological features of Parkinson's disease patients: Implications for practice. *Clinical Nutrition, 36*(4), 1054-1061.

Ciulla, M., Marinelli, L., Cacciatore, I., & Di Stefano, A. (2019). Role of Dietary Supplements in the Management of. *Biomolecules, 9*(271), 1-23.

Li, P., & Song, C. (2020). Potential treatment of Parkinson's disease with omega-3 polyunsaturated fatty acids. *International Journal on Nutrition, Diet and Nervous System*, 1-13.

López-Botello, C., González-Peña, S., Berrún-Castañón, L., Estrada-Bellmann, I., & Ancer-Rodríguez, P. (2017). Nutritional Status in patients with Parkinson's Disease at a third-level hospital in Northeastern México. *Medicina Universitaria, 19*(75), 45-49.

Ma, K., Xiong, N., Shen, Y., Han, C., Liu, L., Zhang, G., . . . Wang, T. (2018). Weight Loss and Malnutrition in Patients with Parkinson's Disease: Current Knowledge and Future Prospects. *Aging Neuroscience, 10*(1), 1-10.

Pedrosa, A., Timmermann, L., & Pedrosa, D. (2018). Management of constipation in patients with Parkinson's. *Nature Partners Journals, 6*, 1-10.

Rodríguez, M., Villar, A., Valencia, C., & Cervantes, A. (2011). Características epidemiológicas de pacientes con enfermedad de Parkinson de un hospital de referencia en México. *Neurociencia, 16*(2), 64-68.

Seidi, S., Santiago, J., Bilyk, H., & Potashkin, J. (2014). The emerging role of nutrition in Parkinson's disease. *Front Aging Neurosci., 6*(36), 1-14.

Sherzai, A., Tagliati, M., Park, K., Pezeshkian, S., & Sherzai, D. (2016). Micronutrients and Risk of Parkinson's Disease: A Systematic Review. *Gerontology & Geriatric Medicine, 2*, 1-12.

Virmani, T., Tazan, S., Mazzoni, P., Ford, B., & Greene, P. (2016). Motor fluctuations due to interaction between dietary protein and levodopa in Parkinson's disease. *Journal of Clinical Movement Disorders, 3*(8), 1-7.

Wang, A., Lin, Y., Wu, Y., & Zhang, D. (2015). Macronutrients intake and risk of Parkinson's disease: A meta-analysis. *Geriatr Gerontol Int, 15*(5), 606-616.

Zhao, X., Zhang, M., Li, C., Jiang, X., Su, Y., & Zhang, Y. (2019). Benefits of Vitamins in the Treatment of Parkinson's Disease. *Oxidative Medicine and Cellular Longevity*, 1-14.

Capítulo 20: El Capítulo Final

Hasta aquí hemos llegado, amigos – el último capítulo. Hemos abordado un montón de áreas, todas con el objetivo de ayudar a la persona con EP a vivir una mejor calidad de vida. Y – habiendo abordado todo esto hasta ahora, todavía hay mucho de lo que hablar.

Mi intención ha sido la de proporcionar conceptos efectivos, técnicas y estrategias que no son *mainstream*, conocimiento común. Todas estas técnicas se pueden añadir a su programa de ejercicios para impulsar los beneficios. Después de todo, lo que queremos hacer durante el entrenamiento es transferir todo a las actividades de la vida diaria.

Soy un lector ávido y hay algo que me frustra mucho de todos los libros de este tipo que leí; y es que el autor transmite información importante y relevante, pero le deja a uno colgando con una falta de técnicas de aplicación práctica.

Cuando leo un libro de este tipo, quiero saber QUÉ hacer y POR QUÉ lo hago. Y eso es lo que espero que hayan sacado de este libro.

En vez de escribir capítulos adicionales hablándoles de todas las cosas que se pueden encontrar ahí fuera, usaré este capítulo para brevemente abordar conceptos adicionales y modalidades que son importantes y beneficiosas, pero forman parte más del conocimiento general.

www.thepdbook.org dispone de conferencias y demostraciones de todo lo que se habla en este capítulo (también remitiré personas, páginas web y entidades que proveen formación al respecto)

Equilibrio/Estabilidad

Entrenar para mejorar el equilibrio y la estabilidad es importante para todos nosotros, y especialmente para aquellos que viven con EP:

- Equilibrio estático (equilibrio en posición fija)
- Equilibrio dinámico (equilibrio al moverse)
- Entrenamiento de equilibrio reactivo (evitar una caída cuando el equilibrio está alterado)
- Entrenamiento de perturbación (alterar el equilibrio intencionadamente)

Recursos para tener en cuenta:

www.thepdbook.org
www.ebfaglobal.com
www.brookbushinstitute.com

Fuerza

Ya abordamos la fuerza pero recuerden – además del entrenamiento de la fuerza funcional, un enfoque más tradicional puede resultar muy beneficioso:

- Pesas
- Máquinas
- Entrenamiento *bodyweight*
- Entrenamiento de suspensión

Recursos para tener en cuenta:

www.thepdbook.org
www.brookbushinstitute.com

www.originalstrength.com
www.stopchasingpain.com
www.movementreborn.com
www.strength-therapy.com

Flexibilidad

Los problemas posturales y de rigidez son comunes en la población con EP. Los ejercicios de flexibilidad pueden resultar muy útiles. Podemos incluir modalidades y técnicas de flexibilidad como:

- SMR (liberación miofascial)
  - Rodillo de espuma
  - Softball
  - Bola de lacrosse
  - Rodillo de espuma vibratorio – www.hyperice.com
  - Dispositivo o pelota vibratoria – www.hyperice.com
  - Power Plate – www.powerplate.com
  - Stick Mobility – www.stickmobility.com

- Estiramiento
  - GRANDES movimientos (estiramientos y movimientos posturales exagerados)
  - Yoga (suele implicar algo de estiramiento)

- Terapia manual
  - Terapia física
  - Cuidado quiropráctico
  - Masajes

- Terapia Neurocinética – www.neurokinetictherapy.com

Recursos para tener en cuenta:

www.thepdbook.org
www.brookbushinstitute.com

Respirar

Aprendimos que los problemas respiratorios son comunes en la población con EP. Los ejercicios aeróbicos van a ayudar a mejorar la capacidad respiratoria y la condición cardiovascular, lo que es particularmente importante.

La respiración consciente 3D es también muy beneficiosa y debería ser practicada a diario

Recursos para tener en cuenta

www.thepdbook.org
www.strength-therapy.com
www.arianayoga.com

Voz

Las personas con EP suelen experimentar una proyección de voz disminuida. Algunos tienen grandes dificultades para articular palabras. Estamos expandiendo nuestra formación en estas áreas, pero aquí puede encontrar otros recursos disponibles.

Recursos para tener en cuenta

www.thepdbook.org

www.parkinsonvoiceproject.org
www.lsvtglobal.com/LSVTLoud

Música

La inclusión de la música al ejercicio es algo casi mágico. De hecho, en innumerables ocasiones hemos visto a las personas tener movimientos involuntarios incontrolables hasta tenerlos bien controlados con la inclusión de música durante el ejercicio, el movimiento, y las sesiones de entrenamiento de la marcha.

Echando un vistazo a la investigación en relación a la *música y Parkinson* , podemos aprender más acerca de las mejoras en el movimiento.

La investigación sugiere que la terapia de movimiento basado en la música (MbM) puede ser una intervención efectiva para mejorar la marcha y las actividades relacionadas con la marcha en los pacientes con enfermedad de Parkinson. Esto es así porque naturalmente combina las estrategias de entrenamiento cognitivo, las técnicas de indicación, ejercicios de equilibrio y actividad física, mientras se concentra en el disfrute del movimiento en la música en lugar de las limitaciones de movilidad actuales del paciente (M.J. de Dreua, 2011)

También sabemos que las funciones cerebrales a través de la neurotransmisión dopaminérgica, y la música puede ser efectiva para la corrección de síntomas en varias enfermedades que implican disfunción dopaminérgica, como la EP. (Den'etsu Sutoo, 2004)

La música actúa como un estímulo específico para obtener respuestas motoras y emocionales combinando el movimiento y la estimulación de diferentes vías sensoriales. Un estudio en particular exploró la eficacia de la terapia de la música activa (MT) en las funciones motoras y emocionales en pacientes con EP. (Pacchetti, et al., 2000)

En este estudio, la MT tuvo un efecto significativamente positivo en las mejoras motoras, de las actividades de la vida diaria, calidad de vida, rigidez y especialmente en la bradiquinesia. Con el paso del tiempo, los cambios en la Medición de la Felicidad confirmó un beneficio en las funciones emocionales. El estudio propone la MT como un método de inclusión de los programas de rehabilitación del Parkinson. (Pacchetti, et al., Active Music Therapy in Parkinson's Disease: an Integrative Method for Motor and Emotional Rehabilitation, 2000)

Mención especial: Al igual que en la elección de ejercicios, escoger la música adecuada es de vital importancia. Como se mencionó en la parte 2, el uso de un metrónomo o reproducir música mientras *se camina al ritmo* puede ayudar a crear una zancada más simétrica y rítmica. La conexión música-cerebro es poderosa y puede ayudar al aprendizaje y a la memoria. Asimismo, en un entrenamiento de este tipo, dele a su cerebro música nueva en lugar de la que siempre escucha.

Entrenadores: Considere llevar un altavoz con usted para los entrenamientos de sus clientes. Puede cambiar completamente la dinámica de las sesiones así como beneficiar al cerebro y al movimiento.

Baile

Bailar es movimiento. El movimiento ilumina el cerebro y como ya se habló en la parte dos, varios factores entran en juego cuando se baila tales como los patrones de cuerpo cruzados, las rotaciones, habilidades cognitivas (saber el siguiente paso y dónde va) y moverse al ritmo de la canción. Además, acelera el ritmo cardíaco, lo que sabemos que ayuda a crear BDNF.

Recursos para tener en cuenta:

www.thepdbook.org

Estrés y Ansiedad / Meditación y Mindfulness

La ansiedad es uno de los principales síntomas no motores en la población con EP. Una ansiedad alta puede tener efectos adversos en los síntomas y el movimiento, llevando a un mayor riesgo de caídas. La meditación o un mindfulness guiado puede resultar útil.

Un recurso para tener en cuenta:

www.mindsetforstrength.com

Natural vs. Artificial

Ya hablamos de esto previamente, pero vale la pena repetirlo. Ejercítese al aire libre tanto como pueda. Los beneficios para su cerebro y el sistema inmune son significativos más que ejercitarse en un ambiente artificial. Añada entrenamiento descalzo y un entreno con un compañero(a) y estará iluminando todo tipo de neuronas.

Ejercicio de grupo de Parkinson

El ejercicio en grupo puede resultar beneficioso por varias razones:

- Se está moviendo
- Se está ejercitando
- Está conociendo personas que tienen algo en común con usted: Parkinson
- Está socializando (algo que muchas personas con EP empiezan a hacer menos y menos conforme la enfermedad progresa)
- Está interactuando con otros
- Está haciendo nuevos amigos

Sabemos que el ejercicio ayuda a frenar el progreso de la enfermedad. Si no le gusta ejercitarse solo, hacerlo en grupo puede ser una gran experiencia que aporta innumerables ventajas. El ejercicio en grupo le ayudará a mejorar la flexibilidad, el equilibrio, la fuerza, la estabilidad, la cognición, la condición cardiovascular. Hace que uno se ejercite más conforme interactúa con otros al moverse. Si añade un movimiento descalzo y música a esta mezcla (y pruebe clases en grupo al aire libre), dispondrá de los componentes óptimos para reducir la depresión y la ansiedad mientras logra los beneficios del ejercicio.

Visite www.thepdbook.org y vaya a la pestaña de *group exercise*.

Especialistas del movimiento: Los ejercicios en grupo para aquellos con Parkinson es una experiencia divertida y gratificante. Recomiendo encarecidamente lo siguiente para las clases grupales:

- Decida si quiere impartir clases con una mezcla de clientes con función alta, media o baja o si por lo contrario, prefiere clases con niveles más específicos de función. Esto dependerá de usted y de su nivel de capacidad y confianza en este área.

- No importa que tipo de clase decida impartir, asegúrese de que la proporción asistentes/entrenador sea adecuada. Esto es importante pues:

    - Cada persona con EP está afectada por la enfermedad de manera única y diferente, pudiendo necesitar a alguien cercano para ayudarle en cuestiones de seguridad y ayudar a evitar una caída
    - A menudo vemos que los cuidadores se ofrecen voluntarios para observar a la persona con EP en beneficio de su seguridad
    - Esto da a los cuidadores la experiencia del aprendizaje de los ejercicios. Pueden llevar este conocimiento a casa a la persona con EP para hacer los ejercicios en casa

Apoyo Emocional para Personas con EP y Cuidadores

El apoyo emocional para las personas con Parkinson y sus cuidadores es muy importante. En muchas situaciones, la persona con EP elige socializar menos, conforme sus síntomas avanzan y

el movimiento se ve más afectado. Para aquellos que les gusta socializar, la falta de interacción con los demás puede ser muy deprimente. La depresión afecta a la persona con EP, los cuidadores y el resto de personas a su alrededor.
Tenga en cuenta lo presente: cuando una persona con EP empieza a ejercitarse y logra una mejora del movimiento (lo que ocurre a menudo), su depresión es más probable que disminuya. Cuando empiezan a sentirse inspirados y con esperanza, esto se va a transferir al cuidador, ofreciendo también un alivio.

Se reconoce poco el trabajo de los cuidadores y a menudo sufren depresión. Lo he visto en innumerables ocasiones donde una persona con EP empieza a moverse mejor y se siente mejor. Esto se irradia al cuidador y le ayuda a sentirse bien también.

Por otro lado, vamos a darles un respiro a los cuidadores cuando una persona con EP se mueve mejor, y así lograr que tengan más tiempo para ellos. Incluso un poquito puede ser muchísimo en este sentido.

Como dijimos, los ejercicios grupales para EP es otra área donde las personas con EP y sus cuidadores reciben apoyo al socializar.

Busque los grupos de apoyo de Parkinson y las clases grupales de EP cerca de usted. Dele una oportunidad. Se alegrará de haberlo hecho.

Usuarios en Silla de Ruedas

Cuando me pidieron trabajar por primera vez con un cliente en silla de ruedas, tenía miedo de hacerlo.

No sabía qué hacer, así que pasé varios días leyendo publicaciones y buscando en YouTube. Aprendí lo suficiente como para empezar y después encontré un experto para que fuera mi mentor.

Si usted es una persona con EP que va en silla de ruedas, no deje que esto le detenga. Incluso en estadios avanzados, existen un montón de cosas que puede hacer para sentirse mejor.

Mención especial: Las personas con EP, cuidadores, entrenadores de aptitud física y profesionales del movimiento – en www.thepdbook.org existe una librería completa de vídeos demostrando una multitud de movimientos y ejercicios que puede hacer, sin importar la fase de la enfermedad.

Cumplimiento Terapéutico y Responsabilidad del Paciente

Empezar con un programa de entrenamiento es algo grande. Una vez se empieza, es de vital importancia ceñirse al programa para conseguir los beneficios. Sin embargo, para muchos (entre los que me incluyo), ceñirse puede resultar un auténtico reto. Requiere disciplina y tomar responsabilidad de su salud. Significa que se debe cumplir y permanecer en el programa, especialmente si quiere tener alguna opción de frenar la progresión de la enfermedad y reducir el riesgo de caerse

La falta de dopamina puede exacerbar la falta de motivación para ceñirse al mismo, pero ahora ha aprendido un par de cosas que pueden ayudar con este dilema:

- Haga ejercicios que le guste, y así será más probable que empiece
- SIMPLEMENTE EMPIECE y obtendrá la energía para continuar
- Encuentre un compañero de ejercicios responsable para ayudarle a seguir en el camino
- Piense en cómo se siente al terminar de hacer ejercicio
    - Físicamente, emocionalmente, y mentamente se sentirá mejor
    - Sentirá un sensación de logro
    - Logrará mejoras en su movimiento con el paso del tiempo

Todas estas cosas son importantes, amigos. Simplemente uno debe empezar y ceñirse al programa. Su cerebro y su cuerpo se lo agradecerán.

Conclusiones

Me honra que hayan comprado este libro. Si ha llegado hasta aquí, imagino que han leído el libro, ¡así que BRAVO por hacerlo!

Espero que hayan aprendido algunas cosas que le ayudarán a manejar los síntomas de la enfermedad, reducir las caídas, y mejorar la calidad de vida de la persona que vive con Parkinson.

Un mensaje especial para las personas con EP: Escribir este libro me ha conmovido profundamente. Tenemos historias de luchadores con EP, muchos de los cuales conozco personalmente, y son personas increíbles. Si leyó este libro, ¡USTED es un luchador! Veo a tanta gente con EP por todo el mundo haciendo cosas increíbles para luchar contra la EP. Así que, siga luchando. Ya sabe que el Parkinson no le define. Siga luchando y siga siendo un gran ejemplo para la humanidad. Ustedes me inspiraron tanto que he dedicado toda mi carrera a aprender tanto como sea posible para ayudarlos, y nunca voy a parar de intentarlo. Me han enseñado muchísimo acerca de lo que significa luchar a pesar de la adversidad. Por todo ello, muchas gracias. Me han ayudado a ser una mejor persona. Les debo todo lo posible que puedo hacer por ayudarlos.

Recuerde:

- Simplemente empiece con el programa de ejercicios y obtendrá la energía para continuar
- Simplemente empiece y sienta la satisfacción y la gratificación cuando termine su entreno
- Simplemente empiece con el movimiento cada día. Es su boleto para sentirse mejor
- Simplemente empiece y coseche los beneficios de moverse mejor y reducir las caídas y el riesgo de caídas
- Simplemente empiece y sea el ejemplo que inspira a los demás a hacer lo mismo
- Simplemente empiece y hágalo por su familia y sus seres queridos
- ¡TAN SOLO EMPIECE!

Un mensaje especial para los profesionales de aptitud física, terapeutas físicos, terapeutas ocupacionales y especialistas del movimiento:

- Sea un *nerd*. Sea como yo
- Mantenga la mente abierta y piense con originalidad. Si solo se ciñe dentro de los

parámetros que ha aprendido en su certificación o formación, solo conocerá eso. Siempre vaya más allá

- Siempre siga aprendiendo y creciendo. Siempre
- Busque profesionales que sepan más que usted
- Busque profesionales que siempre estén aprendiendo y creciendo
- Busque profesionales que sean mentores para usted y le ayuden a crecer. Mis principales mentores me han enseñado (y todavía lo hacen) tanto:
    - Dr. Brent Brookbush: mi mentor número uno sin duda. Nadie me ha enseñado tanto como Brent
    - Ali Prettyman: un señor que siempre está aprendiendo todo el tiempo. Un hombre que cree que la formación debe ser compartida, no almacenada. Un hombre que me ha enseñado tanto con tanta pasión
    - Dra. Emily Splichal: una señora increíble cuyo conocimiento es inigualable. Ella formó parte en mi carrera como educador, por la cual estoy eternamente agradecido
    - Dr. Perry Nickelston: ¡solo hay un Dr. Perry y él es el mejor! Cambió mi vida desde el primer día que nos conocimos, y sigue haciéndolo
    - Dr. Alfonso Fasano: un neurólogo conocido en todo el mundo y altamente respetado que generosamente pasó muchas horas conmigo, compartiendo y enseñándome
    - Dr. John Ratey: he aprendido tanto del cerebro gracias al Dr. Ratey, que con nadie más

- Dr. Nick Sterling: mi hijo al que admiro y me ha enseñado tanto, es alucinante
- Y muchísimos más. Si va a www.karlsterling.net encontrará 120 entrevistas que hice con expertos.

  Estoy tan agradecido a todos ellos por enseñarme tanto.

- Tenga pasión por su trabajo. Si no le gusta lo que hace en la actualidad, busque otras opciones. Solía trabajar con atletas. Lo odiaba y ellos lo notaban. No era justo para ellos. ahora trabajo con personas con alteraciones del movimiento y me encanta – y lo notan
- Busque un nicho. Estudie todo lo que esté ahí por estudiar y sea EL/LA MEJOR en ello

¡GRACIAS!

Apéndice A

Cree su cuenta en el *book support website*

El *book support website* siempre es un recurso en crecimiento y que puede acceder todo el tiempo sin coste.

Está organizado en el mismo orden que el libro con un menú de navegación fácil de usar.

Me ha llevado mucho tiempo sacar este libro para usted. Así ha sido por seguir aprendiendo cada día y seguir añadiendo contenido al libro.

Pues bien, ahora dispongo de un lugar para poner nuevo material y usted dispone de este lugar para aprender sobre el mismo.

Para crear una cuenta gratis:

- Vaya a www.thepdbook.org
- Cree un usuario y una contraseña para entrar
- NO necesita una tarjeta de crédito para crear su cuenta
- En el apartado *checkout*, va a ver un lugar donde pone *coupon code*
- En el *coupon code*, escriba THEPDEBOOK (todo mayúsculas, sin espacios)
- ¡ESO ES TODO!

Chequee la página web a menudo, pues iremos añadiendo nueva información constantemente

Apéndice B

Productos que encontramos altamente beneficiosos

Hemos mencionado cada uno de estos productos en algún momento del libro. Para aprender más acerca de cada uno de ellos, visite www.thepdbook.org y vaya a las pestañas de los productos (verá un menú desplegable que muestra cada producto enumerado debajo).

Se aplica un descuento especial en la mayoría de los productos cuando uno compra el libro a través del *book support website.*

Conforme vayamos sabiendo de más herramientas y productos, iremos actualizando la información en la web.

- ROX Pro Reactive Training System, por A-Champs
- Urban Poling ACTIVATOR Poles (para estabilidad y movilidad)
- Pelota vibratoria Hypersphere (Hypersphere vibrating ball)
- StrongBoard Balance
- Stick Mobility
- Bandas de resistencia Stroops y otros productos geniales
- Productos Naboso (suelas texturadas, esterillas, revestimiento, y más)
- RockTape
- Alpha Champ Lateral Rebound Training System
- Power Plate

Apéndice C

Estrategias de Intervención Adicionales

Siempre habrá más y más que compartir, pero si lo pusiera todo aquí nunca podría entregarles este libro.

El siguiente tema en cuestión aparecerá en la segunda edición del libro (probablemente 2022). Mientras tanto, puede aprender más acerca de estos temas en el *support website-*

ROX Reactive Training System: Es uno de los favoritos entre los clientes y pacientes. Este sistema ayuda a hacer más lúdicos los entrenamientos. El ROX system que uso consiste en 6 ROX. Cada uno de cllos se ilumina, emite un sonido y vibra. El sistema está controlado por una aplicación en su celular y viene con varios programas increíbles ya instalados. También puede crear sus propios programas.

Uso este sistema con todos los clientes. ¡Les encanta! Ofrece un montón de maneras para retar a su cliente y ayudarle así a mejorar el tiempo de reacción, la cognición, la estabilidad, la agilidad, y la coordinación ojo-mano.

Terapia Visual/De color: estamos trabajando más sobre evaluaciones visuale, reajustes y entrenamiento convergente. Además, la terpia de color se ha vuelto en algo primoridal durante nuestras sesiones. Chequee el *support website* para obtener mayor información.

Terapia de Música Mindfulness y Movimiento: cada vez más y mas, estamos usando la música con nuestros clientes. Los beneficios de crear música y moverse con ella son geniales para el cerebro y merecen otro libro para ser escrito (quizá mi próximo libro). Mientras tanto, vaya al

support website y sumérjase en la categoría de música. Esta va a crecer rápidamente

Batería para el Parkinson: tras haber tenido una carrera de batería durante 35 años, estoy encantado de llevar los años de batería en la mejora del movimiento en las personas. De manera similar que con la terapia musical, ¡la batería ofrece beneficios increíbles al cerebro!

Parkour para Parkinson: En nuestros talleres, a la gente le encantan las actividades de movimientos Parkour. Junto con mi amigo, Dan Edwardes (fundador de Parkours Generations en Londres), estamos poniendo a punto un programa para personas con EP.

¡Muchas gracias de nuevo por adquirir este libro!

Ahora – ¡Pongámonos en marcha!

Bibliografía

A, L. (2006, January). *Depression in Parkinson's disease -- a review*. Retrieved from US National Library of Medicine National Institutes of Health: https://www.ncbi.nlm.nih.gov/pubmed/16367891

Aaron Kucinskia, R. L. (2015, April 1). *Science Direct*. Retrieved from Behavioural Brain Research: https://www.sciencedirect.com/science/article/pii/S0166432815000169?via%3Dihub

Albert C Lo, V. C. (2010, October 14). *Reduction of freezing of gait in Parkinson's disease by repetitive robot-assisted treadmill training: a pilot study*. Retrieved from Journal of NeuroEngineering and Rehabilitation : https://link.springer.com/article/10.1186/1743-0003-7-51

Allan L. Adkin PhD James S. Frank PhD Mandar S. Jog MD, F. (2003, April 23). *Movement Disorders*. Retrieved from Wiley Online Library: https://onlinelibrary.wiley.com/doi/pdf/10.1002/mds.10396

Aman JE, E. N. (2015, January 28). *The effectiveness of proprioceptive training for improving motor function: a systematic review*. Retrieved from Frontiers in Human Neuro Science: https://www.ncbi.nlm.nih.gov/pubmed/25674059

An Bogaerts, C. D. (2009, May). *The Effect of Power Plate®Training on Cardiorespiratory Fitness and Muscle Strength in the Elderly*. Retrieved from Age and Ageing: https://powerplate.com/PowerPlate/media/powerplate/research/pdfs/the-effect-of-power-plate-training-on-cardiorespiratory-fitness-and-muscle-strength-in-the-elderly.pdf

Anat Mirelman, P. H.-E.-Y.-W.-P. (2016, October 6). *HHS Public Access, Arm Swing as a Potential New Prodromal Marker of Parkinson's Disease*. Retrieved from US National Library of Medicine, National Institute of Health: https://www.ncbi.nlm.nih.gov/pmc/articles/PMC5053872/

Anderson, D. B. (n.d.). *Premier Health of Summit*. Retrieved from Parkinson's Disease and Balance Disorders: https://www.drbriananderson.com/parkinsons-disease-balance-disorders/

Anneliese B. New, D. A. (2015, January 27). *The intrinsic resting state voice network in Parkinson's disease*. Retrieved from Human brain mapping: https://www.ncbi.nlm.nih.gov/pmc/articles/PMC4782783/

B.R.Bloem. (1992). *Postural instability in Parkinson's disease*. Retrieved from Clinical Neurology and Neurosurgery:

https://www.sciencedirect.com/science/article/pii/030384679290018X

Barmore, D. R. (n.d.). *Conditions that Mimic Parkinson's*. Retrieved from Parkinson's Foundation: https://www.parkinson.org/Understanding-Parkinsons/Diagnosis/Conditions-that-Mimic-Parkinsons

Berg K, W.-D. S. (1992). Measuring balance in the elderly: validation of an instrument. *Can. J. Pub. Health*, S7-11.

Capecci M, S. C. (2014, February 5). *Postural rehabilitation and Kinesio taping for axial postural disorders in Parkinson's disease.* Retrieved from Arch Phys Med Rehabilitation: https://www.ncbi.nlm.nih.gov/pubmed/24508531

Carlijn D.J.M. Borm, a. K. (2019, May 23). *US National Library of Medicine* . Retrieved from Journal of Parkinson's Disease: https://www.ncbi.nlm.nih.gov/pmc/articles/PMC6597980/#ref001

Carlijn D.J.M. Borm, K. S. (2019, March 3). *The Neuro-Ophthalmological Assessment in Parkinson's Disease*. Retrieved from Journal of Parkinson's Disease: https://www.ncbi.nlm.nih.gov/pmc/articles/PMC6597980/#ref004

Charlotte Spay, G. M.-L. (2018, December 18). *Functional imaging correlates of akinesia in Parkinson's disease: Still open issues*. Retrieved from NeuroImage. Clinical: https://www.ncbi.nlm.nih.gov/pmc/articles/PMC6412010/

Christian T. Haasa, S. T. (2006, May 6). *The effects of random whole-body-vibration on motor symptoms in Parkinson's disease.* Retrieved from NeuroRehabilitation: https://content.iospress.com/download/neurorehabilitation/nre00299?id=neurorehabilitation%2Fnre00299

Clinic, C. (n.d.). *Othostatic Hypotension.* Retrieved from Cleveland Clinic: https://my.clevelandclinic.org/health/diseases/9385-orthostatic-hypotension

Clinic, M. (n.d.). *Restless legs syndrome.* Retrieved from Mayo Clinic: https://www.mayoclinic.org/diseases-conditions/restless-legs-syndrome/symptoms-causes/syc-20377168

da Silva Germanos S., V. B. (2019, June). *The impact of an aquatic exercise program on BDNF levels in Parkinson's disease patients:.* Retrieved from Functional Neurology: https://www.functionalneurology.com/common/php/portiere.php?ID=27768b8fee7b6635e76b53568e03c909

Den'etsu Sutoo, K. (2004, August 6). *Music improves dopaminergic neurotransmission: demonstration based on the effect of music on blood pressure regulation.* Retrieved from Brain Research: https://www.sciencedirect.com/science/article/abs/pii/S000689930400736X?via%3Dihub

Diagnosis – Rating Scales. (2017, March 8). Retrieved from Parkinsonsdisease.net:

https://parkinsonsdisease.net/diagnosis/rating-scales-staging/

Dockx K, B. E. (2016). *Cochrane Library / Cochrane Database of Systematic Reviews*. Retrieved from Virtual reality for rehabilitation in Parkinson's disease (Review): https://www.cochranelibrary.com/cdsr/doi/10.1002/14651858.CD010760.pub2/epdf/full

Elin Damsgård, R. C. (2007, July 4). *The Tampa Scale of Kinesiophobia: A Rasch analysis of its properties in subjects with low back and more widespread pain*. Retrieved from Journal of Rehabilitation Medicine: https://www.medicaljournals.se/jrm/content/html/10.2340/16501977-0125

Fahn, J. H. (2011). *Principles and Pratice of Movement Disorders, Second Edition.* Elsevier Saunders.

Fu R, L. X. (2016, May 10). *Clinical characteristics of fatigued Parkinson's patients and the response to dopaminergic treatment.* Retrieved from Translational Neurodegeneration: https://www.ncbi.nlm.nih.gov/pubmed/27175281

G C Pluck, R. G. (2002, December 1). *Apathy in Parkinson's disease*. Retrieved from Journal of Neurology, Neurosurgery, & Psychiatry: https://jnnp.bmj.com/content/73/6/636.full

Gray, P., & Hildebrand, K. (2000, August). *Fall Risk Factors in Parkinson's Disease*. Retrieved from Proquest:

https://search.proquest.com/openview/d4db3059040cf223053d2cb1f307db73/1?pq-origsite=gscholar&cbl=48278

Guedes-Granzotti1, R. B. (2018, March). *Neuropsychomotor development and auditory development in preschool children*. Retrieved from Departamento de Fonoaudiologia da Universidade Federal de Sergipe : http://pepsic.bvsalud.org/pdf/rbcdh/v28n1/05.pdf

Hamm, T. (2017, December 13). *If You Want Different Results You Have To Try Different Approaches*. Retrieved from The Simple Dollar: https://www.thesimpledollar.com/if-you-want-different-results-you-have-to-try-different-approaches/

Huh YE1, H. S. (2016, February 3). *US National Library of Medicine National Institutes of Health*. Retrieved from PubMed: https://www.ncbi.nlm.nih.gov/pubmed/26883663

Ipatenco, S. (2018, November 16). *Parkour Facts*. Retrieved from SportsRec: https://www.sportsrec.com/7790983/parkour-facts

J M Senarda, S. R.-M. (1997). *Journal of Neurology, Neurosurgery, and Psychiatry*. Retrieved from Prevalence of orthostatic hypotension in

Parkinson's disease: https://jnnp.bmj.com/content/63/5/584.short

J. ANDREW BERKOWSKI, M. (2017, June 6). *Brain Health*. Retrieved from University of Michgan Health: https://healthblog.uofmhealth.org/brain-health/rem-sleep-behavior-disorder-parkinsons-disease-can-be-a-nightmare

Jennifer G. Goldman, B. A. (2018, July 26). *Cognitive impairment in Parkinson's disease: a report from a multidisciplinary symposium on unmet needs and future directions to maintain cognitive health*. Retrieved from NPJ Parkinson's Disease: https://www.ncbi.nlm.nih.gov/pmc/articles/PMC6018742/

Jennifer G. Goldman, M. M. (2015, August 1). *HHS Public Access, Premotor and non-motor features of Parkinson's disease*. Retrieved from US National Library of Medicine, National Institute of Health: https://www.ncbi.nlm.nih.gov/pmc/articles/PMC4181670/

John C. Murray, O. (n.d.). *Infinity Walk*. Retrieved from Murray Therapy: http://murraytherapy.com/activities/infinity-walk

John J Ratey, M. (2008). *Spark*. New York, NY: Little, Brown and Company.

John J. Ratey, M. (2014). *Go Wild*. New York, NY: Little, Brown and Company.

Josefa M. Domingos, a. C. (2015, September 14). *US National Library of Medicine* . Retrieved from Journal of Parkinson's

Disease: https://www.ncbi.nlm.nih.gov/pmc/articles/PMC4923751/

Jost, W. H. (2013, April). *Urological problems in Parkinson's disease: clinical aspects.* Retrieved from Journal of Neural Transmission: https://link.springer.com/article/10.1007/s00702-012-0914-8

Juliette H Lanskey, P. M.-C. (2018, September). *Can neuroimaging predict dementia in Parkinson's disease?* Retrieved from Oxford Academic / Brain / A Journal of Neurology: https://academic.oup.com/brain/article/141/9/2545/5078251

Karen Frei, D. D. (2017, March 15). *Hallucinations and the spectrum of psychosis in Parkinson's disease*. Retrieved from Journal of the Neurological Sciences: https://www.jns-journal.com/article/S0022-510X(17)30013-8/abstract

Koller WC1, G. S.-O. (1989, April 12). *US National Library of Medicine National Institutes of Health*. Retrieved from www.ncbi.nlm.nih.gov: https://www.ncbi.nlm.nih.gov/pubmed/2720700

Lang, D. A. (2018, October 4). *New Developments & Future Treatments in PD - Dr. Anthony Lang - UF Parkinson Symposium 2018*. Retrieved from https://www.youtube.com/user/UniversityofFlorida:

https://www.youtube.com/watch?v=Y9S-6jv3ivE&t=1481s

Laura B. Zahodne, M. D. (2011, April 25). *The Case for Testing Memory with Both Stories and Word Lists Prior to DBS Surgery for Parkinson's Disease*. Retrieved from US National Library of Medicine /National Institute of Health: https://www.ncbi.nlm.nih.gov/pmc/articles/PMC3077807/

Leland E Dibble, P. P. (2016, April 1). *EXERCISE AND MEDICATION EFFECTS ON PERSONS WITH PARKINSON DISEASE ACROSS THE DOMAINS OF DISABILITY: A RANDOMIZED CLINICAL TRIAL*. Retrieved from Journal of neurologic physical therapy: https://www.ncbi.nlm.nih.gov/pmc/articles/PMC4366306/

Lexico. (n.d.). *Lexico*. Retrieved from Lexico: https://www.lexico.com/en/definition/visuospatial

Life, T. f. (n.d.). *Fascial Movement Taping*. Retrieved from Thrive for Life: https://thrive4lifenow.com/fascial-movement-taping-fmt/

Linlin Gao, 1. J. (2017, March 30). *US National Library of Medicine* . Retrieved from Scientific Reports: https://www.ncbi.nlm.nih.gov/pmc/articles/PMC5372469/

Lynda Elaine Powell, A. M. (1995, January 1). *The Activities-specific Balance Confidence*

(ABC) Scale. Retrieved from The Journals of Gerontology: https://academic.oup.com/biomedgerontology/article-abstract/50A/1/M28/616764

M Samuel, M. R.-O. (2015, January 1). *Impulse Control Disorders in Parkinson's Disease:Management, Controversies, and Potential Approaches*. Retrieved from US National Library of Medicine, National Institutes of Health: https://www.ncbi.nlm.nih.gov/pmc/articles/PMC5077247/

M.J. de Dreua, A. d. (2011, December 10). *Rehabilitation, exercise therapy and music in patients with Parkinson's disease: a meta-analysis of the effects of music-based movement therapy on walking ability, balance and quality of life*. Retrieved from Parkinsonism & Related Disorders: https://www.sciencedirect.com/science/article/abs/pii/S1353802011700360

Machteld Roelants, S. V. (2004, June). *Power Plate® training Increases Knee-Extension Strength and Speed of Movement in Older Women*. Retrieved from Journal of the American Geriatrics Society: https://powerplate.com/PowerPlate/media/powerplate/research/pdfs/power-plate-training-proves-effective-for-the-elderly.pdf

Merzenich, D. M. (2013). *Soft-Wired.* San Francisco: Parnassus Publishing, LLC.

Michelle E. Fullard, J. F. (2017, August 22). *Springer Neuroscience Bulletin, Olfactory Dysfunction as an Early Biomarker in*

Parkinson's Disease. Retrieved from US National Library of Medicine National Institue of Health: https://www.ncbi.nlm.nih.gov/pmc/articles/PMC5636737/

Michelle R. Ciucci, P. C.-S.-S.-N. (2015, June 23). *Early Identification and Treatment of Communication and Swallowing Deficits in Parkinson Disease*. Retrieved from Ciucci, Michelle R et al. "Early identification and treatment of communication and swallowing deficits in Parkinson disease." Seminars in speech and language vol. 34,3 (2013): 185-202. doi:10.1055/s-0033-1358367: https://www.ncbi.nlm.nih.gov/pmc/articles/PMC4477682/

MoCA. (n.d.). *Montreal Cognitive Assessment*. Retrieved from Montreal Cognitive Assessment: https://www.mocatest.org/the-moca-test/

Murat Emre MD, D. A. (2007, May 31). *Clinical diagnostic criteria for dementia associated with Parkinson's disease*. Retrieved from Movement

Disorders: https://onlinelibrary.wiley.com/doi/full/10.1002/mds.21507

Norman Doidge, M. (2007). *The Brain that Changes Itself.* New York, N.Y.: Penguin Group.

Norman Doidge, M. (2016). *The Brain's Way of Healing.* New York, NY: Peguin Random House.

Olivia E. Knowles, E. J. (2018, September). *Inadequate sleep and muscle strength: Implications for resistance training*. Retrieved from Journal of Science and Medicine in Sport: https://www.sciencedirect.com/science/article/abs/pii/S1440244018300306

Pablo Martinez-Martin, J. M.-A.-B. (2017, March 15). *Distribution and impact on quality of life of the pain modalities assessed by the King's Parkinson's disease pain scale*. Retrieved from Martinez-Martin, P., Manuel Rojo-Abuin, J., Rizos, A., Rodriguez-Blazquez, C., Trenkwalder, C., Perkins, L., ... KPPS, EUROPAR and the IPMDS Non Motor PD Study Group (2017). Distribution and impact on quality of life of the pain modalities assessed by the K: https://www.ncbi.nlm.nih.gov/pmc/articles/PMC5459857/

Pacchetti, C. M., Mancini, F. M., Aglieri, R., Fundarò, C. M., Martignoni, E. M., & Nappi, G. M. (2000, May-June). *Active Music Therapy in Parkinson's Disease: An Integrative Method for Motor and Emotional Rehabilitation*. Retrieved from Psychosomatic Medicine: https://journals.lww.com/psychosomaticmedicine/Abstract/2000/05000/Active_Music_Therapy_in_Parkinson_s_Disease__An.12.aspx

Pacchetti, C. M., Mancini, F. M., Aglieri, R., Fundarò, C. M., Martignoni, E. M., & Nappi, G. M. (2000, May-June). *Active*

Music Therapy in Parkinson's Disease: An Integrative Method for Motor and Emotional Rehabilitation. Retrieved from Psychosomatic Medicine: https://journals.lww.com/psychosomaticmedicine/Abstract/2000/05000/Active_Music_Therapy_in_Parkinson_s_Disease__An.12.aspx

Physio-Pedia. (n.d.). *Berg Balance Scale with Instructions*. Retrieved from Physio-pedia.com: https://www.physio-pedia.com/images/b/bd/Berg_balance_scale_with_instructions.pdf

Plate, P. (n.d.). *Research*. Retrieved from Power Plate: https://powerplate.com/education-and-training/medical-rehab

Powell, S. (2014, May 16). *Proven Powerful Health Benefits of Power Plate*. Retrieved from Fitness Superstore Blog: https://www.fitness-superstore.co.uk/blog/guest-blog-11-proven-powerful-health-benefits-of-power-plate/

Priti Gros, M. a. (2018, September 1). *SLEEP AND CIRCADIAN RHYTHM DISORDERS IN PARKINSON'S DISEASE*. Retrieved from US National Library of Medicine, National Institute of Health: https://www.ncbi.nlm.nih.gov/pmc/articles/PMC5699506/

Quinsey, A. (2017, May 8). *What is Spatial Awareness and why is it important to children?* Retrieved from ModulePlay Commercial Systems:

https://www.moduplay.com.au/spatial-awareness-important-children/

Rudzińska M, B. S.-P. (2013, October). *US National Library of Medicine National Institutes of Health.*

Retrieved from PubMed: https://www.ncbi.nlm.nih.gov/pubmed/24166563

Rudzińska M1, M. M. (2007, October). *Falls in different types of Parkinson's disease.* Retrieved from US National Library of Medicine National Institutes of Health: https://www.ncbi.nlm.nih.gov/pubmed/18033639

Sakata, K. (2014, January 27). *Brain-Derived Neurotrophic Factor for Depression Therapeutics.* Retrieved from Austin Publishing Group: https://austinpublishinggroup.com/pharmacology-therapeutics/fulltext/ajpt-v2-id1006.php

Sharareh Sharififar, P. R. (2014, July). *The Effects of Whole Body Vibration on Mobility and Balance in Parkinson Disease: a Systematic Review.* Retrieved from Iranian Journal of Medicine Sciences: https://www.ncbi.nlm.nih.gov/pmc/articles/PMC4100042/

Sharon L. Tennstedt, P. a. (2015, February 25). *The ACTIVE Study: Study Overview and Major Findings.* Retrieved from Journal of Aging and Health: https://www.ncbi.nlm.nih.gov/pmc/articles/PMC3934012/?fbclid=IwAR2S2HG35_ht6

WMpj53-O2neaa8VAlDq4nsNUgzlo2D_VlwMC1JhnUYxk98

Shill H, S. M. (2002, June 23). *Respiratory complications of Parkinson's disease.* Retrieved from Thieme: https://www.thieme-connect.com/products/ejournals/abstract/10.1055/s-2002-33034

Silvia Marazzi, P. K. (2020, January 14). *beneficial effects on balance stability and mobility in individuals with Parkinson disease.* Retrieved from European Journal of Physical and Rehanbilitation Medicine: https://www.minervamedica.it/en/journals/europa-medicophysica/article.php?cod=R33Y9999N00A20011406

Şimşek TT1, T. B. (2011, March 11). *The effects of Kinesio® taping on sitting posture, functional independence and gross motor function in children with cerebral palsy.* Retrieved from Disability and Rehabilitation: https://www.ncbi.nlm.nih.gov/pubmed/21401336

Sinai, C. (n.d.). *Diagnosing Parkinson's Disease.* Retrieved from Cedars Sinai: https://www.cedars-sinai.edu/Patients/Programs-and-Services/Imaging-Center/For-Patients/Exams-by-Procedure/Nuclear-Medicine/DatScan/

Tan, T. P.-K. (2012, February 27). *Linking restless legs syndrome with Parkinson's disease:*

clinical, imaging and genetic evidence. Retrieved from US National Library of Medicine National Institute of Health: https://www.ncbi.nlm.nih.gov/pmc/articles/PMC3514082/

Tao Wu, M. H. (2017, August 21). *Motor automaticity in Parkinson's disease*. Retrieved from Neurobiology of disease: https://www.ncbi.nlm.nih.gov/pmc/articles/PMC5565272/

Thedon T, M. K. (2011, March 31). *Degraded postural performance after muscle fatigue can be compensated by skin stimulation.* Retrieved from Gait and Posture: https://www.ncbi.nlm.nih.gov/pubmed/21454076

Tie-mei Zhang, M. S.-y.-s.-j.-h.-d.-j. (2016, December 16). *Nonmotor symptoms in patients with Parkinson disease*. Retrieved from Medicine (Baltimore): https://www.ncbi.nlm.nih.gov/pmc/articles/PMC5268024/

Unknown. (n.d.). *COGNITIVE MEASURES* . Retrieved from Niagenetics Initiative: http://niageneticsinitiative.org/procedures/PDF/Sections/LOAD_Cognitive_Measures_2006.pdf

unknown. (n.d.). *Memory and Levels of Explanation*. Retrieved from Mental Construction: https://www.mentalconstruction.com/memory-levels-explanation/

van Wamelen DJ, L. V.-M. (2019, April 17). *Exploring hyperhidrosis and related thermoregulatory symptoms as a possible clinical identifier for the dysautonomic subtype of Parkinson's disease.* Retrieved from Journal of Neurology: https://www.ncbi.nlm.nih.gov/pubmed/30997572

Vera Bittner, S. S. (n.d.). *The 6 Minute Walk Test.* Retrieved from Cardiology Advisor: https://www.thecardiologyadvisor.com/home/decision-support-in-medicine/cardiology/the-6-minute-walk-test/

Waddell G, N. M. (1993, February). *A Fear-Avoidance Beliefs Questionnaire (FABQ) and the role of fear-avoidance beliefs in chronic low back pain and disability.* Retrieved from Pain: https://www.ncbi.nlm.nih.gov/pubmed/8455963

Made in the USA
Middletown, DE
09 October 2023

40464704R00318